芳香療法全書

本書教您掌握芳療的精髓，讓您一手掌握全家的幸福

澳洲芳香治療師 卓芷聿◎著

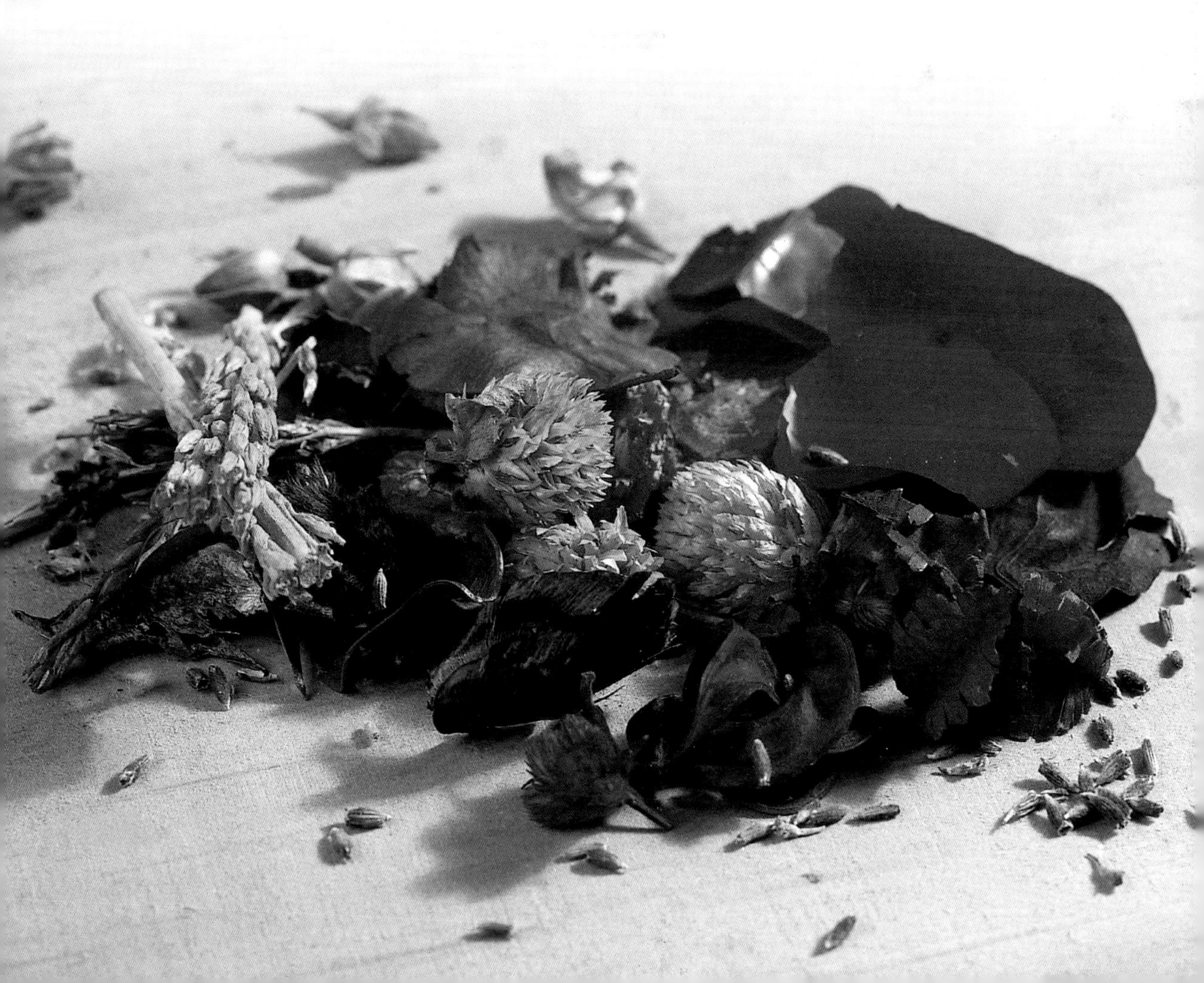

芳香療法全書 目錄 CONTENT

p174茶樹

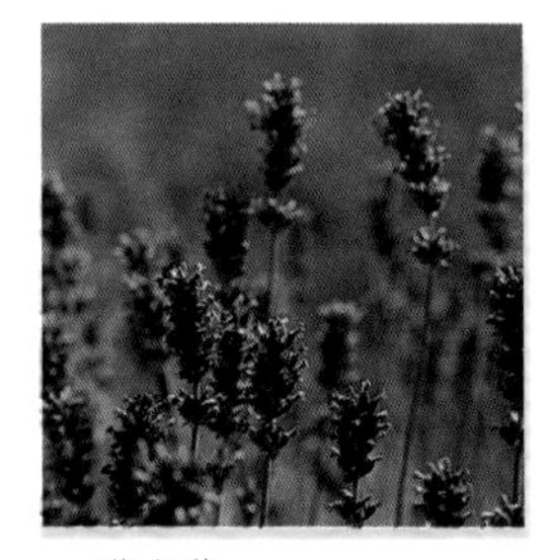
p16薰衣草

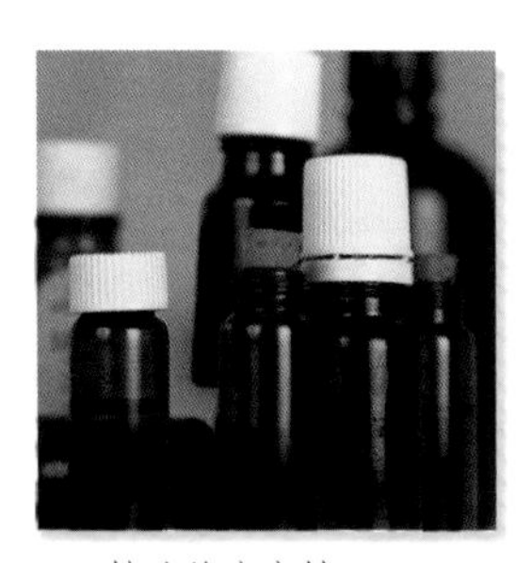
p126精油的安全性

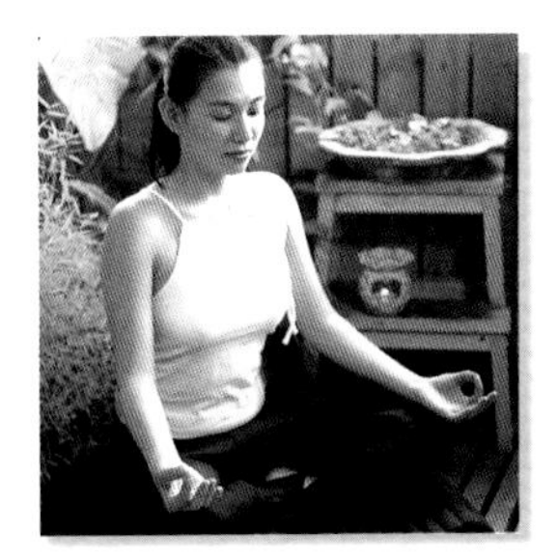

p32能量中心

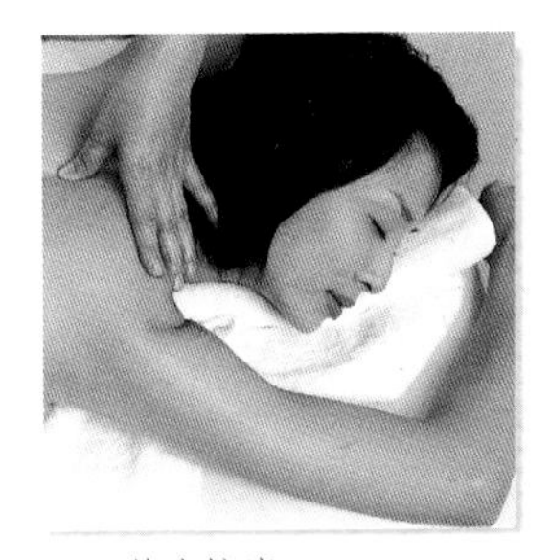

p136芳療按摩

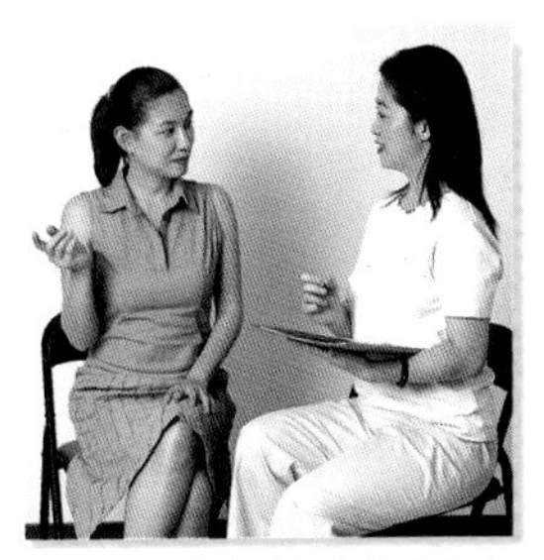

p218芳療師提供諮詢予客戶

芳香療法——家庭自然醫學的好幫手

精油的優點很多，許多人透過親身體驗，發現精油具有深度照顧身、心、靈、氣的特質，可紓解急性的不適，如消炎止痛、處理早期泌尿道感染、感冒初期症狀等，也作長期的照顧療癒，如處理慢性支氣管炎、關節炎、調理荷爾蒙以改善婦科的經期不順，精油確是家庭自然醫學的好幫手。

精油不僅在看得到的地方發揮作用，在看不到的情緒、精神層面，更有直接深刻的影響，其影響的速度，自嗅覺到大腦僅需十二秒，最重要是無藥害的疑慮，當壓力大而情緒不穩、缺乏自信，或因突發事件，衝擊至您的心靈時，精油發揮的療癒能力，眞是深不可測。

曾有位慢性病人，因久病厭世，接觸了薰衣草，心靈又甦醒過來，產生了內在追求生命的意志；許多長期失眠的人，因使用精油，好睡多了，白日的精神改善了，對未來充滿樂觀；一位澳洲女士遭遇家人意外傷害及自己罹患癌症的雙重打擊後，自此精神萎靡，身體健康也每況愈下，西醫師成功的處理了身體的癌症，卻無從調理病人的心靈狀態，後來病人以殘餘的求生意志，尋求自然療法，包括精油及按摩，使心靈再次剛強，恢復了原有的積極、樂觀而重新面對人生。

我認識芳香療法是由自身的偏頭痛開始，當遭遇到許多可見的大大小小疾病時，我以自己及家人作實驗，慢慢的建立了對精油及芳香治療的信心，相信許多人與我一樣經歷同樣的芳療學習過程。

當使用經驗豐富到一定程度，必然促使您欲了解精油的本質及欲知道更多的Know How，這個求知的需求，是人類的自然的理性過程，也因爲如此，使得許多知識得以被建立、分享，讓我們的文明及科技更加進步。有幸身爲台灣芳香療法界的教育者，受到大衆對認識芳療的需求所推動，深感我的使命是分享芳療專業予同好，讓這些同好可以更理性及更珍視的態度，運用芳香療法來照顧自己、照顧家人、關懷朋友及有緣的陌生人。受過專業訓練的精油玩家，更能將芳香療法作爲一生推廣健康生活的事業。在澳洲，不僅有專門的學校教授自然療法，包括芳療、按摩、藥草、針灸……，更已獲得政府重視，有專業認證制度，其專業地位獲得保障。

澳洲公民是幸福的，因爲年老的公民，有政府福利的照顧，可安排住在安養院，受到妥善的照顧及尊重。安養中心不僅環境及硬體設備美善(環境好的讓我也很想住進去)，更不同的是具有愛心的自然療法專家爲其服務。軟硬體的完備，歸功於政府對於正統醫療如西醫及自然療法如芳療，都給予經費的補助。

這些幸福的事，發生並非偶然，必定經過一段時日的蘊釀及有心人士的推動。孔子的世界大同是鰥寡、孤獨、年老皆有所養，皆得幸福。我相信幸福是需要努力追求的，芳香療法給予我許多難忘的幸福經驗，它就像是一把開啓幸福的鑰匙，我希望將這幸福的鑰匙分享給追求幸福的人。

這本書的完成，特別感謝製作群們，他們對品質的堅持，希望給讀者更輕鬆、美好、豐富的閱讀經驗。我們一起花了許多時間討論架構、拍攝照片、收集圖案，終於可以將這本書獻給精油同好。

感謝家人過去近一年的支持與包容，讓我得以專注在本書的研究及撰寫上。孕育本書的時間及過程，就像是婦人懷孕、生產一樣快樂、艱辛。這本書就像是我的第三個寶寶。只不過，這個寶寶是屬於社會大眾的，希望能有益於民眾，也有益於社會。

感謝劉師憲平，給予我許多鼓勵，並與我分享許多中國醫學理論，同時爲我建立自信心，開拓視野。劉師的把脈學不僅易懂、易學又好用，可作爲芳療醫學所需的診斷法。

感謝恩主公醫院的護理長們，包括了高碧月、顏明君、涂秀美，與我分享了芳療在臨床醫學的應用，也爲我芳療課程提供了「解剖學」及「執業道德」的講授及教材。

感謝許多安寧病房的志工及護理、醫生前輩們，邀請我爲大家分享芳療所做的演講，讓我體會「教學相長」的過程。

感謝長庚大學的劉雪娥老師，每年邀請我爲她的學生分享芳療及按摩學，向年輕的學子心中撒下芳香自然療法的種籽，希望未來這些學子步入社會，可爲民衆盡最大的醫護服務，謀求病人的福利，提高病人的生活品質。

最後感謝您買了這本書，相信您會看到我們的用心，也恭喜您拾起這把幸福之鑰——芳療，爲自己及家人掌握了一生的幸福。

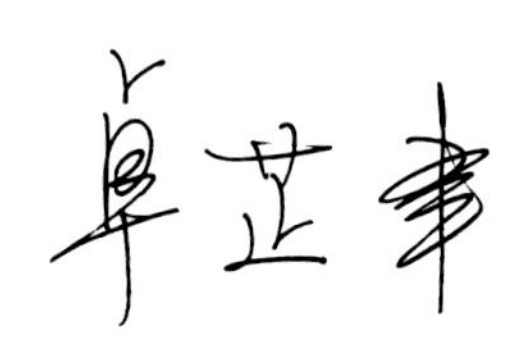

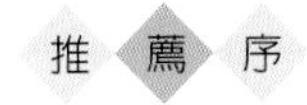

遠離疾病，提高生活素質

近年來由於環境汙染日益惡化，合成藥物濫用成災，新型菌毒不斷產生，種種妨礙身心健康的民生問題逐漸浮現，加深了現代人的危機意識，開始認眞思考進一步尋求更安全、合理、方便、有效、愉快的自然正確方式來保持健康，遠離疾病，提高生活素質。

芳香療法(Aromatherapy)源於西方世界對藥用植物的傳統認識，本身有著久遠的歷史和豐富的經驗，近幾十年可更因其先進的加工、使用的方便、人性化的詮釋和天然複合成分的優異表現，大受歡迎。在歐洲、英國、澳洲、美國、日本等先進國家，已經逐漸成爲自然醫學極重要的治療方式，深入於民衆的日常生活。

芳香療法運用植物所特有的物質能量與信息，透過皮膚與嗅覺，直接影響人體的神經與內分泌系統，以鎮靜與興奮雙向調整的作用，增強活力、釋放情緒、紓解壓力、消滅菌毒、促進代謝、提高免疫、改善體質、保養皮膚、心靈成長等各方面，即建立了良好的口碑與信仰，具有無限開拓的發展空間。

卓芷聿老師得天獨厚，開風氣之先，早歲即負笈海外，傳承了先進而完整的正統芳香療法。經多年教學相長，鍥而不捨，深入研究，更融入了中國傳統醫藥學的重點精髓，巧妙匯集了東西方主流文明的經驗智慧及能量運用，並且以其深厚的人文素養與愛心關懷，貫穿其中，誨人不倦，著作等身而始終如一。適逢新作付梓，更上層樓，謹代表衆多同好，聊致激賞與期許之情。是爲序。

劉憲平

【劉憲平簡介】 黃帝內經自然醫學專家　中國針灸學會會員
美國激光針灸學會會員　巴西自然醫學會顧問
日本全身美容協會講師　中華能量養生會主任委員

如何使用本書

本書分成五大單元：分別是推薦精油、芳療概論、芳療按摩、芳療與人體健康、芳療師的執業準備。讀者可由標示出的重點知道學習的方向。

植物名稱：我們一般常稱呼的植物精油名稱，也就是植物的俗名。

身體：指出植物精油對人體的主要療效，妥善運用能改善不適症狀。

精油檔案：此處標示出植物的拉丁名、萃取量、萃取方式、油相、主要產區、搭配香氣。

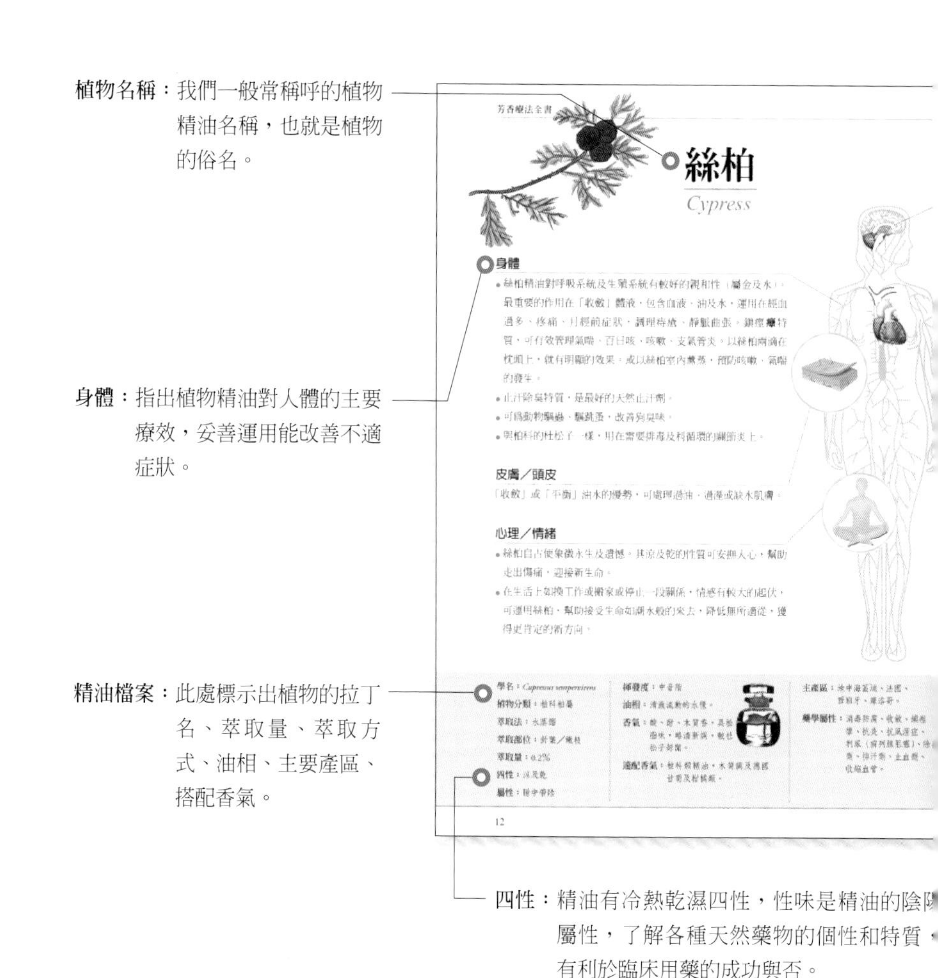
芳香療法全書

絲柏
Cypress

身體

- 絲柏精油對呼吸系統及生殖系統有較好的親和性（屬金及水），最重要的作用在「收斂」體液，包含血液、油及水，運用在經血過多、疼痛、月經前症狀，調理痔瘡、靜脈曲張。鎮痙攣特質，可有效管理氣喘、百日咳、咳嗽、支氣管炎。以絲柏兩滴在枕頭上，就有明顯的效果。或以絲柏室內薰蒸，預防咳嗽、氣喘的發生。
- 止汗除臭特質，是最好的天然止汗劑。
- 可爲動物驅蟲、驅跳蚤，改善狗臭味。
- 與柏科的杜松子一樣，用在需要排毒及利循環的關節炎上。

皮膚／頭皮

「收斂」或「平衡」油水的優勢，可處理過油、過溼或缺水肌膚。

心理／情緒

- 絲柏自古便象徵永生及遺憾。其涼及乾的性質可安撫人心，幫助走出傷痛，迎接新生命。
- 在生活上如換工作或搬家或停止一段關係，情感有較大的起伏，可運用絲柏，幫助接受生命如潮水般的來去，降低無所適從，獲得更肯定的新方向。

12

四性：精油有冷熱乾濕四性，性味是精油的陰
屬性，了解各種天然藥物的個性和特質
有利於臨床用藥的成功與否。

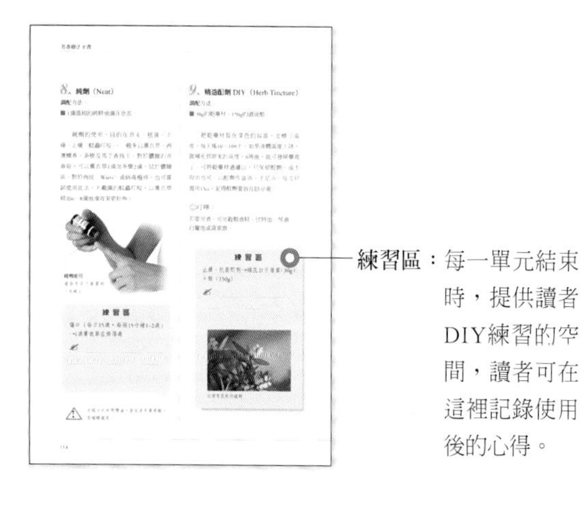

練習區：每一單元結束時，提供讀者DIY練習的空間，讀者可在這裡記錄使用後的心得。

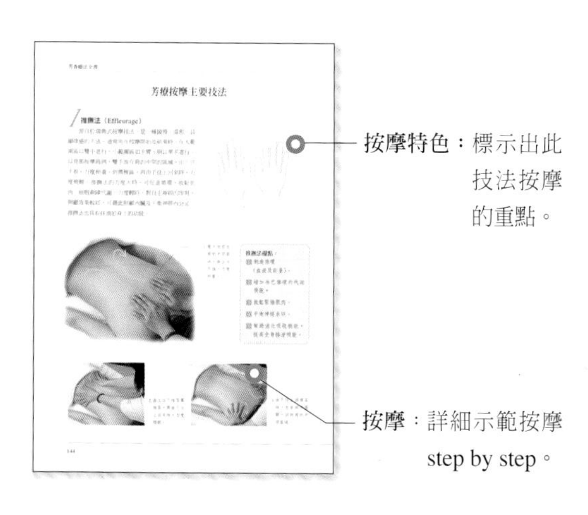

按摩特色：標示出此技法按摩的重點。

按摩：詳細示範按摩step by step。

靈性：某些精油可以幫助我們內在能量轉化。

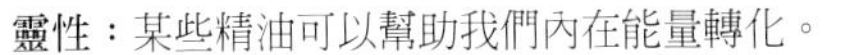

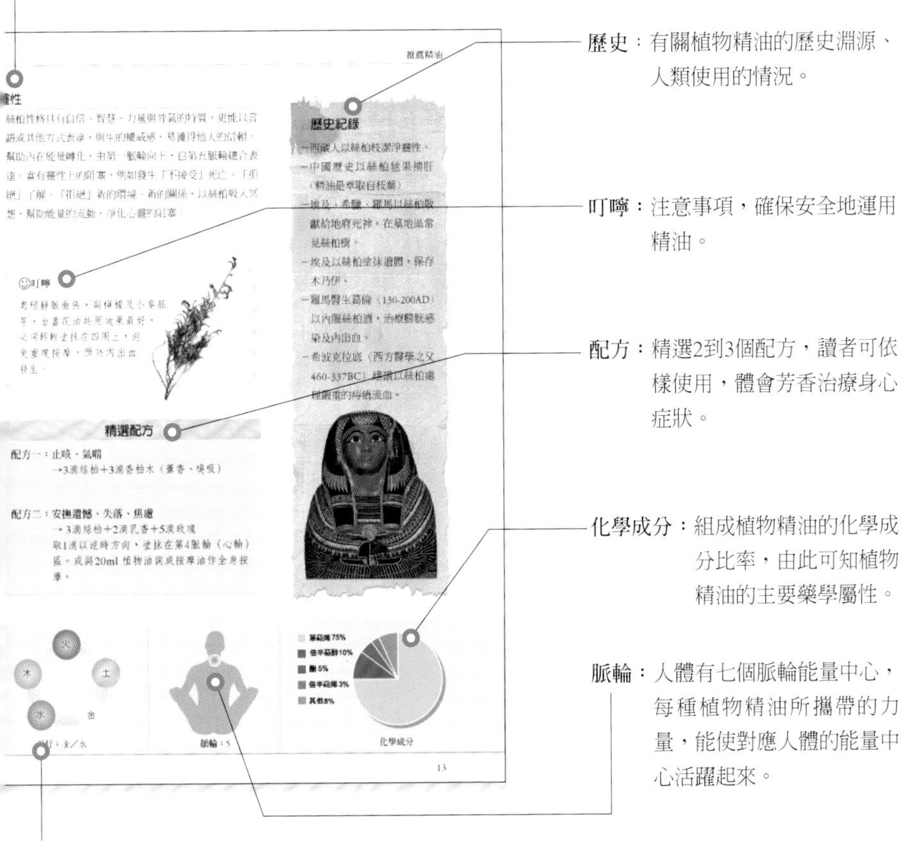

歷史：有關植物精油的歷史淵源、人類使用的情況。

叮嚀：注意事項，確保安全地運用精油。

配方：精選2到3個配方，讀者可依樣使用，體會芳香治療身心症狀。

化學成分：組成植物精油的化學成分比率，由此可知植物精油的主要藥學屬性。

脈輪：人體有七個脈輪能量中心，每種植物精油所攜帶的力量，能使對應人體的能量中心活躍起來。

五行：中國醫學講木火土金水五行，五行相生相剋。了解每一種精油的五行特性，有助於我們調出最佳植物精油的配方。

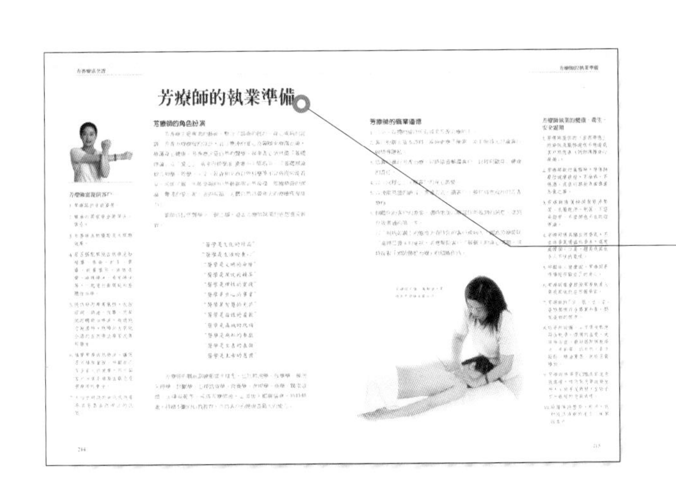

芳療師的執業準備：
想成為芳療師該接受什麼樣的訓練呢？芳療業者應習得的專業知識，包括精油學、按摩學、解剖生理學、診斷學、心理諮商學、職業道德等必備知識。

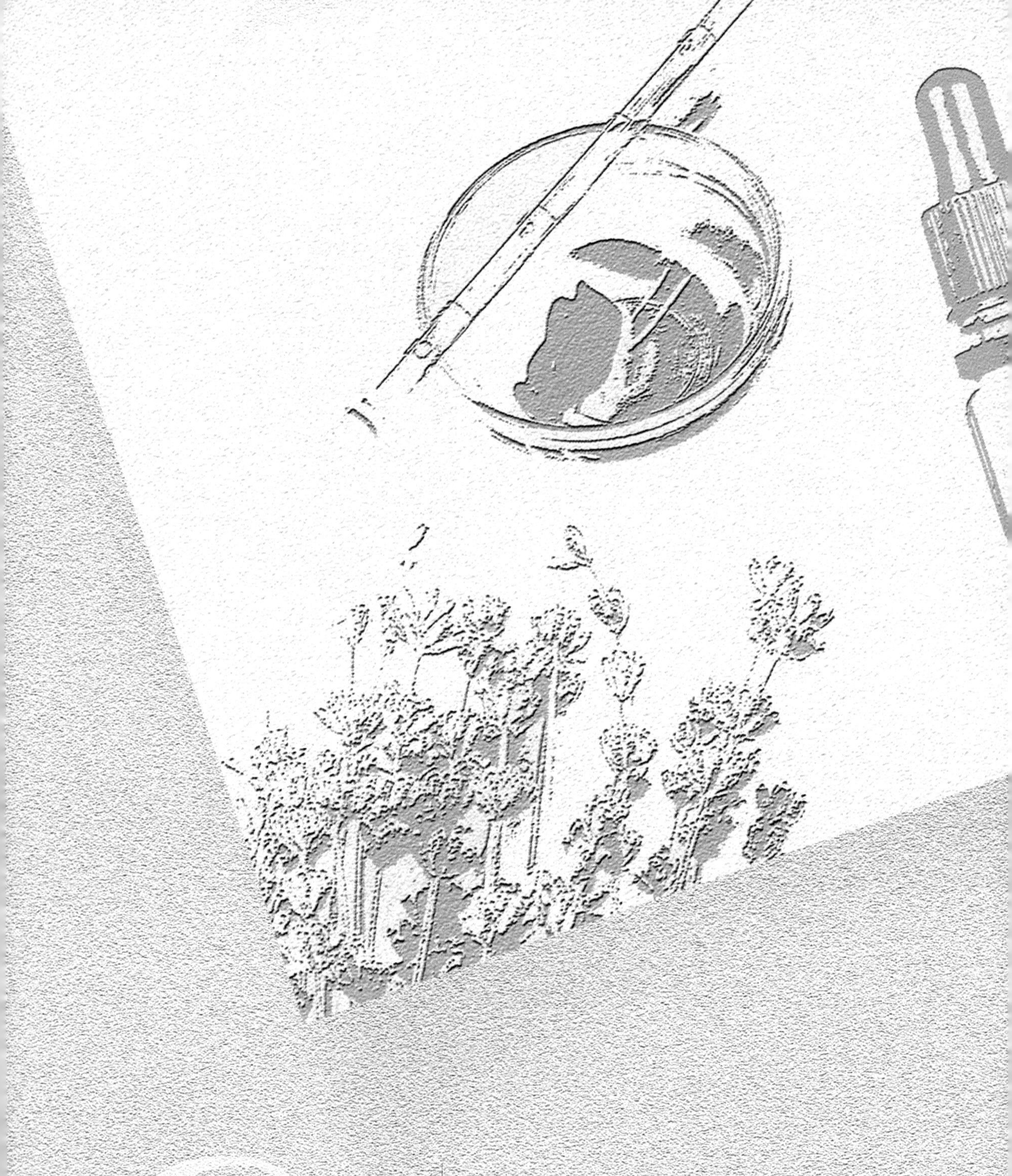

Essen

1 推薦精油

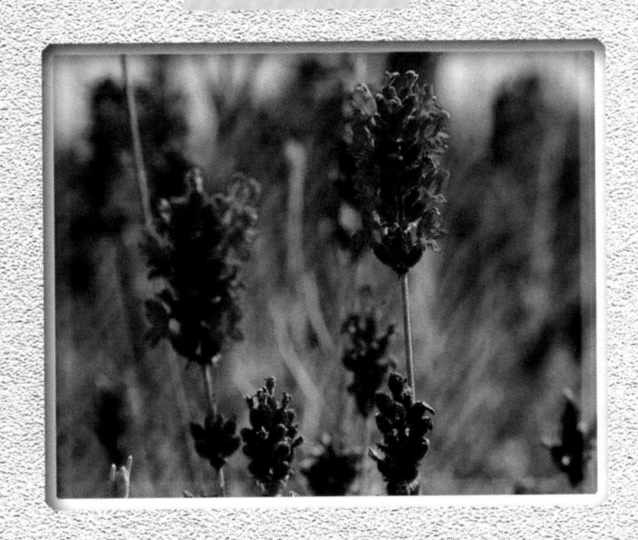

本章列舉七種精油，以不同的角度認識精油，包括植物分類、萃取法、萃取部位、萃取量、五行、四性、陰陽屬性、印度脈輪、揮發度、油相、香氣、速配香氣、化學成分、主產區、藥學屬性、歷史、身心靈的適用範圍，叮嚀及配方精選。您可依本書提供七種精油的模式，依樣將其他精油的資訊記錄下來。訓練自己成爲明日的精油專家。

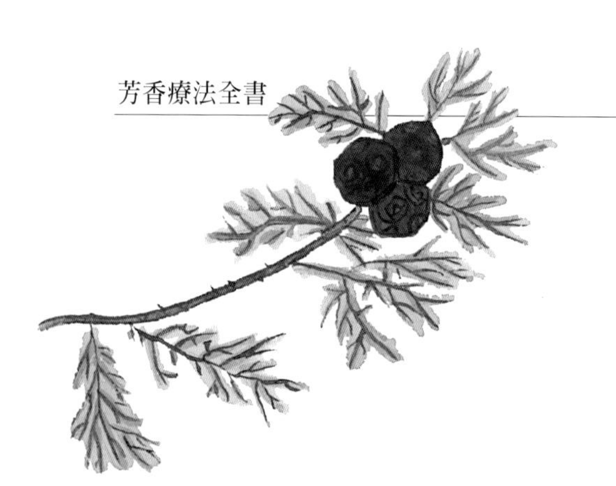

絲柏

Cypress

身體

- 絲柏精油對呼吸系統及生殖系統有較好的親和性（屬金及水）。最重要的作用在「收斂」體液，包含血液、油及水，運用在經血過多、疼痛、月經前症狀，調理痔瘡、靜脈曲張。鎮痙攣特質，可有效管理氣喘、百日咳、咳嗽、支氣管炎。以絲柏兩滴在枕頭上，就有明顯的效果。或以絲柏室內薰蒸，預防咳嗽、氣喘的發生。
- 止汗除臭特質，是最好的天然止汗劑。
- 可為動物驅蟲、驅跳蚤，改善狗臭味。
- 與柏科的杜松子一樣，用在需要排毒及利循環的關節炎上。

皮膚／頭皮

「收斂」或「平衡」油水的優勢，可處理過油、過溼或缺水肌膚。

心理／情緒

- 絲柏自古便象徵永生及遺憾。其涼及乾的性質可安撫人心，幫助走出傷痛，迎接新生命。
- 在生活上如換工作或搬家或停止一段關係，情感有較大的起伏，可運用絲柏，幫助接受生命如潮水般的來去，降低無所適從，獲得更肯定的新方向。

學名： *Cupressus sempervirens*

植物分類： 柏科柏屬

萃取法： 水蒸餾

萃取部位： 針葉／嫩枝

萃取量： 0.2%

四性： 涼及乾

屬性： 陽中帶陰

揮發度： 中音階

油相： 清澈流動的水樣。

香氣： 酸、甜、木質香，具松脂味，略清新調，較杜松子好聞。

速配香氣： 柏科類精油，木質調及德國甘菊及柑橘類。

主產區： 地中海區域、法國、西班牙、摩洛哥。

藥學屬性： 消毒防腐、收斂、鎮痙攣、抗炎、抗風溼症、利尿（前列腺阻塞）、除臭劑、抑汗劑、止血劑、收縮血管。

靈性

- 絲柏性格具有自信、智慧、力量與骨氣的特質，更能以言語或其他方式表達，與生俱來的權威感，易獲得他人的信賴。
- 幫助內在能量轉化，由第一脈輪向上，自第五脈輪總合表達。當有靈性上的阻塞，例如發生「不接受」死亡、「拒絕」了解、「拒絕」新的環境、新的關係，以絲柏吸入冥想，幫助能量的流動，淨化心靈的阻塞。

☺叮嚀

處理靜脈曲張，與檸檬及小麥胚芽、金盞花油共用效果最好，必須輕輕塗抹在四周上，避免重度按摩，預防內出血發生。

精選配方

配方一：止咳、氣喘

→3滴絲柏＋3滴香柏木（薰香、嗅吸）

配方二：安撫遺憾、失落、焦慮

→ 3滴絲柏＋2滴乳香＋5滴玫瑰
取1滴以逆時方向，塗抹在第4脈輪(心輪)區。或與20ml 植物油調成按摩油作全身按摩。

歷史紀錄

- 西藏人以絲柏枝潔淨靈性。
- 中國歷史以絲柏毬果補肝。（精油是萃取自枝葉）
- 埃及、希臘、羅馬以絲柏敬獻給地府死神。在墓地區常見絲柏樹。
- 埃及以絲柏塗抹遺體，保存木乃伊。
- 羅馬醫生葛倫（130-200AD）以內服絲柏酒，治療膀胱感染及內出血。
- 希波克拉底（西方醫學之父460-337BC）建議以絲柏處理嚴重的痔瘡流血。

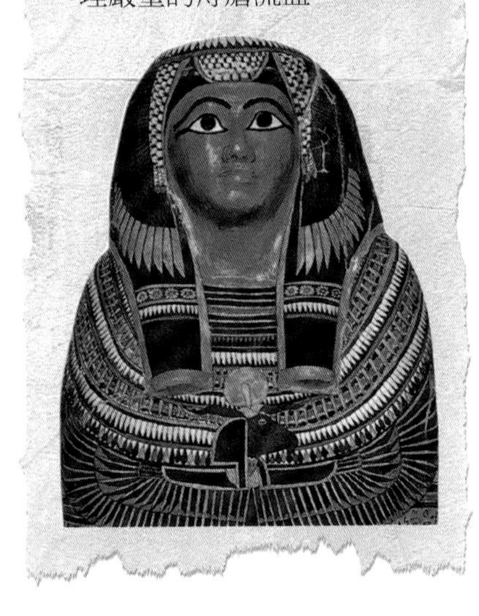

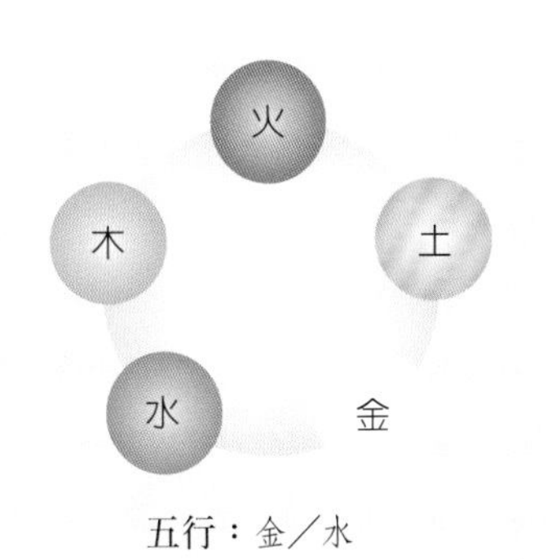

五行：金／水

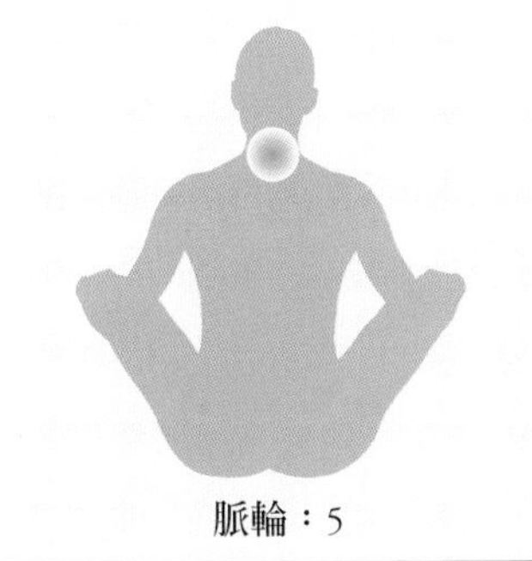
脈輪：5

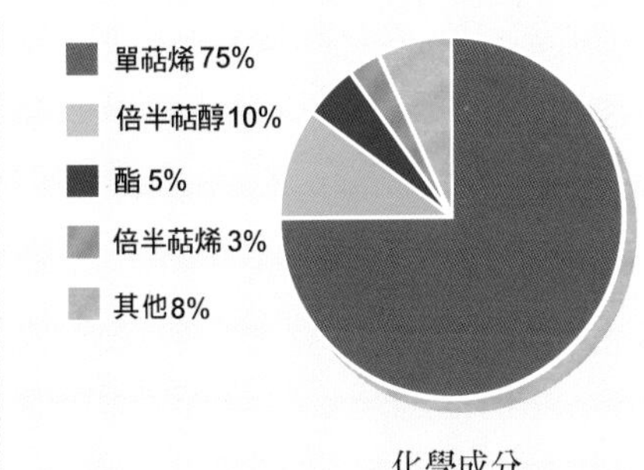

化學成分

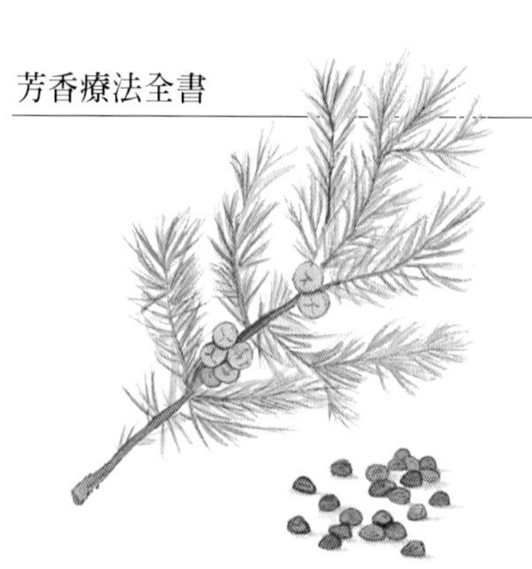

杜松子

Juniper berry

身體

杜松子精油最重要的能力是「排除」、「排泄」、「消炎」、「殺菌」，對泌尿生殖系統親和性最高（屬水，主腎），廣泛地運用在泌尿道感染，如膀胱炎、腎盂炎、尿液瀦留。生殖系統的通經、催產、月經痛。改善淋巴結腫大、淋巴水腫、各種關節炎、坐骨神經痛、關節炎、肌肉痙攣。

皮膚／頭皮

「收斂」、「疏通」、「淨化」的特質運用在油性或痤瘡性、牛皮癬、溼疹的問題肌膚上。與雪松、薰衣草配合，香氣及療癒效果最好。適合青春期的男、女使用。可調製成面霜、噴劑及面膜。

心理／情緒

杜松子溫暖、陽性、乾熱的特質，適合激勵心情低落，感覺人際上孤立無援，所引發的批判傾向或情感冷漠、寂寞、孤獨。在John Harrison所著的書《*Love your disease：It's keeping your Health*》提到：較高比例的女性易發展出「心理上的風溼症」，具風溼症的症狀，但沒有關節損傷的現像。透露出長期的人際關係不穩，特別是與伴侶之間的不良互動，也是關節疾病發生原因之一。以一滴杜松子，逆時針方式塗抹在第二及第六脈輪區。

學名：*Juniperus communis*

植物分類：柏科檜屬

萃取法：水蒸餾

萃取量：1.0%～1.5%

萃取部位：成熟的毬果（品質較好）／枝葉（品質較差）

四性：熱及乾

屬性：陽

揮發度：中音階

油相：清澈流動的水色及似淺黃水晶。

香氣：酸、嗆、具木質或松脂味，屬木質調。

速配香氣：木質類、柑橘類

主產區：北半球、西南亞、義大利、法國、匈牙利、南斯拉夫。

藥學屬性：殺菌防腐、利尿、排毒、消炎、抗風溼、抗痙攣、發紅劑、抗阻塞（淋巴結）、收斂、通用補劑、通經。

靈性

- 杜松子不僅排除體內毒性，也幫助消除累積在身上的負能量。出入擁擠的人群中如車站，或與醫院的病患及具敵意之人接觸後，可用杜松子3滴做「清淨浴」。之後再吸入杜松子精油香氣，感覺治療能量充滿身體及心靈。
- 派翠西雅戴維斯(Patricia Davis）建議以杜松子潔淨存有惡性能量的房間及建築物。例如入新居或某件不愉快的事發生在家中或辦公室，效果特別好。

歷史紀錄

－埃及人用杜松膏塗抹遺體，可防腐、淨化以製作木乃伊。

－蒙古人用杜松催產。

－北美印第安人、西藏人取杜松除邪靈。

－英國人以杜松除邪靈、降女巫。抗霍亂及傷寒傳染。

－1870年法國人取杜松及迷迭香抗天花。

－琴酒含0.005%杜松，取其苦澀、木質香。

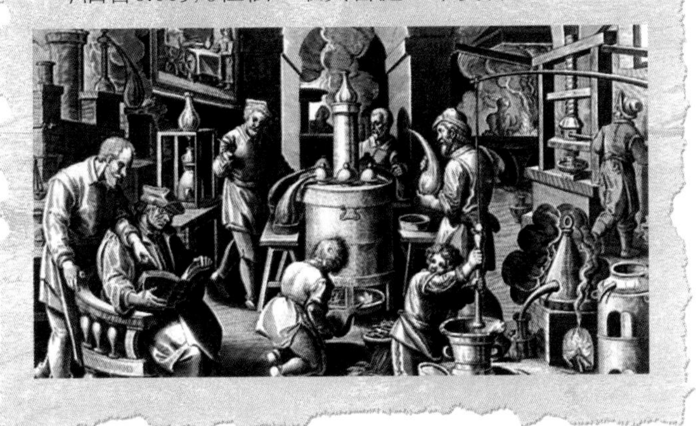

☺叮嚀

1. 杜松子作用強，少量效果佳，可利水補腎，多量則有害。
2. 杜松枝萃取之精油含高量的α及β松烯，易引起泌尿道敏感，不適合芳療使用。
3. 杜松子的排毒作用，可能引起好轉反應，必要時請與芳療師聯絡，進一步確認。

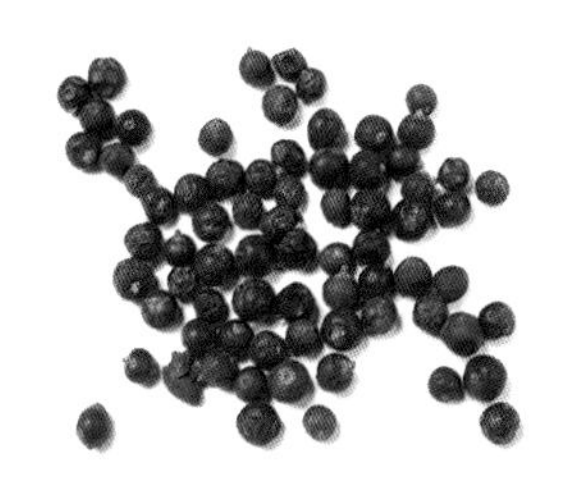

精選配方

產婦腫脹／疼痛的乳房

杜松子2滴＋茴香1滴＋天竺葵1滴＋植物油15ml

按摩後，再以熱毛巾或熱敷袋熱敷其上。

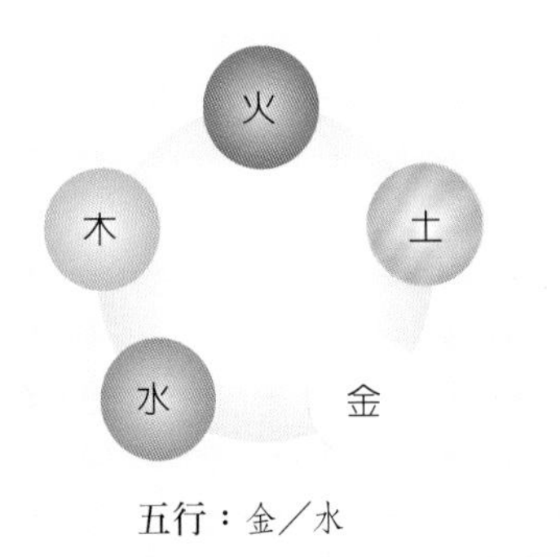

五行：金／水

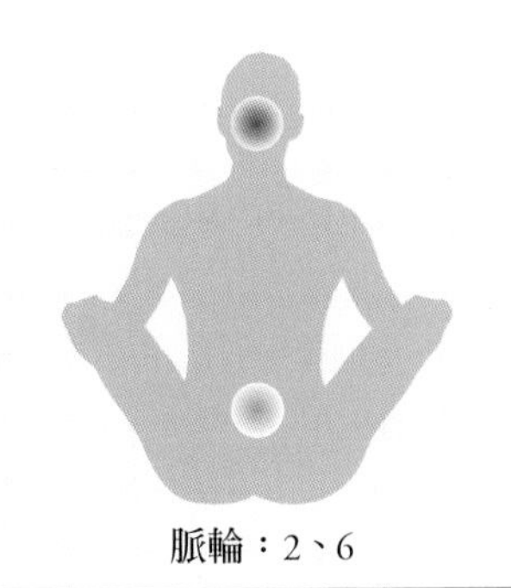
脈輪：2、6

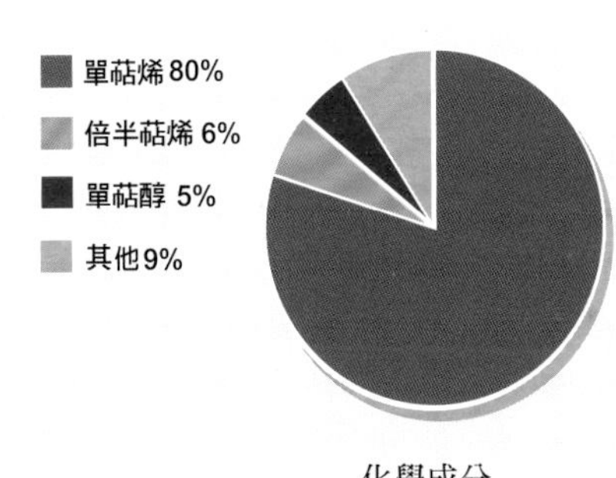

化學成分

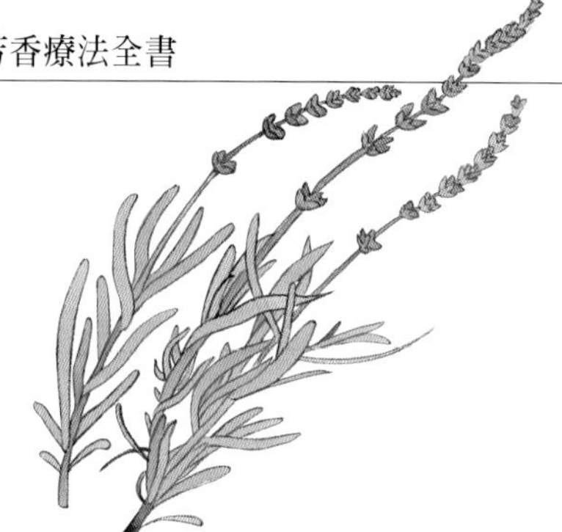

薰衣草

Lavender

身體

薰衣草精油作用在身體上，主要運用「消毒殺菌」、「止痛」、「抗痙攣」的特質，處理呼吸系統、消化系統、肌肉系統及生殖系統常見的不適，如感冒的咳嗽、支氣管炎、鼻喉黏膜炎、腸胃脹氣、腹絞痛、噁心、消化不良、肝火旺盛、肌肉酸痛、扭傷、風溼痛、月經痛、經血不足、白帶、刺激生產、生殖泌尿道的感染、發炎。

皮膚／頭皮

薰衣草「消炎」、「抗感染」、「細胞再生」的特性，使薰衣草運用在各種皮膚問題。根據瓦涅醫生的臨床實驗，認爲薰衣草可以處理許多嚴重的皮膚外傷、潰瘍、壞疽的傷口；也治療皮膚炎、溼疹、牛皮癬、痤瘡、疥瘡、平衡皮脂腺分泌、改善皮膚過油或過乾症狀。因此薰衣草在護膚保養品中，一直扮演最重要的角色，有時也拿來處理因壓力而引起的禿頭症狀，能獲得有效的改善。經常與乳香、廣藿香、橙花、永久花或玫瑰花調和，可幫助皮膚恢復年輕。

學名：*Lavandula angustifolia*

植物分類：唇形科薰衣草屬

萃取法：水蒸餾

萃取量：0.5%

萃取部位：花的上一段

四性：冷、乾

屬性：中性（陰帶陽）

揮發度：介於中音階至高音階之間

油象：介於清澈及淺黄之間

香氣：高山薰衣草(一千公尺以上)香氣較甜、濃郁、後味如木質般的醇厚。

速配香氣：可與大部分精油互相調合，特別是花香調與柑橘調及其他單萜烯的油品及木質調。

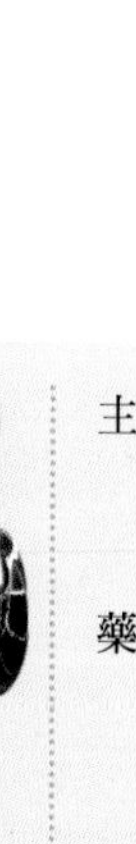

主產區：法國（高山一千三百公尺以上，品質最優)、澳洲、英國。

藥學屬性：抗菌、消炎、中和毒素、抗真菌、抗感染、止痛、抗抽搐、抗痙攣、安撫心神及胃、通經、刺激白血球增生、驅蟲、降低血壓、細胞修護。

靈性

- 薰衣草的「清洗」特質不僅清洗有形傷口，也「清洗」無形的靈性不良垃圾，打斷壞習慣，迎向新未來。

心理／情緒

- 薰衣草的價值在於「平衡」，處理陰陽失調現象，特別對「心」氣產生較高親和力，因此作爲鎮定、涼爽（cool）虛勞的心火，產生的神經性生理毛病如偏頭痛、失眠、驚慌、癲癇、心悸、高血壓。
- 薰衣草也處理肝氣不順，紓解怒氣、焦躁、沮喪的負面情緒，特別是壓抑於內的情緒，可獲得舒緩（soothing），避免「悶燒」釀禍。

精選配方

配方一：焦慮、憂傷

薰衣草4滴＋茉莉4滴＋香水樹2滴＋15g的油膏或乳液（塗抹）心房區

配方二：曬傷

薰衣草4滴＋德國洋甘菊4滴＋15g乳液（塗抹傷處）

＊此配方亦可用於各種問題皮膚，如溼疹、瘀傷、乾癬、牛皮癬。

＊對於發炎、潰瘍傷口，可用純劑點在傷處，一日數次。

☺叮嚀

1. 薰衣草棉(Cotton lavender)及頭狀薰衣草（Lavender stoechas）含高量的酮，毒性高，芳香療法沒有使用此兩種精油的習慣及紀錄。
2. 薰衣草具有中和毒素，止痛特質，經常用在蚊蟲咬傷的傷口上，以純劑塗抹時，必須監看療癒效果，有必要時，應每隔5～10鐘抹一次。
3. 法國普羅旺斯是薰衣草的主產區，又稱薰衣草的故鄉，香氣較甜。澳洲南方的第一大島，塔斯馬尼亞島盛產的薰衣草香氣較「綠」或較具「香草味」，二者作用類似。
4. 沒有毒性，嬰、幼兒適用。

觀賞用的羽葉薰衣草

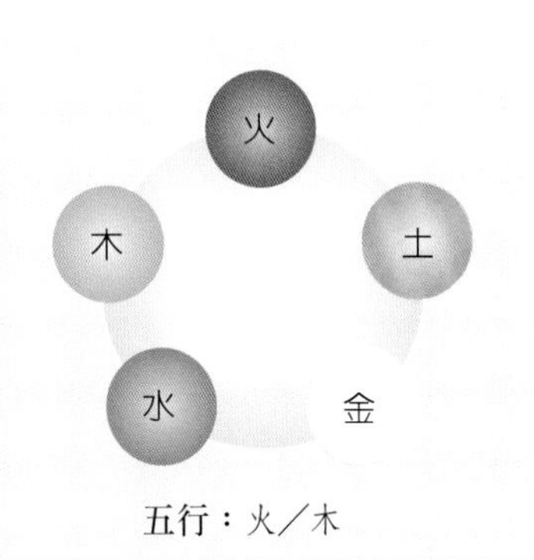

五行：火／木

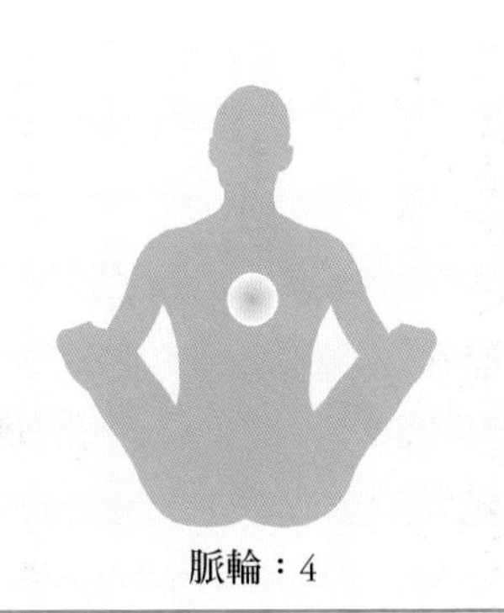

脈輪：4

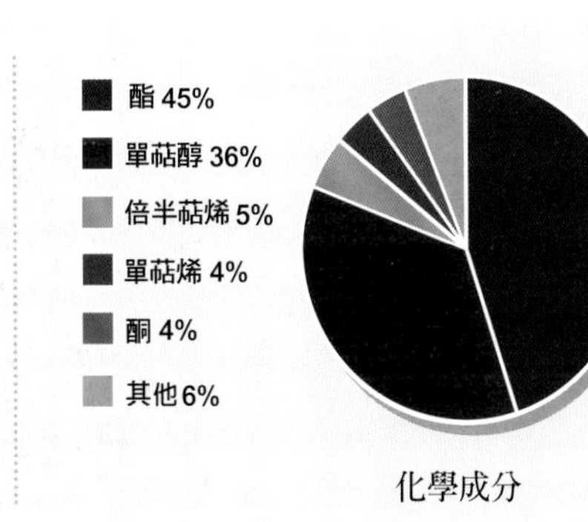

化學成分

歷史紀錄

- 原名稱是Lavandula officinalis 或 officinale，意思是「官方的藥草」，但因爲官方認定的藥草很多，因此後來改用「angustifolia」，取代「officinale」，較爲明確，專指如劍狀葉片的薰衣草。
- 薰衣草的原產地在波斯地區（現今伊朗）。
- 古波斯人以薰衣草「清洗」傷口，薰衣草的拉丁名稱「Lavave」就是「清洗」的意思。
- 希臘、羅馬人用薰衣草「淨化」、「清潔」病房及收容所。
- 羅馬王尼祿時代的軍醫——迪奧斯科瑞迪（Dioscrides）是一位深受信賴的藥草學家，推薦將薰衣草用在「憂傷」上。
- 法國在16世紀開始以水蒸餾薰衣草。
- 1905年以前，薰衣草以水蒸餾（water distilled）萃取精油，後來發現以此法蒸餾會使薰衣草中的沉香酯降低20%，因此在1905年以後，便改爲水蒸汽蒸餾法（steam distilled）。
- 法國化學家Gattefosse（蓋特佛塞）在意外中灼傷手，立刻將手浸在薰衣草純油中，發現傷處恢復特別快，因此開始研究藥草油的特性，於1928年發表「芳香療法」的研究報告，獲得世界性的注意與興趣。自此藥草油的運用，有一新的名詞——芳香療法（Aromatherapy），並著有《*Gattefosse's Aromatherapy*》一書，於1937年出版。

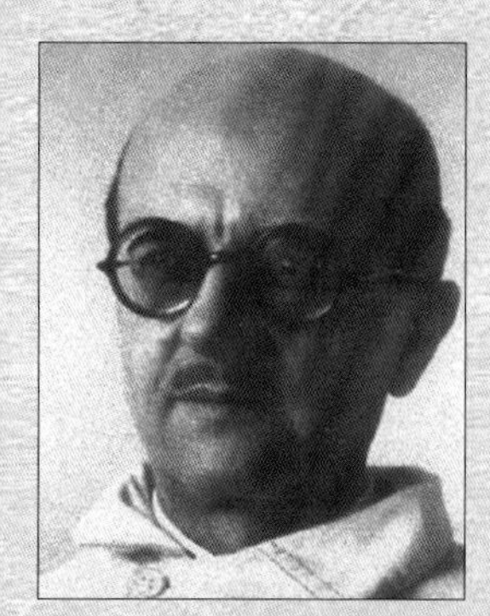
法國化學家蓋特佛塞

- Dr. Jean Valnet（瓦涅醫生）是一位軍醫，在二次世界大戰中，運用藥草油，如薰衣草，爲傷兵處理嚴重火藥灼傷及潰瘍傷口，獲得很大效果。並出版《*The Practice of Aromatherapy*》，被尊爲芳香療法之父。

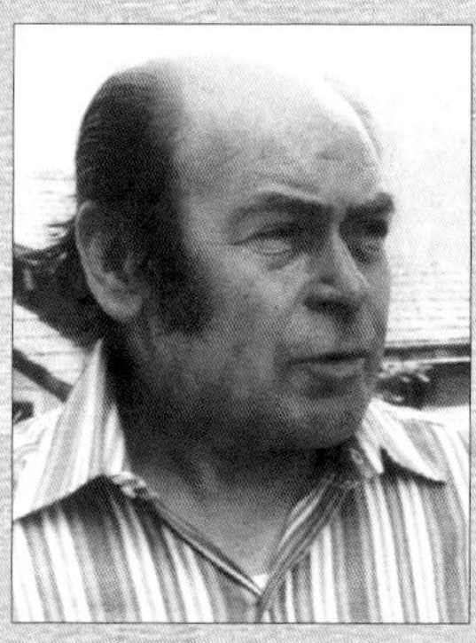
瓦涅醫生

▶ 右圖為真正薰衣草（許茂盛提供）

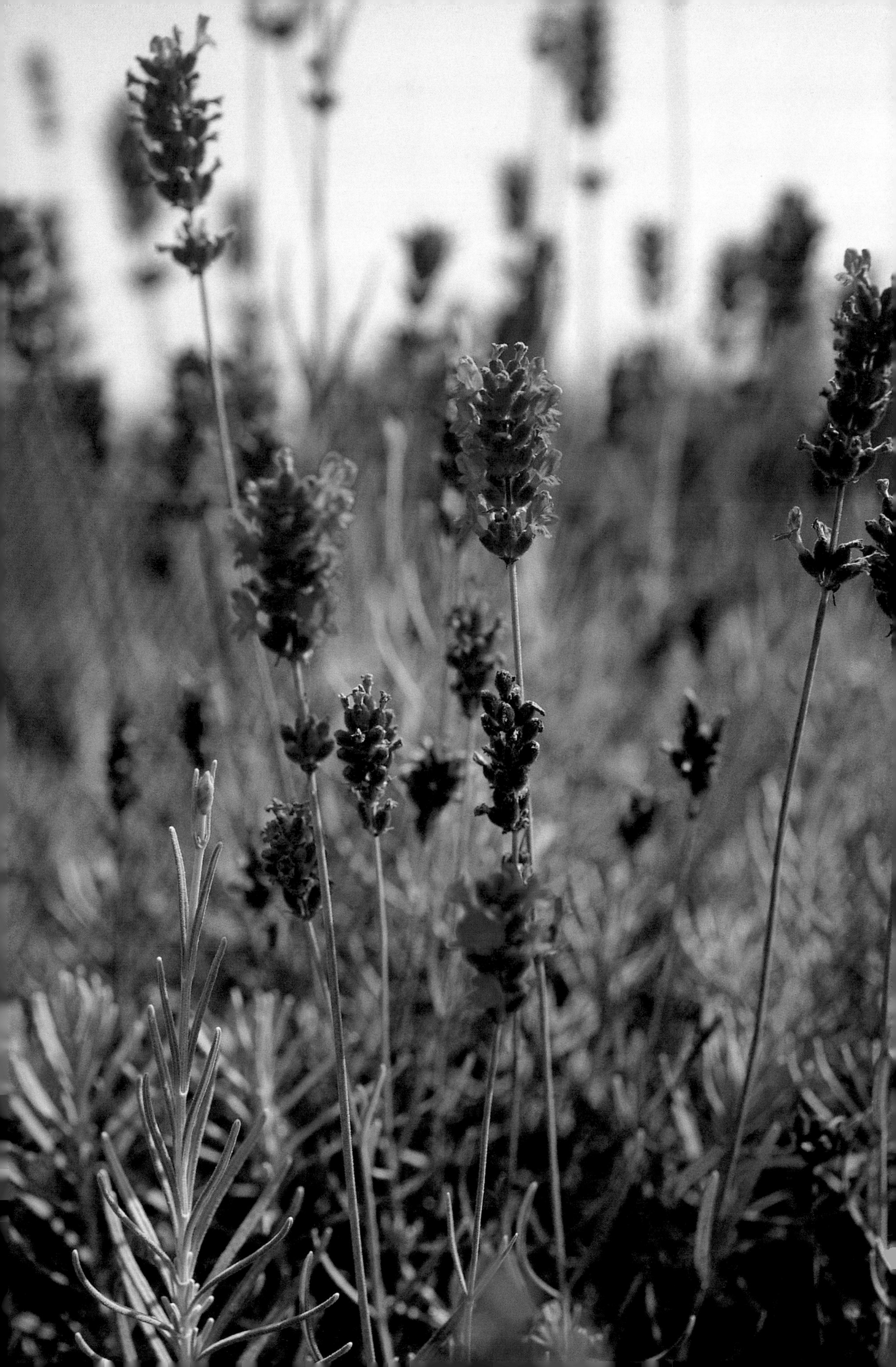

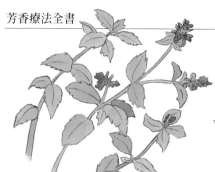

辣薄荷

Peppermint

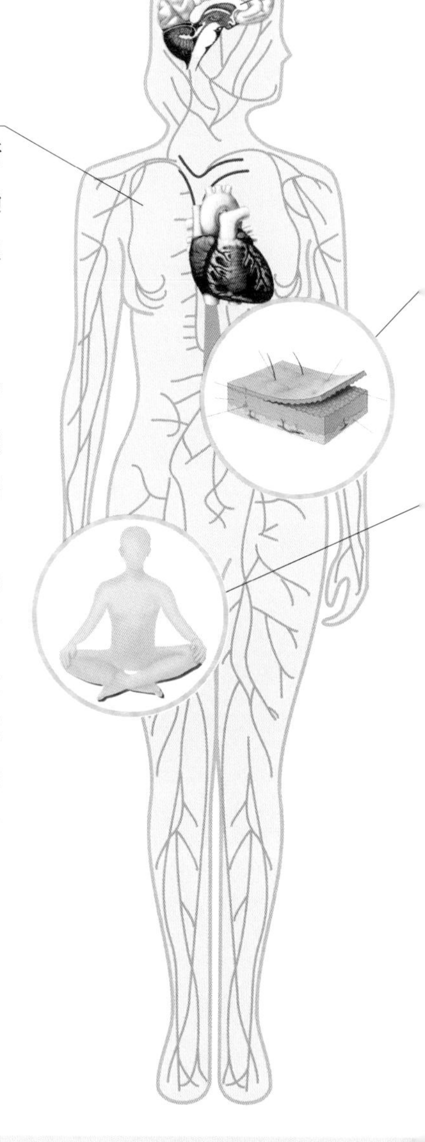

身體

- 利腦、利神經特性，處理暈動症（乘車、坐船）的噁心，或孕婦的早期孕吐，以1~2滴手帕嗅吸的方式來緩解症狀。對於用腦過度，引發的頭熱腦脹，亦可嗅吸1~2滴，幫助大腦冷卻。中暑也可試試。
- 抗菌、抗炎、抗病毒及祛痰、退熱、涼身、抗痙攣的藥學屬性，處理呼吸系統疾病如病毒引發的感冒，細菌引發的肺結核，預防平滑肌痙攣的氣喘。對於呼吸系統病症有很大改善，例如喉嚨痛、發燒、黏膜阻塞如痰多、鼻涕多、頭痛，可與其他樹葉類精油合用，如茶樹、尤加利、絲柏、松，一起處理上呼吸道感染。
- 抗菌、鎮痙攣、止痛、健胃、利肝、膽、祛脹氣，助消化的藥學屬性。辣薄荷也是處理消化系統症狀的必備精油之一，包括胃痛、消化不良、腹絞痛、腹瀉、脹氣等。以按摩的方式效果最好，若疼痛的不宜按摩時，改採溫敷法。內服辣薄荷處理腹瀉或腸絞痛時，需要以特殊外膜包裹精油，使精油直接進入腸區，避免在胃中消化。對於胃痛或胃、肝、膽的消化不良，可直接喝含有薄荷的香草茶，可緩解不適。
- 一點點劑量的辣薄荷，可刺激神經末稍，引起微血管收縮，具有暖身的效果，若劑量高時（>1%），即產生涼爽的效果。因此暖身或涼身的效果在於劑量的控制。

學名：*Mentha x piperita*

植物分類：唇形科薄荷屬

萃取法：水蒸餾

萃取量：0.4%～1%

萃取部位：全株的葉片

四性：乾及冷

屬性：陽性

揮發度：快～中音階

油相：淺黃或淺綠色

香氣：清新、穿透力、乾淨、涼爽、甜甜的、香香的

速配香氣：香草類如迷迭香、馬鬱蘭、薰衣草、尤加利、柑橘及其他薄荷。

主產區：原產於西亞及地中海區。主產國是澳洲及印度。

藥學屬性：消毒殺菌、抗病毒、通經、鎮痙攣、發紅劑、收縮血管、祛痰、神經補劑、止痛、激勵、抗炎、祛脹氣、利腦、養肝。

靈性

辣薄荷在靈性上的幫助是增長遠見、視野、提高對心靈的認知，與快樂鼠尾草及月桂一樣，可激勵自我心靈的覺知。

皮膚／頭皮

辣薄荷具有止癢、止痛、抗炎、抗菌的效果，因此經常運用在手足及頭髮護理上。足部及頭髮常因微生物或過熱引起「癬」的疾病，加上辣薄荷具有驅蟲特質，是處理頭部蝨子或皮膚疥瘡、金錢癬的良藥，也是夏季必備油品之一。

心理／情緒

激勵、涼爽的特質，作用在中樞神經上，使心智清明，並使情緒的胃消化吸收正常，因此在壓力事件的衝擊，不僅頭昏腦脹、神經耗弱，也使身心無法消化及承受時，以辣薄荷嗅吸或按摩，或冥想。

☺叮嚀

1. 辣薄荷含有高量的薄荷腦（menthol，單萜醇類），高量或純劑使用，易引起皮膚敏感，應低量使用，1%以下，較為安全。
2. 無毒，但應低量使用，嬰幼兒發燒，不宜用辣薄荷，宜改用其他溫和的發汗精油。
3. 孕婦應避免塗抹在皮膚上。

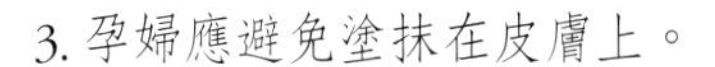

精選配方

止痛配方： 皮膚擦傷、局部疼痛，沒有明顯流血
→ 棉花棒沾精油並塗在傷口周圍。（純劑）

健胃配方： 消化不良、脹氣、腹絞痛
→ 3滴辣薄荷＋200cc水，約26℃＋一條毛巾。（濕敷）

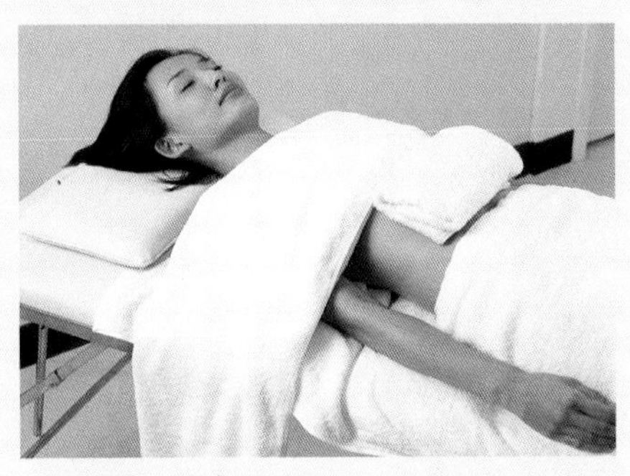

消化不良、脹氣

感冒配方： 感冒的呼吸道「阻塞」
→ 2滴辣薄荷＋2滴尤加利＋一盆熱水。（吸入）

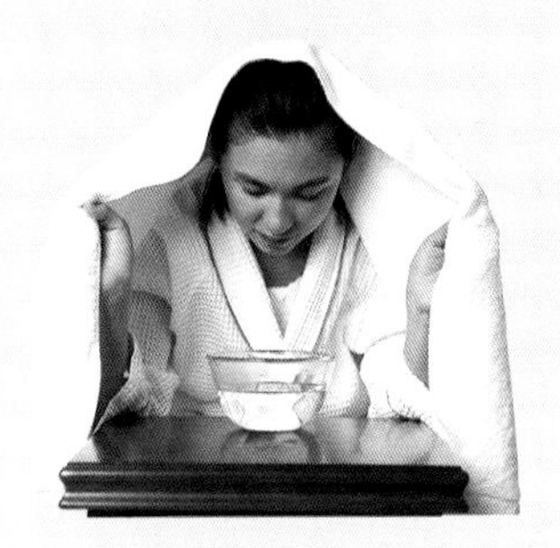

感冒的呼吸道「阻塞」

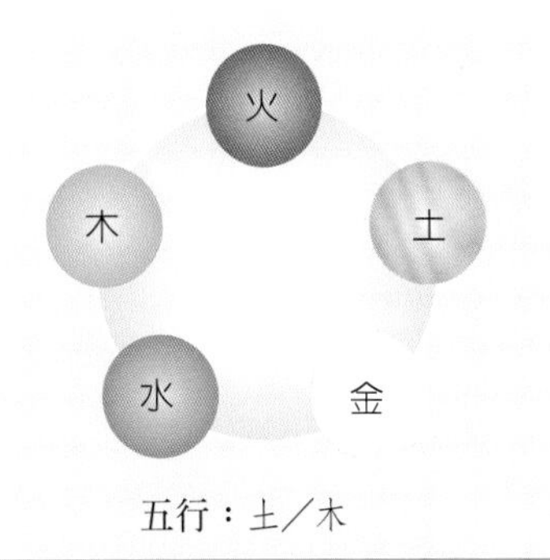

五行：土／木

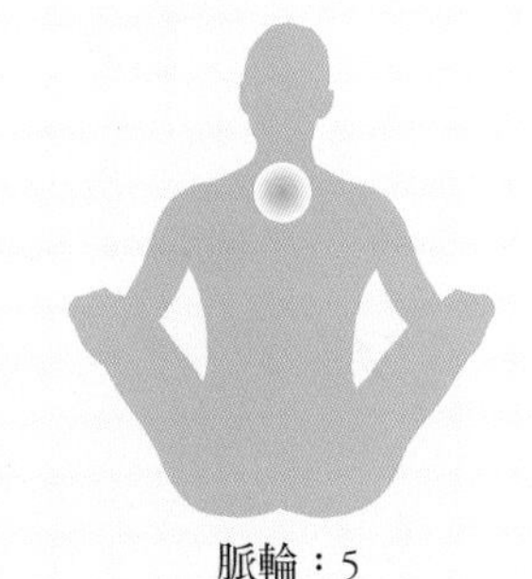

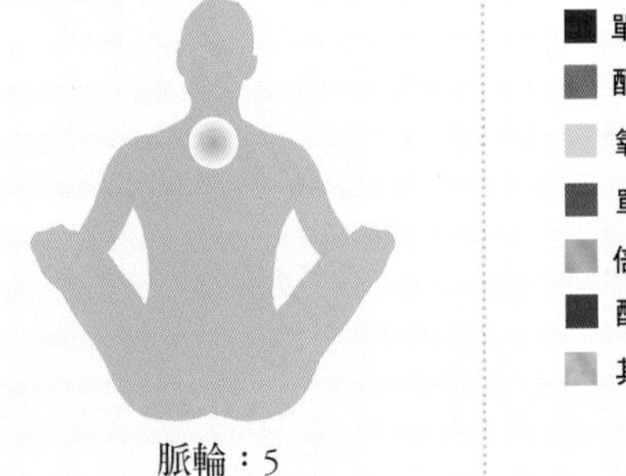

脈輪：5

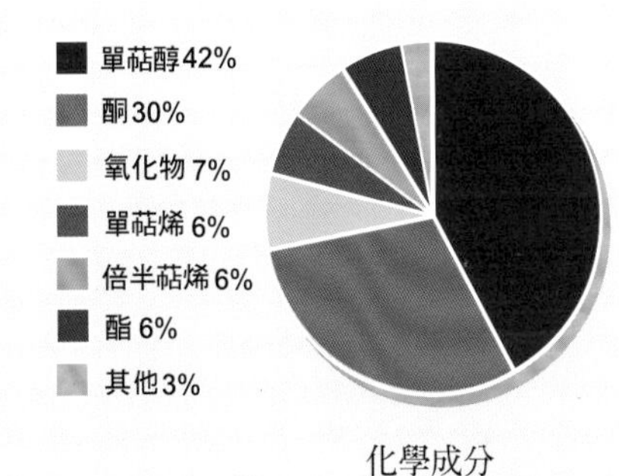

化學成分

歷史紀錄

－西元1000年前，埃及人以辣薄荷爲祭祀香料。

－希臘、羅馬人也以辣薄荷入浴，或磨成粉狀灑在床上。

－在希臘神話故事中，Menthe（曼斯）爲地府冥王Pluto追求，卻被Pluto妻所害，變成植物薄荷（Mentha），冥王無法使曼斯復生，只有給予芳香的氣味，爲世人所喜愛。

－14世紀，辣薄荷用來美白牙齒，後來加入煙草香煙中。

－日本人在1700年前，自中國引進薄荷，開始種植薄荷。

－辣薄荷（或稱歐薄荷）據研究是綠薄荷（greenmint）及水薄荷（watermint）的混合種。

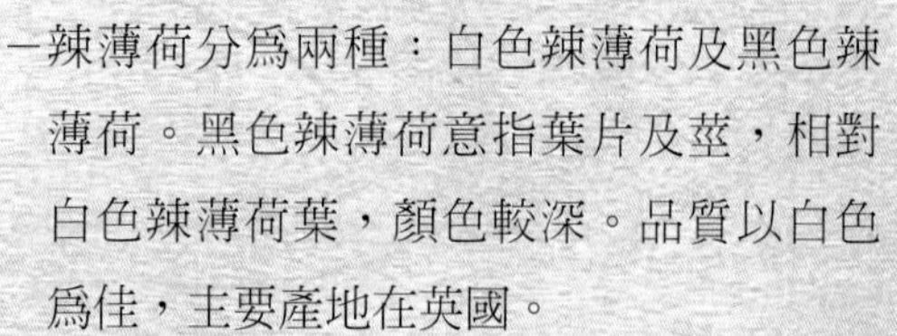

薄荷

－辣薄荷分爲兩種：白色辣薄荷及黑色辣薄荷。黑色辣薄荷意指葉片及莖，相對白色辣薄荷葉，顏色較深。品質以白色爲佳，主要產地在英國。

－辣薄荷是香草茶中，一直是最受歡迎的茶品之一。

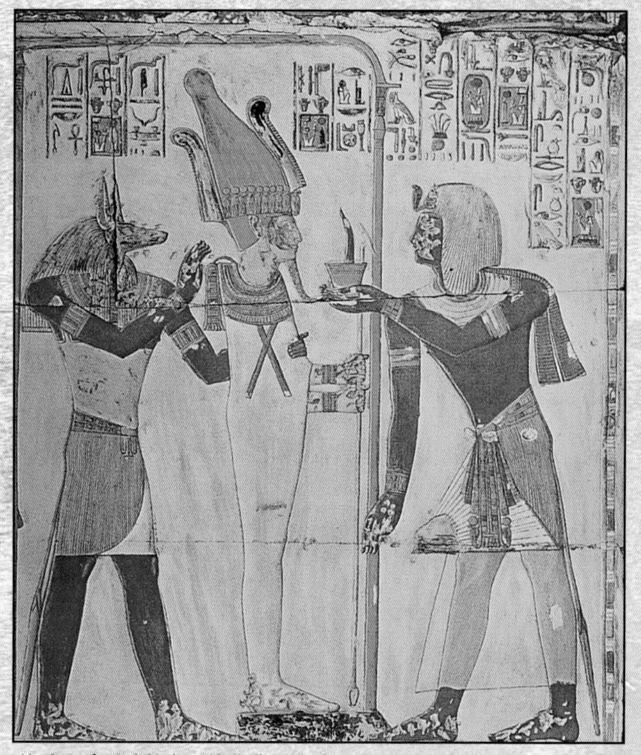

埃及人愛用香柏木、辣薄荷、乳香、杜松子等各種藥油。

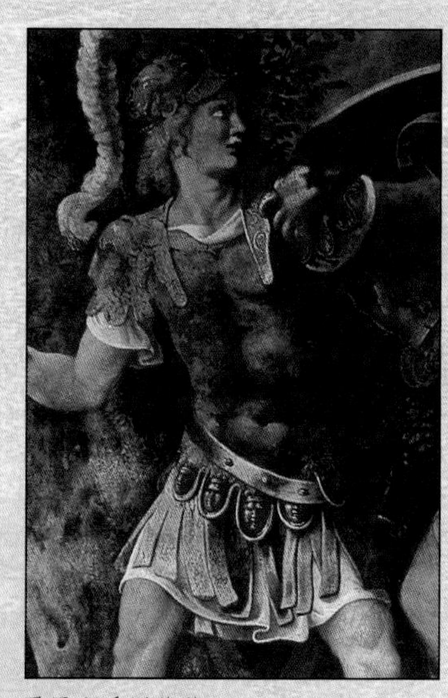

羅馬人愛用薄荷

▶ 右圖為綠薄荷（許茂盛提供）

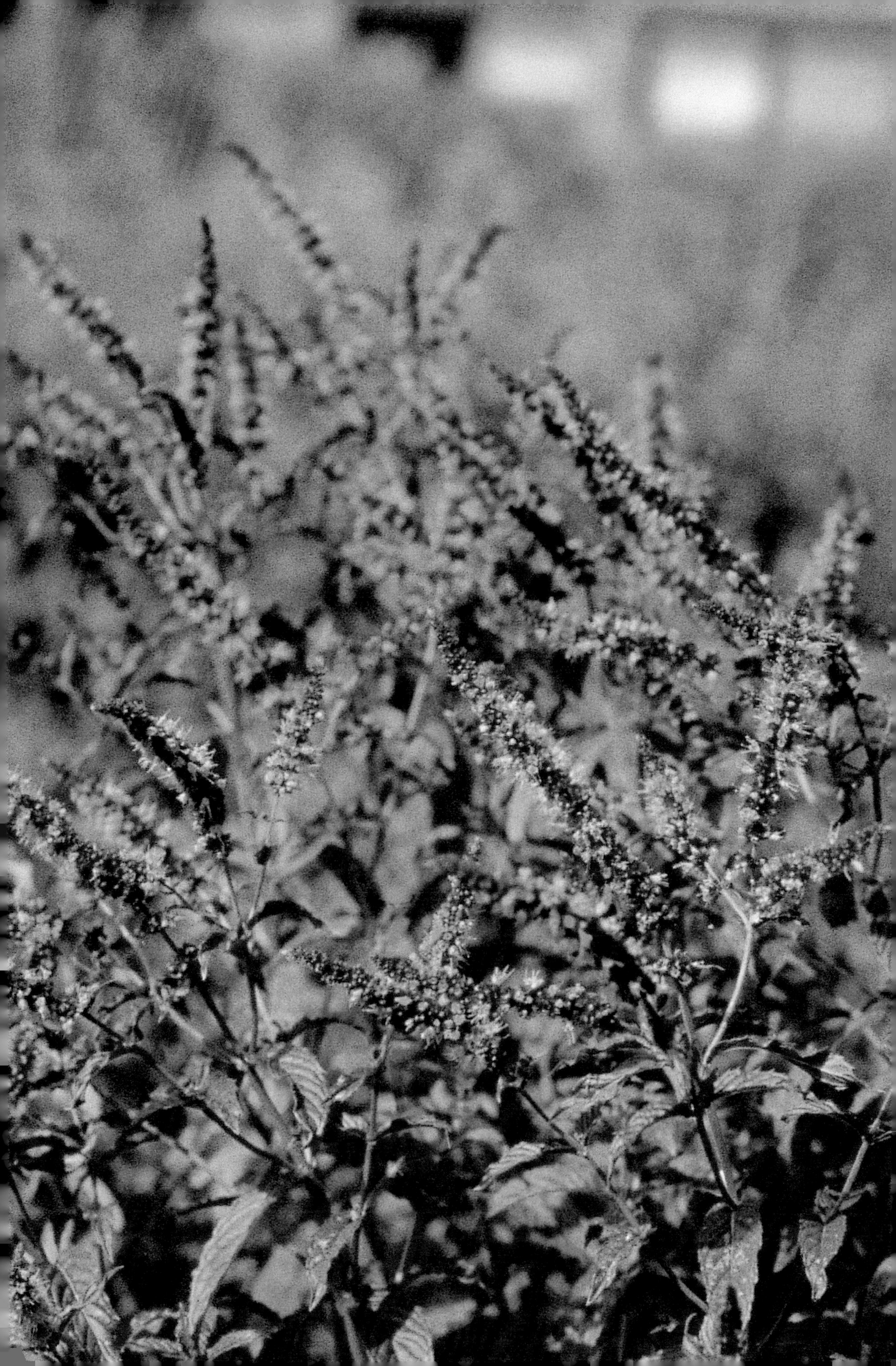

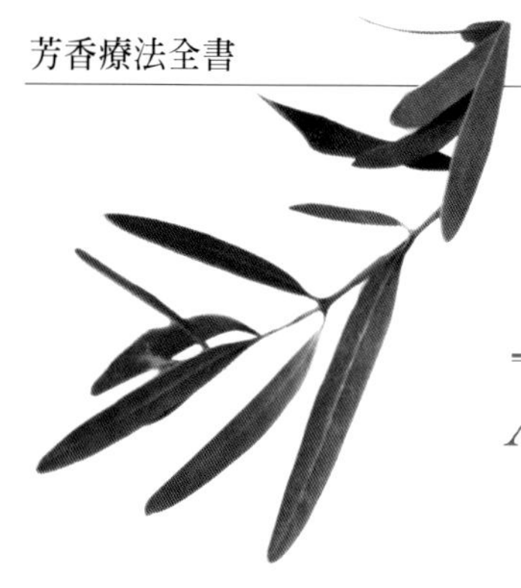

澳洲檀香

Australian sandalwood

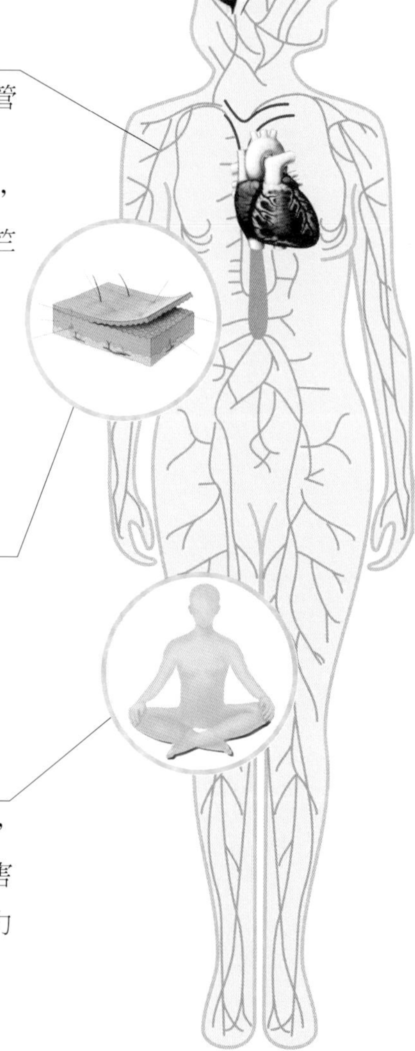

身體

- 抗菌、抗炎及抗病毒的特性，發揮在呼吸系統的感冒、支氣管炎、咳嗽、痰、止乾咳，適合與尤加利、天竺葵合用。
- 利尿、抗眞菌及消炎殺菌的特質，治療泌尿道感染，如念珠菌，效果更甚於茶樹，改善陰道分泌物，適合與茶樹、薰衣草、天竺葵合用。
- 鎭定、抗炎的特性，用在肌肉痠痛、疲勞。
- 抗病毒，可有效處理第一型及第二型的皰疹。
- 改善壓力性腹瀉。

皮膚／頭皮

- 抗菌的特性，用在治療痤瘡性皮膚引起的皮膚炎。
- 滋補特質，適合乾燥、缺水，甚至乾癢的皮膚。
- 改善癌症化學治療的乾老皮膚，預防皮膚腫瘤發生。

心理／情緒

澳洲檀香溫暖的特質與東印度檀香類似，讓人心緒穩定、放鬆，具有最佳的紓壓能力，可有效改善壓力累積的毒害、焦慮、害怕、心神混亂的情緒。穩定、滋養神經系統，特別適合處理壓力引起的頭痛、失眠及神經耗弱。

學名：*Santalum spicatum*

植物分類：檀香科檀香屬

萃取法：溶劑＋真空蒸餾法

萃取量：3～5%

萃取部位：根部的木心

四性：溫暖、潮溼

屬性：中性偏陽

揮發度：介於中音階及低音階之間

油相：清澈與淺黃之間

香氣：清新的綠色、微溼如森林的薄霧、柔和的花香如幽谷的鈴蘭，精緻的乾甜香膏，有如胡椒及東印度白檀混合後的微辣香木質調。擁有多層次豐厚的香調變化，目前尚未有合成香料可模仿。

速配香氣：花香調、木質調、柑橘調

主產區：西澳的西南方

藥學屬性：消毒殺菌、抗真菌、抗病毒、抗炎、祛痰、利尿、鎮定、安撫、滋補五行六氣、催情（男性）、抗憂鬱、收斂

靈性

適合修道人做靜心冥想。濃厚的木質香調，引發內在的自省，促使心靜歸一，獲得身心靈重新和諧的幫手。最宜壓力忙碌的現代人，幫助重新思考，找到生命的價值。

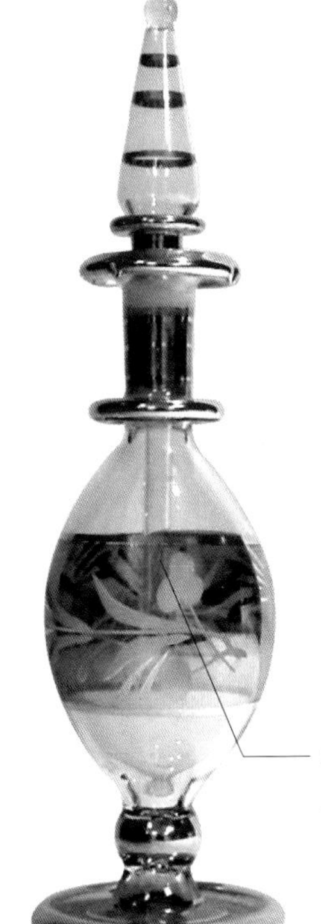

檀香適合作香水的定香調。

☺叮嚀

1. 澳洲檀香的成分與東印度檀香類似，主要是倍半萜醇類的成分。澳洲檀香的檀香醇較少，因而有人認為品質較差。後來改變萃取法後，使得檀香醇劑量增加，品質大為提高。
2. 澳洲檀香多了沒藥醇，因此與德國甘菊類似，具有優越的抗炎性質。
3. 澳洲檀香多了金合歡醇，因此與茉莉、玫瑰類似，具有催情、回春及深刻的心靈作用。
4. 就藥理性質，澳洲檀香更適合用在芳香治療上。是澳洲對芳香治療業的一大貢獻。
5. 尚有昆士蘭檀香，但品質較似西印度的脂檀油(Amyris oil)，不可混為一談。
6. 出口的澳洲檀香以西澳檀香為主。

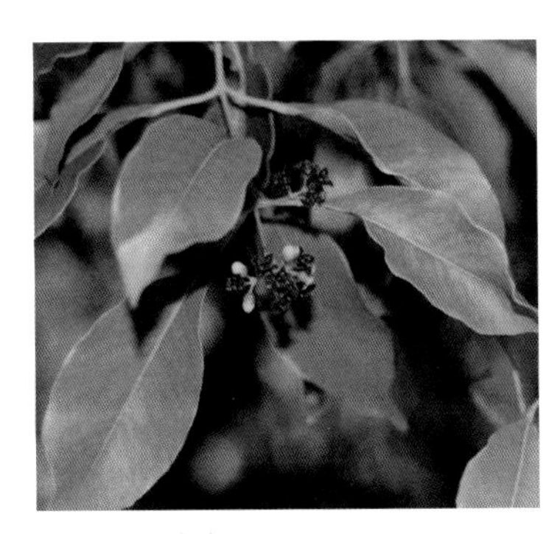

東印度檀香花。

精選配方

配方一：乾癢老化肌膚

澳洲檀香13滴＋橙花12滴＋乳霜25m（塗抹）

配方二：紓壓、助眠

澳洲檀香3滴＋岩蘭草2滴＋佛手柑3滴（薰香）

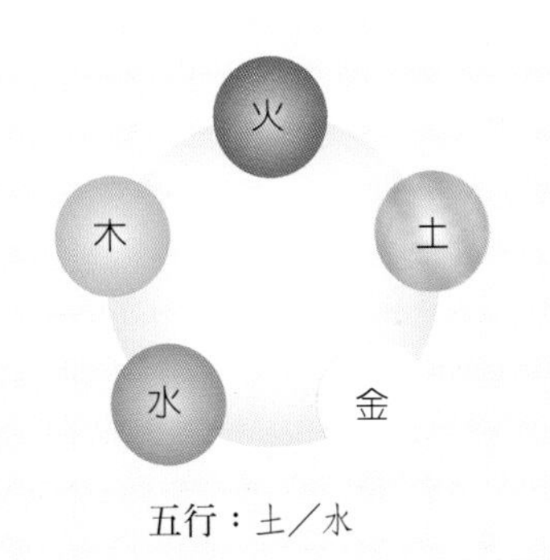

五行：土／水

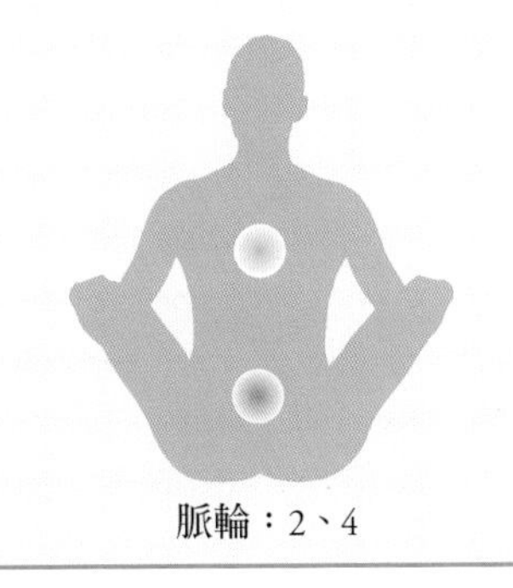

脈輪：2、4

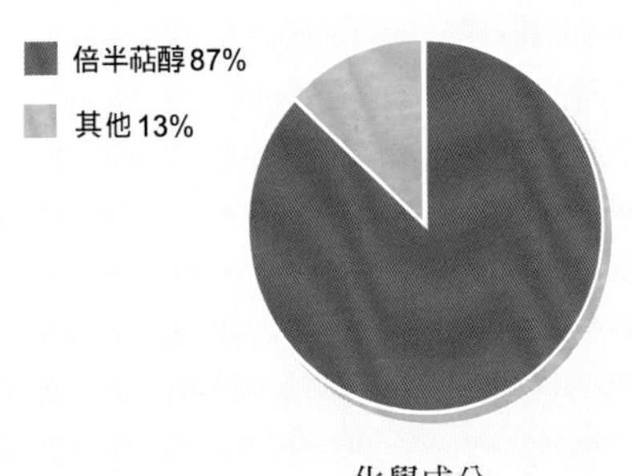

化學成分

歷史紀錄

－1844年，西澳產出檀木，持續成長至1880年代。

－1920～1940年，出口大量的檀木及檀香油。不久，不再產澳洲檀香油，因檀木的獲利，遠高於檀香油。

－澳洲原住民，傳統以水煮檀木，治感冒，以檀木果仁按摩治肌肉痠痛。

－1946年（抗生素上市前），西澳檀木的錠劑，一直用來治療泌尿道感染及淋病。

－英國、法國、比利時、日本的官方藥典，都有記錄澳洲檀香油的藥用處：泌尿感染、祛痰、慢性支氣管炎、乾咳、喉嚨痛。

－西澳政府制定嚴格法規，限定產油量，並以租稅獎勵種植檀香木，有益於水土保持及經濟利益。

－澳洲檀香油在1828年以後，開始成為法國高級香水原料之一。1889年，嬌蘭（Guerlain）的「Jicky」及1989年的「Samsara」，克莉絲汀・迪奧（Christian Dior）的「Poison」及聖羅蘭（Yves Saint Laurent）的「Opium」及卡文・克萊（Kalvin Klein）的「Obsession」，都添加了具有定香效果的澳洲檀香。

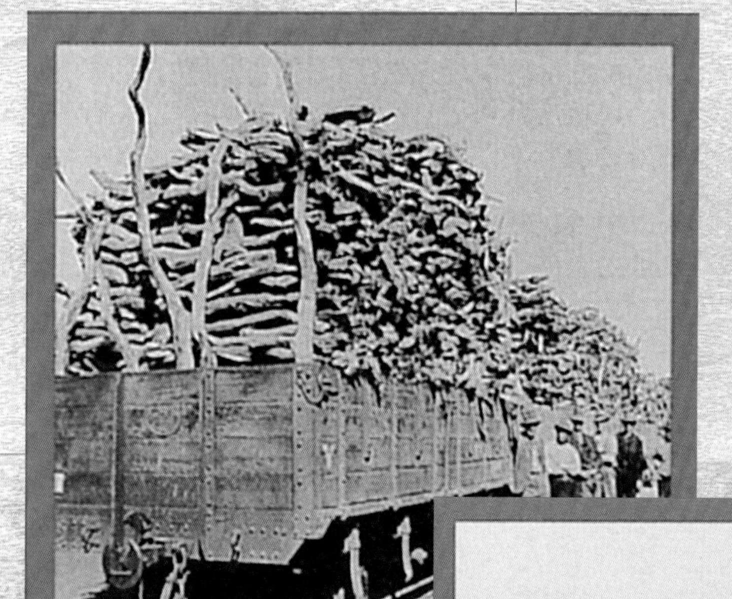

19世紀中期西澳即盛產檀木，並大量出口檀木及檀香油。

▶ 右圖為東印度檀香
（許茂盛提供）

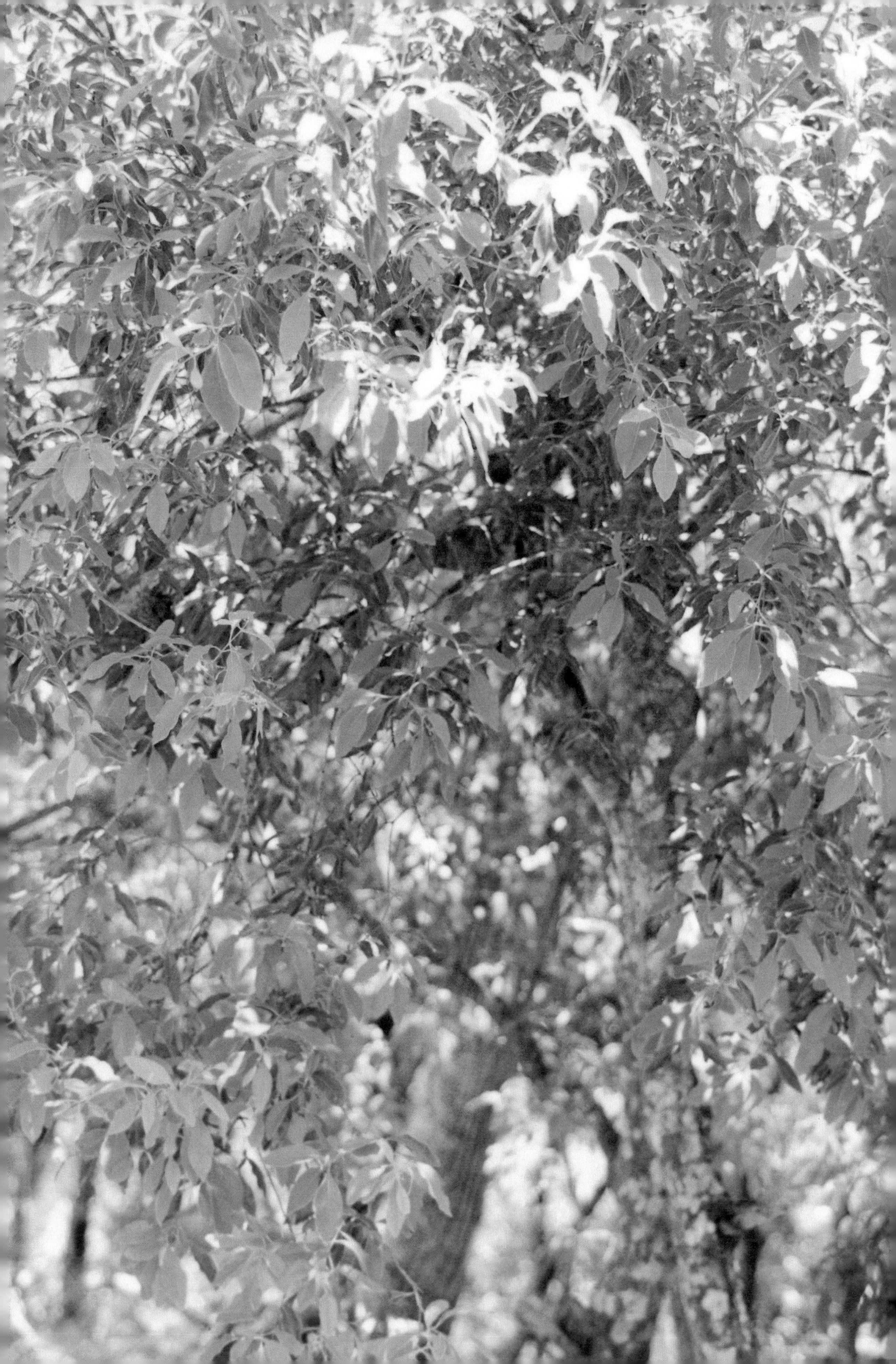

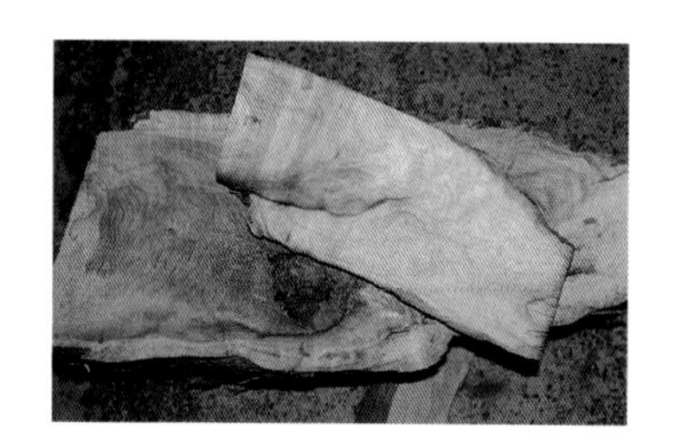

台灣扁柏

Formosan hinoki

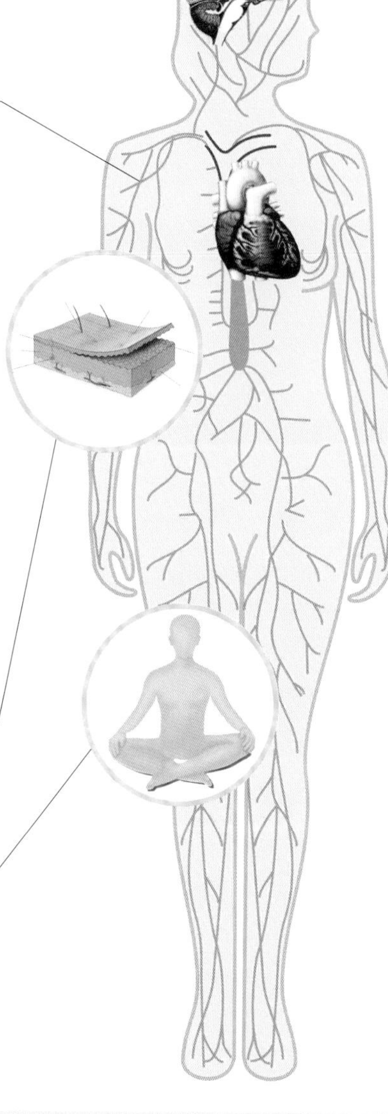

身體

- 台灣扁柏精油萃取自木心與絲柏精油取自針葉不同，因此香氣不同，對身心靈的療癒範圍能力稍有不同。
- 台灣扁柏可處理急性呼吸道感染，對於慢性疾病的改善，有極大的幫助。如氣喘、慢性支氣管炎、久咳不癒，可作爲中醫肺經的全方位滋補品。
- 具有天然抗生素的消炎抗菌作用，可處理肺結核、喉嚨痛、喉炎、聲音沙啞，預防流感引起二度感染的併發症。
- 舒緩肌肉緊繃、關節炎。
- 改善循環不良、淨化血液、消水腫、處理便秘及痔瘡。
- 刺激脾臟及免疫機能。
- 導引月經、規律月經周期、止月經痛、改善更年期的熱潮紅。

皮膚／頭皮

調理油性、感染、缺乏活力及發癢的皮膚。

心理／情緒

- 台灣扁柏的森林氣息，能淨化紛紛擾擾的情緒、舒緩緊繃的神經、穩定失調的自律神經。
- 協助理性思考，在困惑的十字路口中，台灣扁柏能導引您豁然開朗。

學名：*Chamaecyparis obtuse var. formosana*

植物分類：柏科扁柏屬

萃取法：水蒸餾

萃取部位：木心

萃取量：2‰～3‰

四性：熱及乾

屬性：陽

揮發度：中音階

油相：淺褐色。

香氣：乾淨、清新、穿透力十足的新鮮木質調（有別於沉穩的檀木)。

速配香氣：柏科類、針葉類、木質調、柑橘類。

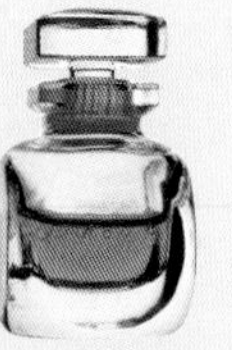

主產區：台灣原始森林，海拔1400公尺至2400公尺之山脈坡上。

藥學屬性：消毒防腐、消炎、鎮痙攣、利循環、收斂、利神經、利尿排毒、抗感染、止癢。

靈性

- 台灣扁柏具有開發靈性、撥雲見日的特質，讓處在迷霧之間的性靈，能找到清楚的道路。

☺叮嚀

台灣扁柏是精油中的貴族，壽命最長。是上天賜予台灣的瑰寶，想要進一步目睹它的英姿，感受它的獨特森林氣息，得先訓練好腳力，下次造訪台灣的阿里山時，才得以見上一面。

肖楠

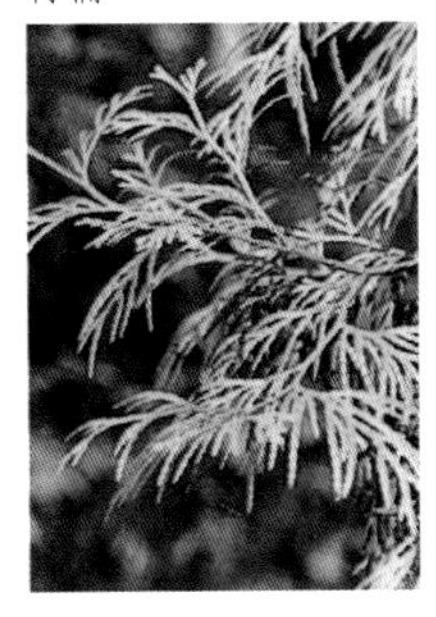

台灣扁柏

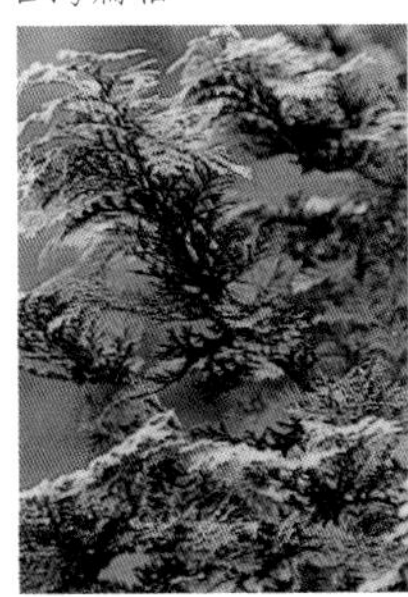

紅檜

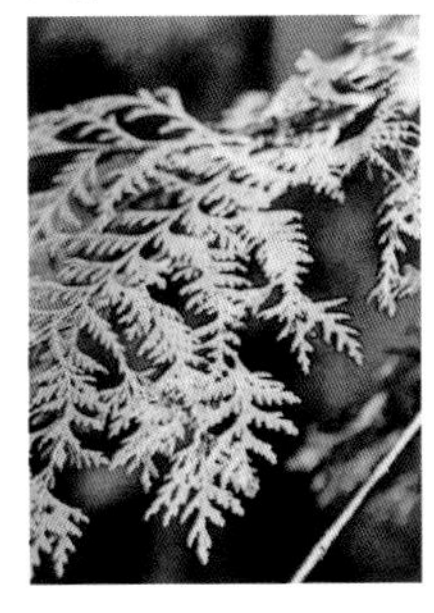

台灣常見的柏木，同屬不同種，但是都叫「Hinoki」。

精選配方

配方一：清心養肺
營造森林氣息的氛圍 → 6滴台灣扁柏
（精油水氧機、冥想）

配方二：培育英明果斷性格／養生
→ 4滴台灣扁柏+4滴萊姆（精油浴）

歷史紀錄

－台灣扁柏性喜溫寒的雲霧繚繞環境，阿里山為其最適宜的原始棲息生長地。成長速度相當緩慢，壽命可達千年之久(3000-5000年)，台灣人稱之為神木。

－台灣扁柏富含精純之芬多精（pythoncidere），具有獨特的森林清新活潑氣息，深受日本人喜愛，阿里山鐵道因它而建（1906～1914年）。

－列寧格勒大學B.P.Poknh博士於1930年研究指出，芬多精對人體健康級自然環境有極大益處。

－日本自然療法名醫春山茂雄博士，同時是《腦內革命》的作者指出嗅覺對健康養生的重要性，Hinoki的森林氣息，可放鬆腦部的壓力狀況，活化腦細胞，讓人年輕。

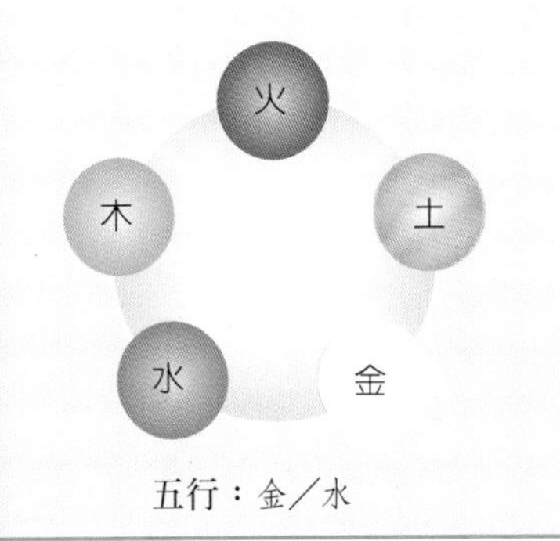

五行：金／水

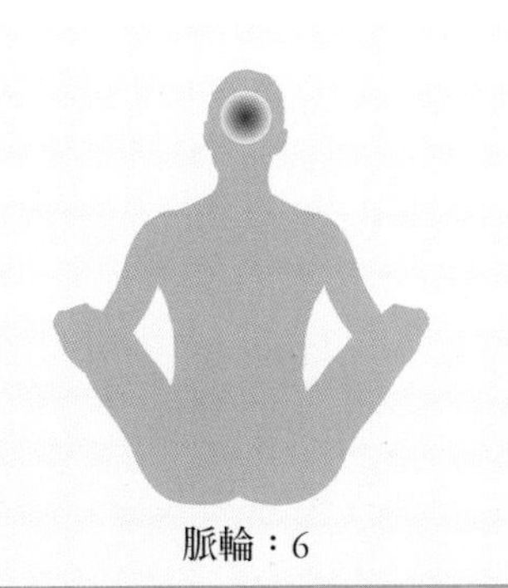

脈輪：6

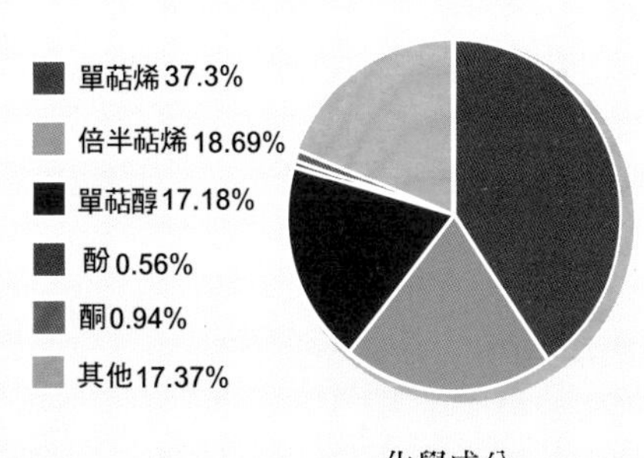

化學成分

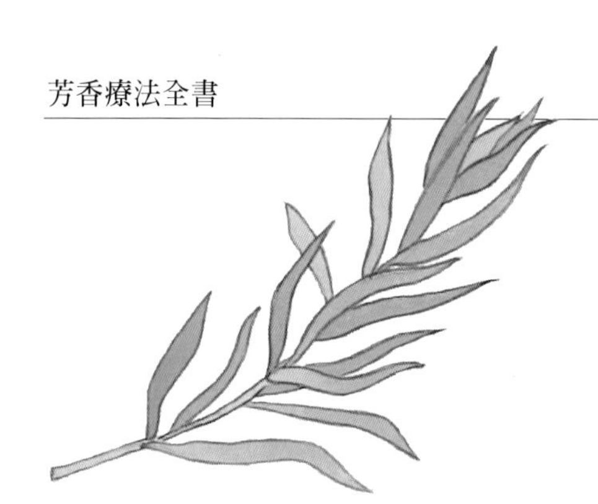

茶樹

Tea tree

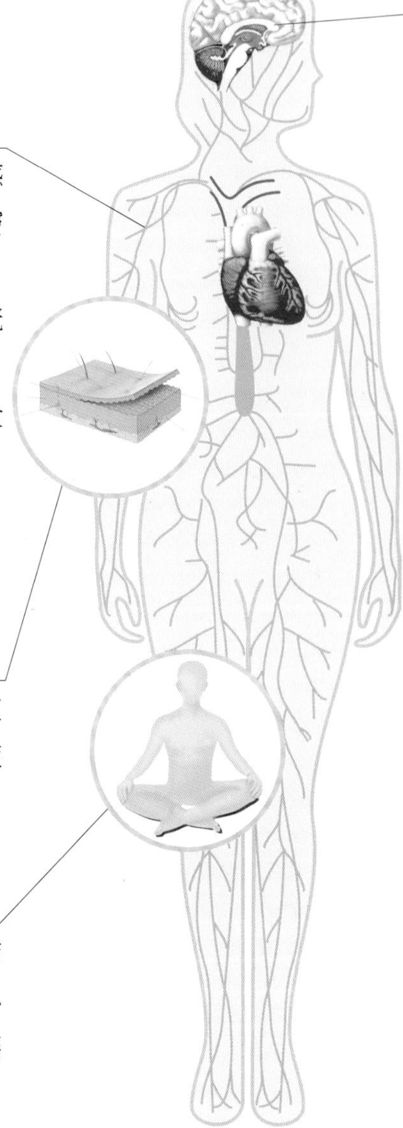

身體

- 對呼吸系統有最高的親和力（屬金，主肺），廣泛地運用在感冒、流行性感冒、鼻喉黏膜炎、支氣管炎、百日咳、氣喘、鼻竇炎、中耳炎。
- 抗眞菌的特性，充分運用在香港腳、念珠菌、泌尿道感染、膀胱炎、陰道炎等。
- 運用茶樹的抗菌力，最好以水當介質，如薰香、噴劑、漱口、盆浴、灌洗等。若以油稀釋，則減損感喪失及抗菌力。
- 抗病毒可處理口唇皰疹、水痘。以純劑一滴於患處，搭配薰香、盆浴強化自癒力。

皮膚／頭皮

「抗菌」、「療瘢痕」及「止痛」的特質，使茶樹可充分運用在皮膚痤瘡或各種皮膚炎、頭皮屑、頭蝨、疣及預防放射線治療癌症引起的皮膚組織纖維化。與薰衣草及西澳檀香調合治療痤瘡。

心理／情緒

- 茶樹的溫暖及乾性特質，作用在心火及肺金上，適合強化心、肺及穩定神經性的焦慮，例如開刀前的緊張。開刀前，患者易感心跳不穩，胸部悶悶，呼吸急促。以茶樹精油一滴吸入心肺及腦部，不僅提振強化心靈、建立信心，更重要的是提高免疫力。

學名：*Melaleuca alternifolia*

植物分類：桃金孃科白千層屬

萃取法：水蒸餾

萃取量：0.5%～1.4%

萃取部位：一年至三年生的嫩枝及葉片

四性：溫暖及乾

屬性：陽

揮發度：快音階

油性：清澈流動的水相，似淺黃水晶

香氣：乾淨、清新的甜中帶苦自然藥味

速配香氣：桃金孃科的精油如丁香、白千層、綠花白千層、桃金孃、尤加利、馬松紅梅及其他抗菌性精油。柑橘精油可使桃金孃科好聞些。

主產區：原產澳洲，新南威爾斯發現36,000年前的茶樹花粉化石。

藥學屬性：抗菌、抗真菌、抗病毒、抗炎、止痛、神經免疫補劑、癒瘢痕、發汗劑。

- 派翠西雅戴維斯建議術前、術後以茶樹按摩，降低心靈上的驚嚇。同時可預防術後感染，提高身體自癒力。

靈性

慢性病患或經常患病者或突然患重症者，潛意識認為自己是注定或因果報應而得病，容易有自責現象。以茶樹1滴塗抹在脈輪6上，或進行精油冥想，就能消除負面能量，強化心靈。

☺叮嚀

1、茶樹精油無毒，不致引起皮膚敏感，但「氧化」後的茶樹，可能引起敏感，內服茶樹，必須選用有機認證之茶樹。

2、醫學上，針對茶樹的抗菌力研究，與其他白千層屬的精油之組成、特性、適用範圍不同如白千層及綠花白千層，不應混淆。

3、澳洲當局規定，茶樹的成分，其中氧化物不可高於15%，而萜品4醇必須高於30%。

精選配方

感冒初期，喉嚨、鼻部不適

配方一：2滴茶樹＋1杯溫水（成人嗽口），口臭及口潰瘍亦可適用。

陰部搔癢，感染初期

配方二：1cc茶樹＋200cc蒸餾水（7天灌洗）

歷史紀錄

- 澳洲原住民喝「白千層屬」的熱飲，或砸葉片包紮，洗白千層的水，治感冒、頭痛及各種酸痛。
- 1770年，詹姆士庫克船長進澳洲大陸時，喝「白千層屬」熱「茶」，並帶回歐洲。
- 1923年，澳洲官方研究並報告茶樹的抗菌較石碳酸強12倍。
- 1930年的澳洲醫學期刊報導以茶樹10%清洗骯髒的外部傷口，使組織保持乾淨，無感染化膿現象。
- 傳統以純劑加2.5%的茶樹溼敷包紮於患部，24小時換一次，抗膿腫及抗感染的效果顯著（曾有過原本數月的感染，治療效果不彰，後改以茶樹治療的案例）
- 第二次世界大戰，士兵攜帶茶樹油，處理皮膚創傷。
- 澳洲國家大學研究指出，茶樹0.25%可抗金黃色葡萄球菌。
- 茶樹精油的抗微生物能力（細菌、病毒、眞菌），及激發人體免疫機能效果，獲得廣大研究，包括澳洲、法國、美國。

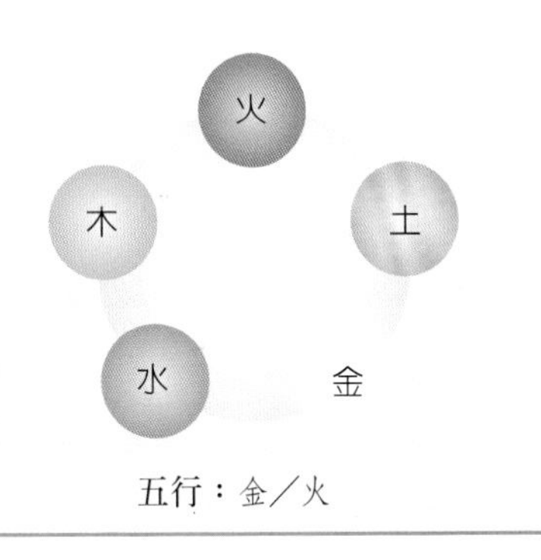

五行：金／火

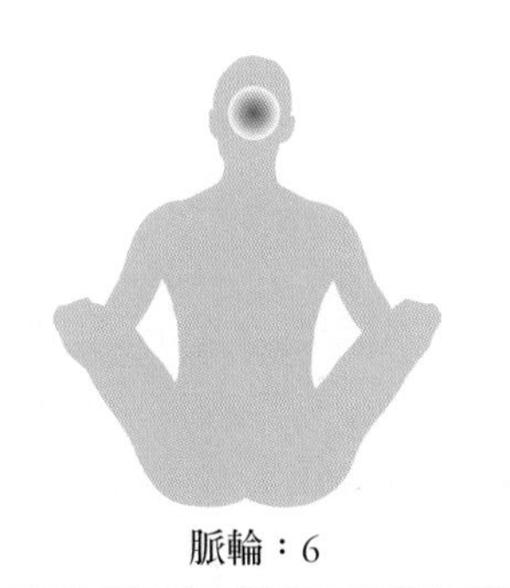
脈輪：6

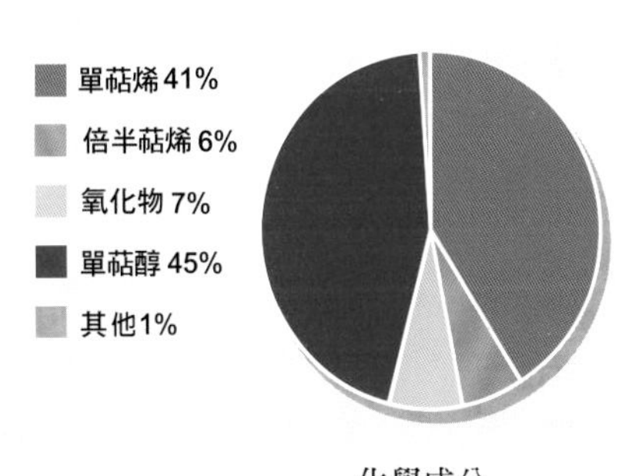

化學成分

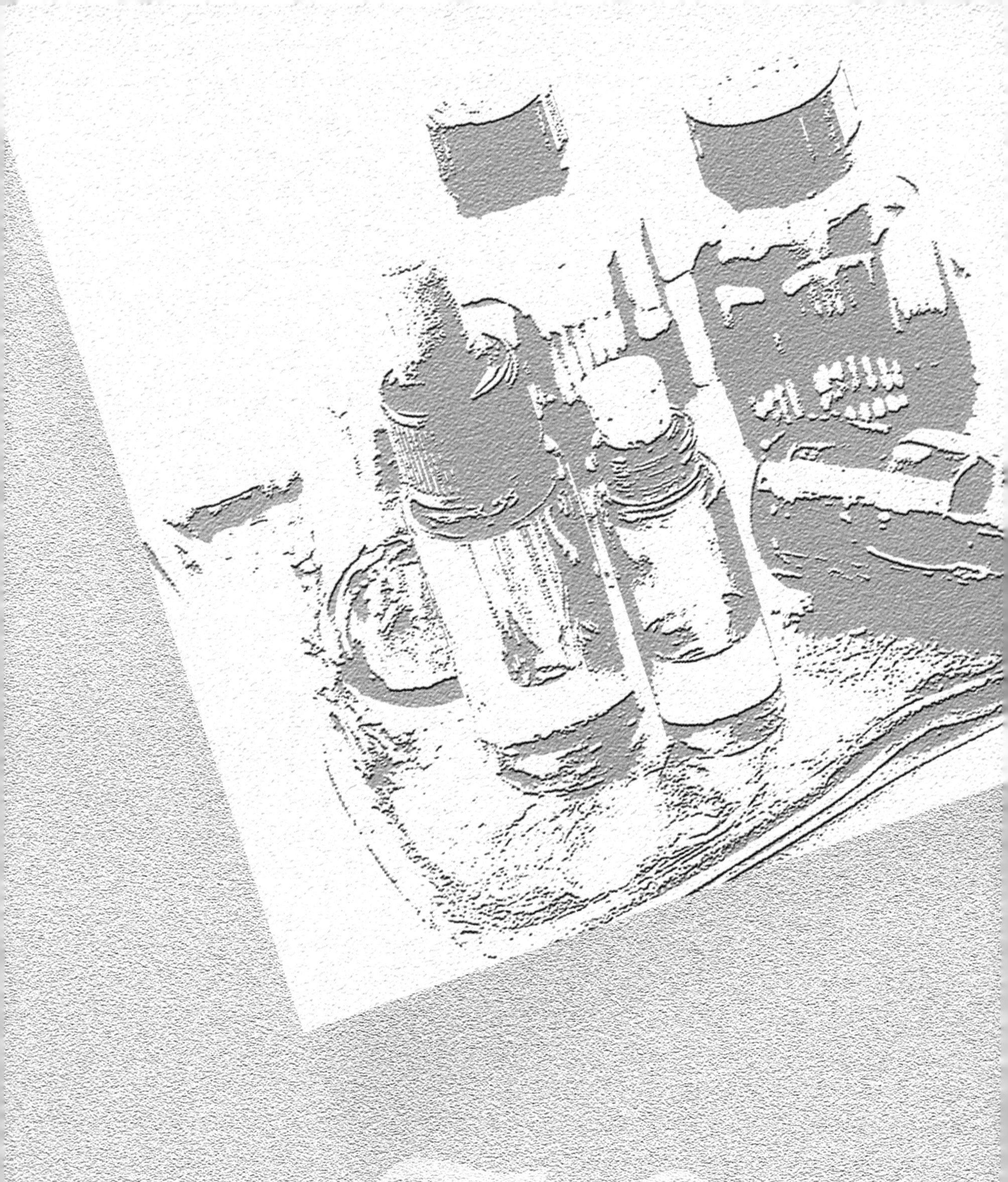

2 芳療概論

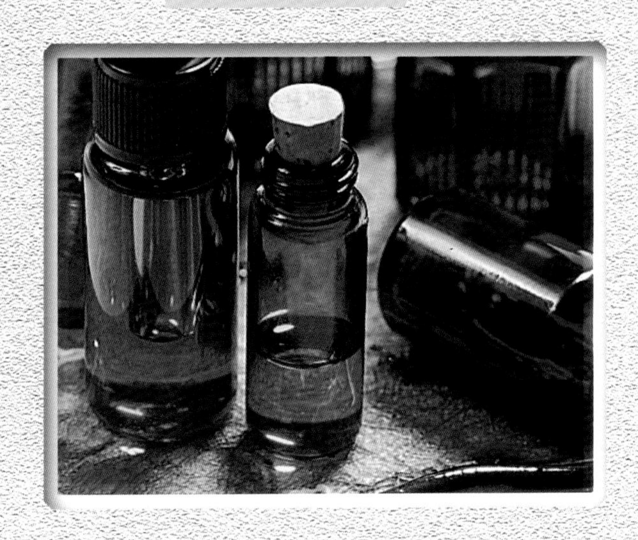

芳香療法的核心要角是具有特殊香氣的植物精油。精油的品質、特性、香氣、陰陽性、四性等，均會直接影響進行芳香治療的效果。本章探討精油的來源、萃取法、化學、使用法、安全性、調配原則，並分享精露、植物油、療癒油及能量概念，逐步了解芳療的多元面貌。

to use

芳香療法的歷史概要

芳香療法源自藥草治療，可回溯數千年，甚至數萬年之久。本章節錄中外藥草醫家的不朽貢獻及醫德，可作為芳療從業人員的執業典範。

人類使用藥草的歷史

芳香療法是20世紀的新名詞，形容芳香藥草內含的揮發油運用在美容、身心保健及治療上。人類接觸及運用藥草或芳香藥草具有上百萬年的歷史，在每一次的人與植物的互動後，一點一滴的累積了許多失敗或成功的經驗。

人類運用藥草的時間應該比用火更久。人類(直立人)因爲偶然的生活經驗，懂得火的好處，並且用火作武器，幫助捕獵野獸。然而火在潮溼的天氣，或在追捕動物時，會因強風而熄滅，使人頓時沒有了「火」這個武器，反受野獸的攻擊，造成傷亡慘重。受傷意謂戰力的折損，偶然地，有人試了松脂油塗抹在傷口上，傷漸漸好了，又在偶然的機會下，發現松脂油，可以使火燃得更旺，不怕潮溼，風吹或下雨的天氣，「火」又成了人類捕獵的武器之一，有了松脂油，人類才眞正掌握了火的運用。

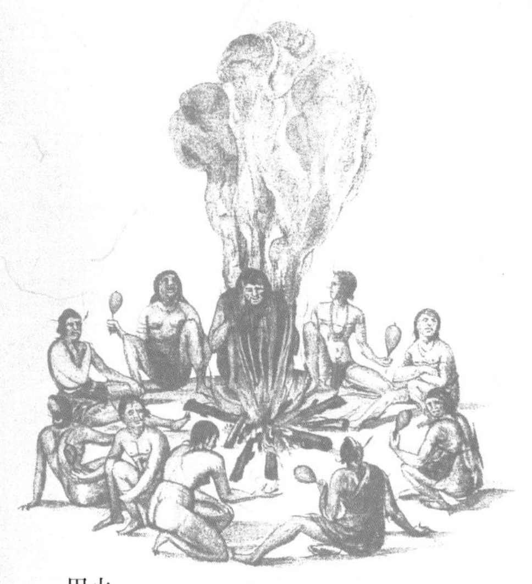

用火
遠古的人類發現：燃燒植物和樹枝所產生的煙能影響情緒。

人類用藥草醫療的經驗，歷經數十萬年、幾千年慢慢的不斷演進。經過許多不分中外醫藥學家悲天憫人的無私貢獻，促成許多次突破性的發現，奠定了現代醫學的基石，使現今的疾病大爲改觀，人的生命延長，死亡率降低，病人的福祉及生活品質受到照顧及保障。

芳香療法的歷史源自人類用藥草的歷史開始，因爲芳香療法中所用的精油，源自於藥草，屬於藥草治療的一支，在早期人類用藥草的歷史中，可以處處看見精油隱身在藥油膏或酊劑中，發揮藥效，爲民服務。在11世紀，由阿拉伯醫生阿維西那改良水蒸餾精油的設備以後，精油治療才開始自藥草治療中區分出來。

本書的芳香療法歷史重點放在西方藥草醫學的演進。某些芳香精油是源自東方的藥草如丁香、薑、羅勒、檀香、茴香等，因此本章也特別將中國的東方藥草醫學一併介紹。本書是專爲芳香療法而寫，因此僅節錄部分對植物藥學特別有貢獻的科學家。他們的貢獻、事蹟、爲人，不管是在醫道、醫術或在藥學上對當代或後代影響甚鉅。當我們越了解古人的行誼時，更能激發自己學習芳香療法的信念，也希望透過認識他們的偉大成就及高風亮節，幫助我們形成良好的職業道德及醫家風範。

藥草醫學包括東方的中國、印度、西藏、波斯，以及其他古文明國的草藥學，例如西亞的巴比倫、美洲的印第安、秘魯，都有獨特的傳統，照顧了當時人民的健康，延續了種族的生命。讀者可依興趣加以深入研究，補充資料。

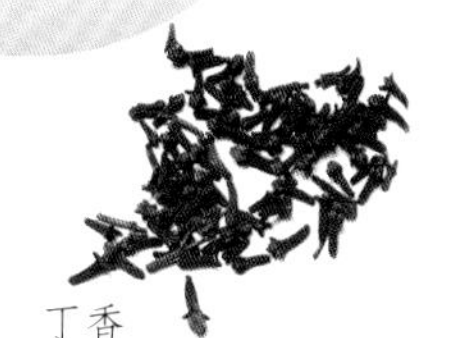
薑
羅勒
來自東方
東方古文明
使用這些既是精油
又是藥草植物的
歷史源遠流長
茴香
檀木
丁香

古文明國家的藥草學傳統

1. 埃及

埃及的文明始於尼羅河流域。尼羅河在每年夏季，將河谷變成淺湖，河水一退，田地都蓋上一層數英吋厚的沃土，讓人們可以聚居在此，分享富饒的農田。古埃及人與史前人類最大的不同是：有一定的農餘閒暇時間，用腦思考生存以外的問題，並尋求答案的文明，這是史前人類少有的。因爲史前人類不得不在每日的24小時中，花費大部分的時間在捕獸活動上，爲自己及其家族蒐集食物。埃及人閒暇時，製造許多精美器物；思索爲什麼河水每年定期漲退，因而制定埃及曆法；思考除了吃睡以外的各種人生問題，因而有了製作木乃伊的特殊傳統。

製作木乃伊是埃及的特殊宗教習俗，古埃及人認為：人只考慮今世眼前的利益是不夠的，人們的注意力，必須在來世，人的靈魂必須向統治生者及死者的神——奧賽里斯交待。古埃及人相信：靈魂必須憑藉今世的肉體，才可以進入奧賽里斯的國度。因此，人一死，便將屍體的內臟，包括腦部組織，全部取出（除了心臟及腎臟），全放在寶甕中。屍體必須塗敷香料及藥物以防腐，並用樹脂塡充屍體，再以浸泡「過氧化鈉」的亞麻布包裹起來，放在特製的棺木中。處理過的屍體，經過千年也不毀壞。

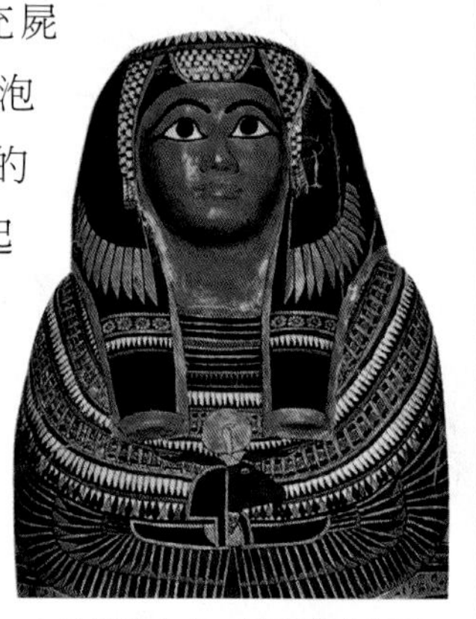
木乃伊的出土，讓現代人認識植物抗菌防腐的效果。

木乃伊的製作讓醫生對防腐劑有粗淺認識，古埃及的醫學智慧及藥學基礎，因埃及的文字、書寫術及紙草書保存下來。現存最古老的紙草書是在西元1700年前，描述並分析48種疾病。每一種疾病寫下：檢查、診斷、是否該治療及治療的方法。例如婦女「腹痛」，無法行經，使「陰戶上有麻煩」，紙草書診斷上指示「血液阻塞」，藥方是油脂1/8加甜啤酒1/8，烹調後飲用4天。並用「乳香油膏」調製成膏藥，隨時塗抹患部。

紙草書的藥材選擇複雜，有藥草、礦物、動物、分泌物如唾液、尿液、膽汁。混合後的藥材可製成漱口藥、軟膏、嗅藥、藥丸、吸入劑、薰香、溶劑、防腐劑。

埃及的醫學是古代的領導者，埃及的藥物被納入鄰國的藥典，希臘也因埃及的醫學基礎發展出影響西方後世的醫藥組織。羅馬時代，最著名的醫生葛倫(130AD-200AD)建議在處方中加入埃及藥名，可博取病人信任。

2. 希臘

希臘的始祖——印歐語族的赫楞人，原是一小支牧羊人部落，沿著多瑙河岸向南遷，攻占了希臘半島，最後定居下來成了農民。希臘農民看見他的鄰居，愛琴海人有高度文化，配有金屬刀及長矛，因此在很短的時間，從愛琴海人學到製鐵術、航海術、造船術，不久，出征攻擊愛琴海上所有的城市，並在西元前11世紀毀滅古老文化大城——特洛伊。

赫楞人在過了10世紀之後，成為新的統治者，包括希臘本島、愛琴海及小亞細亞沿海地區。希臘醫學屬於戰爭的醫學，在荷馬的史詩中，盛讚希臘醫師是英雄中的英雄，是軍中無價的公共福利，在荷馬描述的特洛伊戰爭中，醫師奮不顧身的爲軍士止血裹傷。例如在荷馬的《伊里亞德》書中，寫到馬卡翁是曼尼勞斯的私人醫師，當曼尼勞斯遭到箭射穿胄甲時，馬卡翁馬上到他身旁，拔出箭桿，爲他吸吮傷口上的血，並爲曼尼勞斯敷上「卓越的香膏」。

畢達格拉斯（Pythagoras, 570-498BC）

發展數學「畢氏定理」的哲人，他認爲數字是支配宇宙的原則，當人與宇宙無法協調時，就會生病。醫生的工作就是重新調整病人的音調，使病人感覺像小提琴音一般的和諧。

安比多克勒（Empedocles, 500-430BC）

安比多克勒是畢達格拉斯的學生，深受數字學的影響，並認爲世界是由4種元素構成：水、火、土、風。而這4種元素也分別具有熱、冷、乾、溼的性質。在人體，也反應出這四種元素，是人體的基本體液的元素。血是熱的、黏液是冷的、黑膽汁是溼的、黃膽汁是乾的，若四種體液不平衡，就會生病。這種體液觀念，西方醫學界沿用兩千年。

希波克拉底（Hippocrates, 460-377BC）

生於希科斯島。他父親是一位醫生，因此在醫學的背景下長大。希波克拉底十分推崇「自然的療癒力量」，認爲醫師的工作是增強或釋出人體內在的康復力量，醫師只是自然的幫手，爲了幫助「自然的療癒力」，必須知道疾病的本質、發展及可能的結果。疾病是一種自然的過程，而每一個病人對疾病的反應並不盡相同，因此醫學是病人、疾病及

精油四性

薄荷
薰衣草
冷
冷的性質是冷和寒。表現在人體上為身體虛冷、畏寒、頭痛、鼻水。
表現在心情上就是沮喪和低落、憂鬱。
乾的性質表現在人體上就是鼻孔乾燥、口乾或口唇乾裂、乾咳、皮膚乾燥。
水
土
風
火
濕
乾
濕的性質又重又黏稠，表現在人體上會造成身體困倦、食慾不振、水腫、溼疹。
在精油四性中象徵陰性。自然界代表的氣候是春天。
熱的性質表現在人體上為高熱、顏面紅潮、舌赤、尿赤。
精油四性中象徵陽性，有激勵作用。
自然界代表的氣候是夏天。易怒
熱
百里香
茶樹

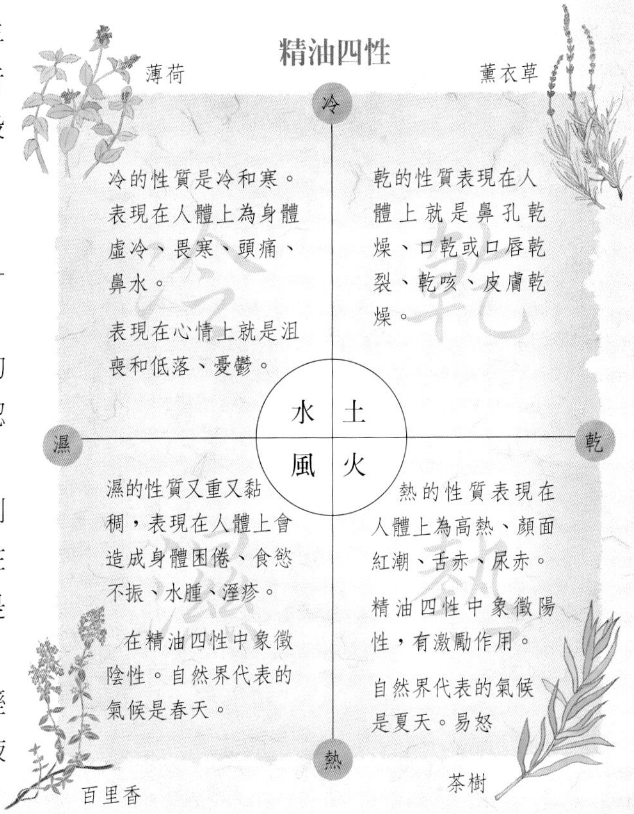

醫師三者之間相對鼎立的關係。對醫師的期許是「有德行」的醫師才是好醫師，好醫師應該以友善的態度，對待所有受尊敬的人。擁有善良天性及好德行的醫師，醫術才得以發揮。因此希波克拉底被尊爲西方醫學之父（或更正確的說是西方自然醫學之父）。希波克拉底的思想及觀念代表了許多的醫學思想及行爲，深深影響後代醫學思想。

希波克拉底的醫學家規，後來成爲「醫學誓言」：

我以阿波羅天神，艾斯卡拉普斯及其他眾神起誓……，我會以我最大的能力以及對疾病最大的了解所做的判斷，給予治療，決不有一點罪惡及危害病人的念頭。我不會給予有毒藥物，甚至被要求如此做時，也不會建議如此做，我也不會助人墮胎，我會以純潔及美善原則來工作及生活，我會克制禁止自己從事腐敗的行為及思想，特別是與女人、男人、自由人或奴隸之間，不軌的性行為。對於我在職務上或非職務上，聽到或看到病人的隱私、病情，我都保持沈默……。

希波克拉底強調「疾病、病人與醫生」的醫學三要素，今天看來，似乎是理所當然。但在希波克拉底以前，疾病是鬼怪作祟，巴比倫人的傳統是家家戶戶的門窗上有鑲著或黏著金屬的怪鷹像，因爲巴比倫人相信，會引起生病發燒的怪鷹害怕見到自己的形象。猶太醫學認爲神是唯一的醫生，也是疾病的唯一來源，醫生只是神的代表，病人只有透過相信、悔改，才可以康復。因此希臘醫學繼承部分埃及、古巴比倫、腓尼基與許多周遭東方猶太國家的醫學知識，經過希臘式的思考及長時間觀察，足以剔除神怪與迷信，而整理出理性的希臘式醫學系統。

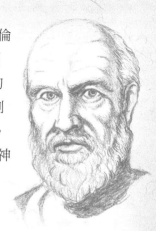

希波克拉底（460-377 BC）
被尊為西方醫學之父。

希波克拉底提醒醫師，必須注意病人所有的反應，也提倡運動、泡澡及按摩。使人體自癒力增強，保持健康。現代的醫師要求病人以運動或多活動配合治療，卻捨棄了自然療法中有益身心的泡澡及按摩。

亞里斯多德 (Aristotle 384-322BC)

除了希波克拉底，亞里斯多德是對古代及中古歐洲醫學最具影響力的另一人，達爾文稱亞歷山大是最偉大的自然科學家。亞里斯多德曾經擔任亞歷山大帝的家庭教師，當亞歷山大帝遠征東方，包括敘利亞、波斯、印度及埃及。並將當地的生物樣本、特殊草藥的醫療、美容價值及用途，做成詳細報告，提供給亞里斯多德。在基督教義盛行的中古世紀歐洲，人們必要閱讀的書只有兩本：聖經及亞里斯多德的書籍。

3. 羅馬

亞歷山大帝於西元前323年病逝，權勢衰落，亞歷山大帝死後一百年，腓尼基的殖民地——迦太基與印歐語系的羅馬人因爭奪地中海主權，雙方於迦太基交戰，最後由羅馬人成爲新的世界領導人，強盛八百年之久。羅馬延續了希臘醫學的成就。希臘醫生不斷湧入羅馬，包括了庸醫及十分優秀的醫生。在羅馬帝國時代，醫生的地位評價極低，認爲醫生爲了實習、實驗，不惜置人於死地，因此醫業是社會的恥辱，而配藥或賣藥更是爭議的工作，藥物中羼入太多雜質，藥師反而成爲毒品製造者。因此羅馬藥材害死的病人多於死於流行病的人。

阿克雷派阿提 (Asclepiades)

阿克雷派阿提在西元前91年抵達羅馬，之前在雅典、亞歷山卓城受過完整的醫學訓練，他著重宜人的、安全且愉快的治療法，包括沐浴、按摩、步行、跑步、駕車、飲食及特別的酒類。阿克雷派阿提的治療法，延續了希波克拉底的醫學理念，醫師是「自然療癒」的幫手。由於「迅速、安全、愉快」很受尊貴又富有的羅馬人遵行。成爲羅馬官方接受的第一位醫生。

迪奧斯柯瑞迪（Dioscorides）

他在尼祿王的軍隊當外科醫師時(54-68AD)，因隨軍四處征戰，蒐集許多植物、礦物與動物，並一一實驗藥性，介紹了六百種的藥用植物中，有一百種還存在現代藥物百科中，也包括了由他最早發現的鴉片。

葛倫（Galenus 130-200AD）

他是古羅馬醫學步入黑暗前的落日餘暉，他與其他羅馬名醫一樣，生於希臘，受到父親影響，選擇學習醫術，21歲成爲醫師，並到世界所有重要的醫學中心學習，包括了腓尼基、巴勒斯坦、克里斯島、亞歷山卓城。過了幾年後， 28歲那年，他回到故鄉希臘的柏加曼城，擔任「競技場」的醫療指導，並從事許多動物

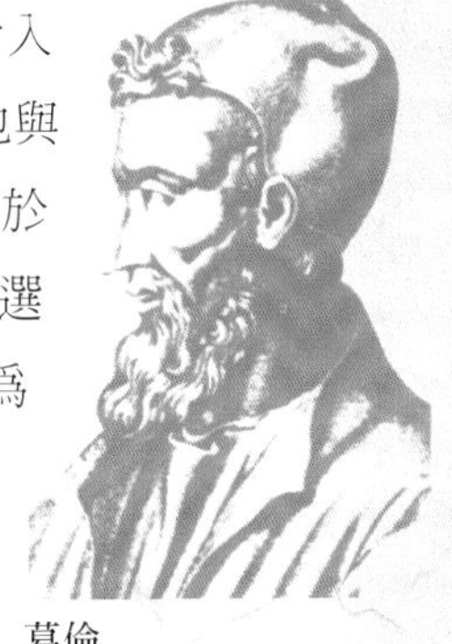

葛倫
羅馬帝國時代的權威醫生

解剖，獲得解剖知識。31歲那年，到羅馬大都會，發現羅馬的醫藥界一片混亂，良窳不齊。有江湖郎中、也有卓越的宮廷醫師。葛倫曾治癒一位羅馬人的奴隸所患的腫瘤，並在病人面前親自調配藥品。因此像葛倫這類的可靠醫師，都不信任藥師，必須親自調藥。

西元174年，葛倫奉召為羅馬帝國奧里略皇帝(在位160-180AD) 治「熱病」。葛倫就以「溫甘松」浸泡的繃帶，裹在皇帝的肚子上，不久就好了(這就是溫敷法)。經過此次成功的治療案例，病人自四面八方接踵而來。葛倫雇請12名書記，幫他記錄解剖觀察、病史、治療法及自傳。葛倫的才氣與影響力一直持續到16世紀。直到西元1559年才有人發現並敢指出葛倫的一些錯誤。

4. 基督教的醫學傳統

中古世紀初基督教的醫學傳統，延續猶太教的醫學思想，認為疾病是神的責罰，可藉著人對神的信心而獲得康復。基督教的興起是源自於一位年輕人，拿撒勒木匠的兒子，耶穌（原名約書亞），傳講上帝的福音，他教導世人敬愛獨一無二的上帝，並愛你的鄰人，就可以進天國，成為上帝的子民。並且宣告不管是猶太人，或其他異族人，不管是富人或窮人，或奴隸，只要過高尚生活、作風正派，向一切受難受苦的人行好，就可以和終生研究摩西律法的猶太教師一樣，作上帝的好兒女，可以免禍得福。

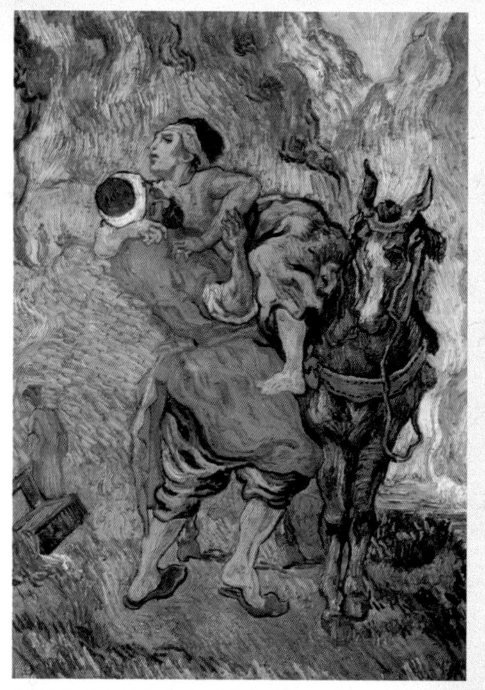
撒馬利亞人是好鄰舍（梵谷圖）

在路加福音十章30節～37節，明白闡述了基督教的精神，如何發揮「鄰人之愛」及誰才是「好鄰人」。有人問耶穌：誰是我的鄰舍呢？

耶穌回答說：「有一個人從耶路撒冷下耶利哥去，落在強盜手上。他們剝去他的衣裳，把他打個半死，就丟下他走了。偶然有一個祭司從這條路下來，看見他就從那邊過去了。又有一個利未人來到這地方，看見他，也照樣從那邊過去了。唯有一個撒馬利亞人行路到那裡，看見他就動了慈心，上前用油和酒倒在他的傷處，包裹好了，扶他騎上自己的牲口，帶到店裡去照應他。第二天拿出兩錢銀子來，交給店主，說「你且照應，此外所用的費用，我回來必還你。」

「你想，這三個人哪一個是落在強盜手中的鄰舍呢？」

他說：「是憐憫他的。」

希波克拉底與葛倫都曾指出酒及油可以撫慰傷口，預防惡化（現代證實酒精有滅菌作用，油是藥油可以保護傷口，避免受到感染。）

耶穌因他的美善事蹟及信心治療，受到猶太群眾的愛戴，耶穌的門徒見證

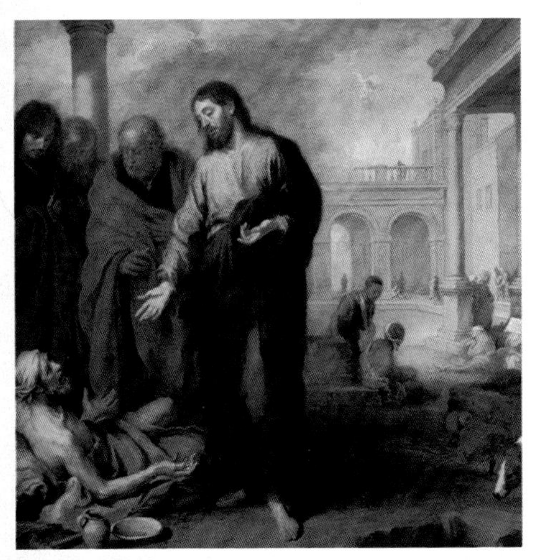

耶穌行醫濟貧

了耶穌對神的信心，耶穌留下許多信心醫病的奇蹟，例如以按手使死人復活，瞎眼重見光明，瘸子可以正常走路，使婚宴的水變成甘甜的酒，使患有血漏20年的婦女康復，依信心趕走附在發瘋的人身上的鬼，聾子聽見，長大痲瘋的潔淨……。

然而，耶穌種種宣講天國及美善事蹟，引起猶太律法教師的反彈，耶穌在西元30或31年被釘在十字架上而死，在死前原諒寬恕了一切憎惡他的人。

基督教義展現了醫學的人道功能。只是早期基督教會只強調信心治療，因此使用藥物，就是缺乏信心，讓醫學的進展受到阻礙。

5. 中世紀歐洲的醫學

中世紀的歐洲並不像現在的歐洲令人舒適歡喜，所處的生活條件不是很理想。羅馬帝國因長年與遊牧民族包括阿拉伯人、土耳其人、北歐民族打仗，使得大部分羅馬人因貧困淪爲農奴或佃農。許多人與牛羊一同住在牛欄羊圈，大街上多的是腐爛垃圾，豬羊滿街走，殘餘剩飯自窗口傾倒，臭氣沖天，環境骯髒，引發各種疾病，例如中古世紀歐洲流行的黑死病，恐怖的高死亡率，讓醫生信心大失，無計可施。

由於在14世紀時（1346AD）引發鼠

疫，在短短4～5年間，鼠疫屠殺了至少三分之一的歐洲人口，鼠疫在病患的腋窩和鼠蹊部引發腫塊，染病者，幾乎立刻死亡，街道上只有運屍體的推車嘎啦嘎啦走過。由於人們害怕屍體所帶來的污染，就把死者放在屋外，彷彿是收垃圾的載走人們注意到與芳香植物為伍的人，如香水製造者，有較好的免疫，較不受瘟疫感染。當局後來採用數項措施對抗鼠疫：

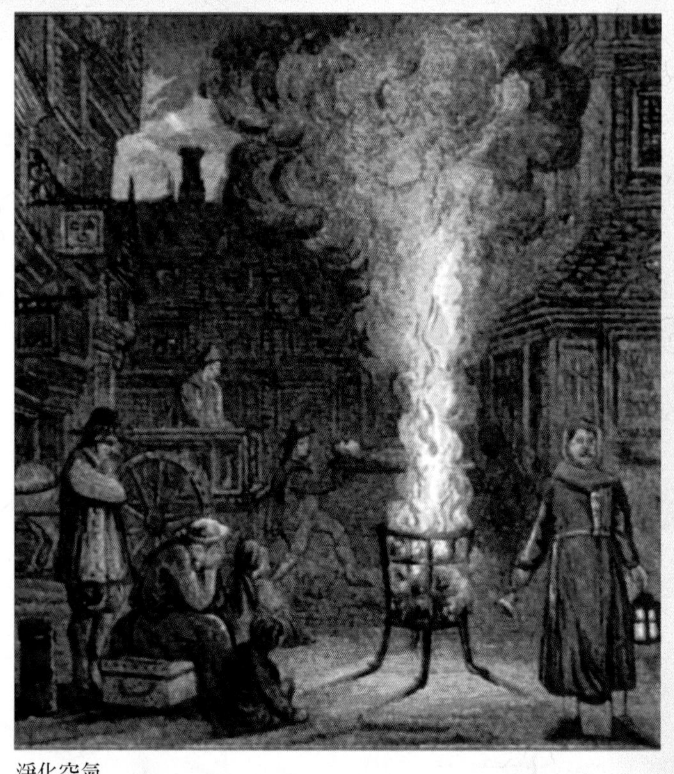

淨化空氣
以松木在街頭點火，連續八小時，使空氣乾淨。

- 為使空氣乾淨，以松木及木材在街頭點火，自晚上8點開始持續12小時。
- 磨成粉的香料，會在室內如病房及街道上焚燒。
- 脖子上佩帶芳香植物的香丸，以預防感染。
- 醫生在探望病人時，會全身穿黑斗篷包裹全身，臉帶鳥面具，面具上有尖尖長長的鳥嘴，幫助呼吸，同時鳥嘴上塗有肉桂、丁香及其他芳香植物作抗菌用。
- 家庭保持通風，病人衣服予以焚燬。
- 維持街道清潔、乾淨飲水供應。
- 隔離30～40天可能染病的人。

這些措施終於在西元1351年，黑死病結束了，讓15世紀以後的鼠疫（約有50次以上）沒有再造成嚴重疫情，人們因為瘟疫而改變原有的生活態度及思想，不

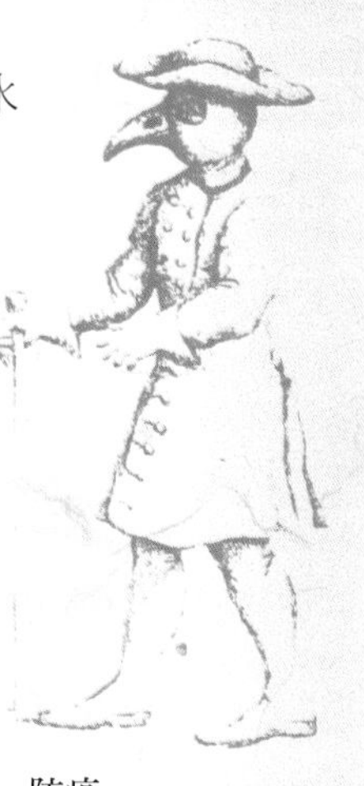

防疫
醫生在瘟疫時，所穿的防護衣。

論是屬於上帝的律法或屬世的律法，全部徹底崩潰，封建制度瓦解。醫學得以繼續發展。

6. 回教醫學

第7世紀時，趕駱駝的穆罕默德（約569～632AD），成了阿拉伯人的先知，創立伊斯蘭教，教義清楚簡單：信徒必須敬愛阿拉這個世界的主宰；敬愛父母；不作假見證；要謙虛、寬厚、仁慈；施捨貧病；禁飲烈酒；節約吃食；一日面向聖城麥加念祈禱文。伊斯蘭教的興起，將一盤散沙的阿拉伯部落統一起來，由於伊斯蘭教先知許諾：凡是死於敵人刀下的均可以直接升天。因此伊斯蘭士兵很願意爲教義及阿拉而戰，士兵視死如歸的態度，較中古歐洲的基督徒更勇猛及有獲勝優勢，在穆罕默德死後一百年，西元732年，歐洲正處於中古黑暗時期，伊斯蘭教的阿拉伯人以阿拉爲名，橫掃全歐，西侵入西班牙，向東經波斯至印度河畔。征戰的領域擴張到亞、歐、非三洲，巴格達及哥多華成爲中古時期的世界文明中心。

阿拉伯語成爲新的溝通工具，但是大部分的阿拉伯醫生原是波斯人、猶太人、希臘人，基督徒或拜占庭人。阿拉伯的醫學黃金時代約在西元850～1050年的兩百年間，其中最著名的成就是以燒灼法防止癌細胞進入循環系統、清理傷口、打開膿腫，可治療50多種病症。阿拉伯讓醫藥分業，法規使藥師有自己的地位。阿拉伯藥師開設世界第一家藥房，供應酒精、桂皮、瀉藥、樟腦、龍涎香脂、香膏、硼砂、薑、玫瑰水等。

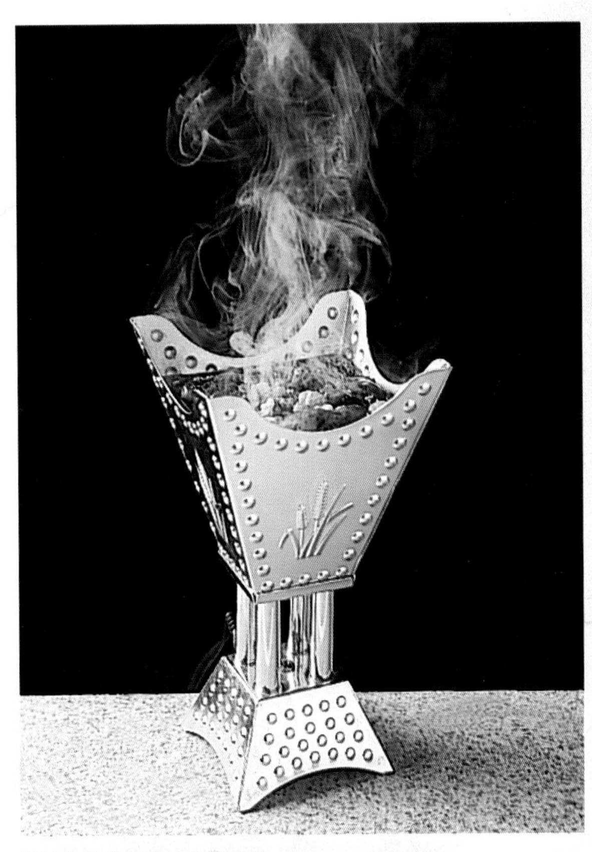

阿拉伯的焚香法：乳香樹脂

阿維西納（Avicenna 980-1037AD）

生於波斯的阿維西納是當時最有名的醫師，他相當聰明而博學多聞，10歲時記誦回教可蘭經，12歲能議論法律，17歲對哲學、詩、數學、法學、自然史及醫學都相當熟悉，改良植物水蒸餾的設備，讓阿拉伯的玫瑰精露大受歡迎，而具有無限商機，也使精油及精露治療在現代盛行，衍生芳香療法的學問。阿維西納另一項的偉大成就，是寫了醫學教本——藥典，百萬言的鉅著影響歐亞醫校六百年之久。

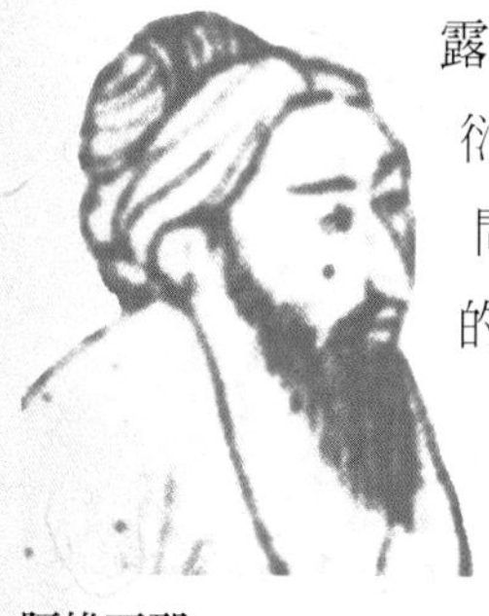

阿維西那
改良水蒸餾植物的設備

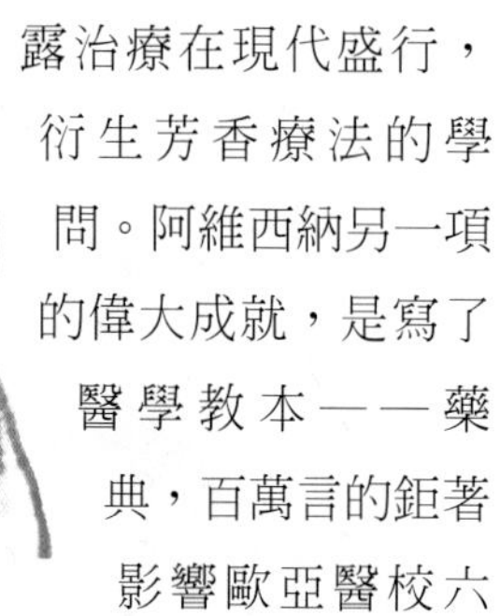

7. 歐洲

1497年以後，梅毒自美洲進入歐洲大陸，困擾了歐洲五百年之久，梅毒的開始源自跟隨哥倫布到新大陸探險的水手士兵，在西印度半島染上怪病，回國後，傳給義大利那不勒斯的婦女，再轉傳染給法蘭西人，因此蔓延開來，當時試過各種治療方法，包括「肌餓療法」，「滾燙水銀燒灼法」，「蒸汽悶燻法」，及美洲產的「癒創木」汁飲用。其中，以癒創木煮水飲用效果最好，也較為宜人。

巴拉塞薩斯（Paracesus 1493-1541 AD）

自封為16世紀醫學的救世主，他認為過去的醫師只將他們擁有的一點點知識，販賣給一無所知的病人。醫師應該用腳踏遍自然的大書習得經驗及謙卑。

巴拉塞薩斯

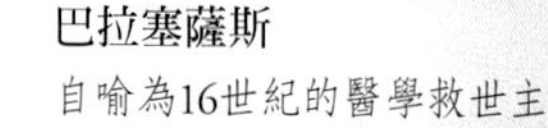

自喻為16世紀的醫學救世主

醫師必須從「大便和藥壺」中抬起頭來，不應該只是製造藥丸的人，應該做神的使者，關心人永恆的靈魂，並進一步指出，精神問題會引起疾病，因為病的根源在精神，甚至體會出「潛意識」雖然沒有任何實質，卻有很強烈的作用。巴拉塞薩斯也鼓勵冶金術士應該積極利用植物生藥，提煉出新的藥方，而不再只追求鍊「金」致富。

巴瑞（Pare 1520-1590 AD）

16世紀最傑出的外科醫生，在戰場累積豐富的醫治經驗。當時，對重病傷兵，常常一刀結束生命，以解決痛苦。巴瑞憐憫盡力治療傷兵，希望挽救其生命，但是因為可用資源不足，包裹傷處的麻布就像羊皮一樣硬，乾淨水源不足，肥皂更少，使得外科與復健不易，加上當時盛行以阿拉伯燒灼法治療火藥的傷口，通常是以烙鐵或以「油及蜜」混合煮沸後，倒在傷口上，相當殘忍，容易引起傷口周圍又腫又痛及發燒。有一次剛好「油」用完了，巴瑞就以蛋黃、玫瑰油、松脂混合成軟膏，抹在病人傷處，結果病人舒適的休息及復原中，自此開始，「軟膏」就取代了回教醫學開使的燒灼法。

卡培伯（Culpeper, 1616-1654 AD）

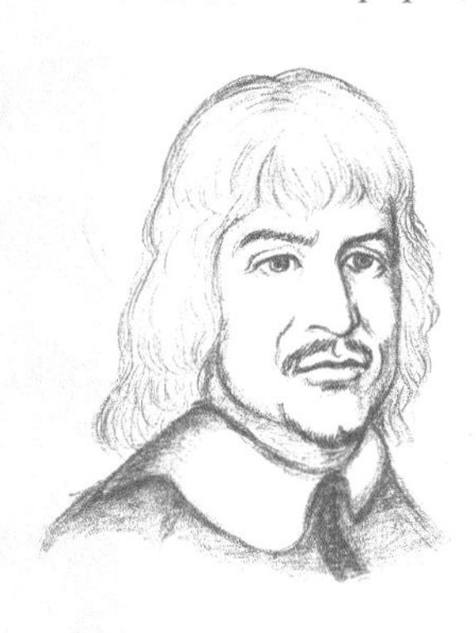

卡培伯
17世紀英國藥學家兼星象家

1649年，卡培伯出版了一本英文版的《藥典》（*Pharmacopoeia*），這位藥學家兼星象家，後來又寫了一本《英國醫生》（*The English physician*），成爲美國第一本醫書。

17世紀40年代，來自祕魯的「熱病樹皮」成功治療瘧疾。原本醫界爲瘧疾困擾很久，通常以排出不潔體液的治療方法如排汗、排尿、嘔吐，但都無法奏效。後來服用神奇的少量「熱病樹皮」粉，瘧疾病人就獲得痊癒。林奈（瑞典的植物學家）將這「熱病樹皮」命名爲「金雞納」（Cinchona）。

在18世紀末期前，醫師還是使用傳統藥物，包括藥草、礦物、水銀等，但是事實上，醫師對這些物質效果的眞正原因並不清楚，對疾病產生的原因更是一知半解。威色靈（Withering,1741-1799 AD）是最出色的醫藥改革家，最有貢獻的一位。

威色靈（Withering,1741-1799 AD）

威色靈在愛丁堡醫校訓練時，並不喜歡植物學，後因他的病人——海倫娜，一位花卉的畫家，使他對植物大爲改觀。威色靈娶了海倫那以後，開始蒐集花朵、研究其功效，在1785年出版了「指頂花報告書」(Account of the foxglore)，爲醫藥研究，樹立典範並獲得世界性美名。

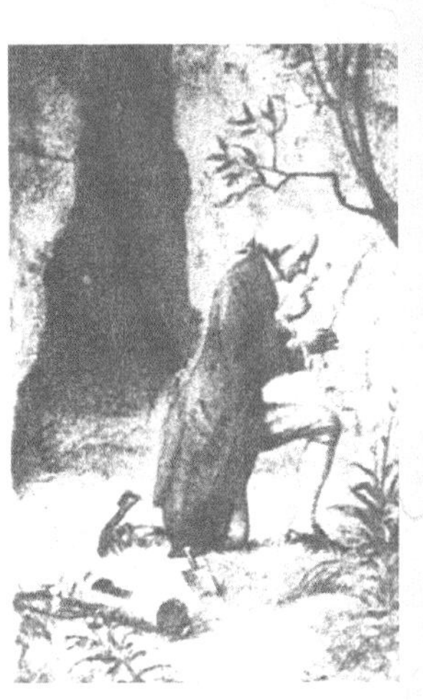

威色靈
發現毛地黃，可治心臟衰弱引起的四肢水腫。

指頂花在古代就有種植，且被視爲藥材，威色靈將這個祕方加以測試，實驗了9年，研究在不同生長期，指頂花各部分經過煎煮或製成藥丸後的效果，他發現毛地黃是指頂花主要成份，在指頂花開花時期，將葉片磨成粉的治療效果最好，具有利尿效果，可以治療心臟衰弱引起的四肢水腫。更進一步指出，用指頂花治療心臟，用量不可過大，會使心臟病患死亡，因此死亡的錯誤有時並不在藥物，而在醫師用藥的劑量。

賀柏登（Heberden 1710-1801 AD）

另一位影響醫藥發展的是賀柏登。賀柏登對藥局陳列販賣的許多古代萬靈藥深感懷疑。在他行醫60多年，透過觀察、實驗、研究了許多神祕的藥物如古代民間用的解毒劑、蟾蜍石、木乃伊粉，並證實毫無作用，在1788年出版《倫敦藥典》（*London Pharmacopoeia*），使藥物處方建立了較理性的根基。

8. 中國醫學的成就－中草藥

史記綱鑑中下：神農嚐百草始有醫藥。中國醫學可以遠溯到西元前2800年的神農（2838-2698BC）的時代。黃帝內經，相傳是黃帝（2698-2598BC）與宰相歧伯及其他臣子的醫藥問答實錄。因此中國醫術又被稱爲歧黃之術，運用針灸、藥物及按摩（也稱推拿，有按、摩、掐、揉、推、運、搓、搖八法）治病。針灸的理論，在黃帝內經靈樞篇有詳細說明。中國醫生利用針灸刺灼不同穴道，讓經脈的陰陽調和，恢復健康。中藥材的發展，歷代都有增補、修正，到了明代，李時珍（1518～1593AD）花費30年完成本草綱目，共52卷，介紹1892種藥材，其中植物占了1094種，有8160種藥方。

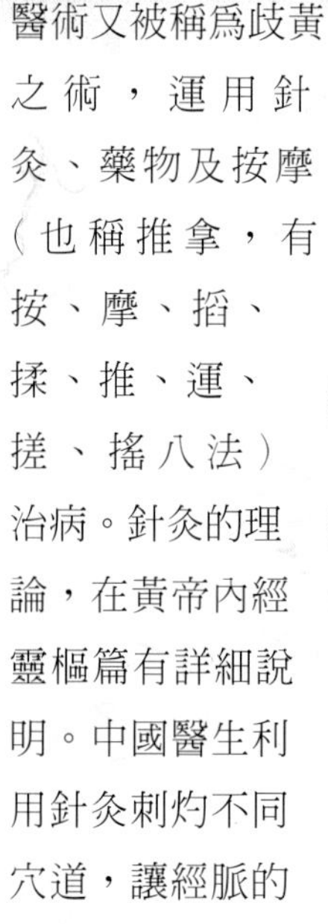

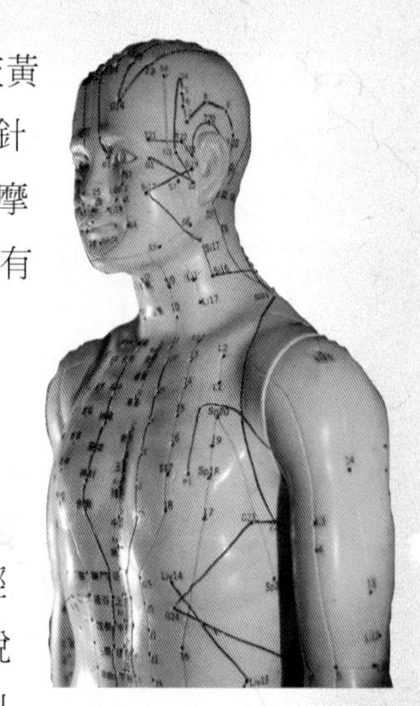

中國醫術
中國運用針灸穴道治病，使經脈的陰陽調和。

李時珍的本草綱目對中藥的發展甚大，本草綱目在西元1606年傳入日本，並在1783年譯成日文，後來陸續被譯成拉丁文、德文、朝鮮文、法文、英文、俄文。李時珍在自然科學、藥物學的偉大成就，使得他不僅是中國16世紀的卓越醫藥學家，也是全世界偉大的醫藥家之一。因此讓我們稍加認識李時珍的生平。

李時珍的故事

李時珍的父親李月池是一位老醫生，在那個時代，醫生是個不被人尊重的職業，常被有錢人或官吏使喚，甚至醫不好病人，還有喪命的危險，所以為了想改變門風，李月池老醫生希望兒子能考上舉人。但是李時珍志不在做官，從小就喜歡花草蟲魚，自開始讀書起，對動植物書籍，包括本草藥書特別愛讀，但是由於父親堅持，李時珍只好讀些經書及考試用的八股文章，好不容易中秀才，以後連續三年鄉試都落榜。在最後一次落榜時，以沉重心情向父親表明，還是棄政從醫吧！給了老父一段自己決志的紙條：

身如逆水船，心比鐵石堅，望父全兒志，至死不怕難！

李月池老醫生看著自己兒子堅定的心意，想想自己的父親也是醫生，自己年輕時，也對醫生的行業充滿興趣，就索性答應兒子的請求，盡全力將醫道教給李時珍。

李時珍自從跟著父親學了不少醫學知識，累積了不少治病經驗，但是無法就此滿足，想到外地走走，拜訪其他名醫，獲得家人、他的太太及父親的同意後，就動身前往湖口縣行醫了。在湖口碰到一位醫術甚好的王老醫生，於是虛心拜師求教，不僅幫王老醫生打點生活起居，更在空隙時間向老醫生學習醫道，並且將老醫生收藏的醫書、藥書拿出來研究。由於李時珍吃苦耐勞、做事有條理、勤學好問、肯動腦筋，一年多以後，老醫生就勉勵李時珍自己單獨開業應診，因此李時針就回到他的家鄉湖北省蘄州累積了不少治病經驗，正式掛牌行醫，木牌上寫著「世醫李時珍應診」，時年26歲。

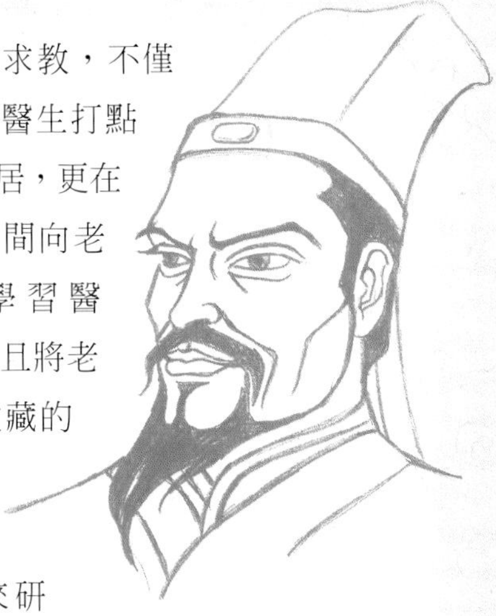

李時珍
世界性的醫藥學家

李時珍行醫碰上許多疑難雜症，促使他對藥物學的鑽研，特別是中藥藥物的本草。他認為宋朝的唐愼微留下的《證類本草》，有1746種藥物的藥理，藥性及功用最為完備，但是還是有誤。例如蘭花是屬蘭科，觀賞用；蘭草則屬菊科，《證類本草》將觀賞用及藥用混為一談。把藥弄錯，小則治病無效外，大則還會因此出人命。李時珍也體會舊的本草，雖然經過歷代增補，發展到1746種，但是距離明朝現行版本，也有四百多年沒有增修，是不夠用的。例如李時珍有一次感冒，以麥門冬和柴胡治寒、潤肺，不見效果，後來老父用了黃芩，才把病治好。但是舊本草中，可沒記載黃芩。因此李時珍同他老父商量，老本草有錯，有含糊之處，很多藥不夠用，朝廷應該趕快修一部新的本草，把這幾百年出的新藥編進去，同時把錯誤的糾正過來。李月池贊同這個想法，但是新編本草，就要把全國藥物重新查訪一遍，需要很多人力、物力，只有朝廷才有如此力量，但是朝廷目前只顧煉製長生不老仙丹，哪會管新編本草這事。

後來，李時珍下定決心由自己重新編寫新的本草，認為新的本草對醫學、醫生、病人、所有百姓，甚至子孫萬代都有好處的事，因此在行醫時，特別留心編新本草的一切資料。西元1552年，他35歲，為新本草命名：本草綱目，旨在內容必須具備提綱挈領、條理清楚、綱目分明。

後來，李時珍治好楚王府小王子的病，因而被楚王保薦到太醫院，待了一段時間，李時珍向其他太醫提起重修老本草的建議，被認為狂妄，竟敢擅動古人經典。李時珍在一次機會下，為皇上把脈診病，藉機提起修老本草的建議，皇上只說了：朕只知道現在所急需的是要煉成仙丹，做出長生不老的藥。由於當今嘉靖皇帝只醉心長生不老藥，原本應管理全國醫政的太醫院只為煉製長生不老丹服務。李時珍因此閒閒的每日逛御藥房及書庫走動，看到許多各地進貢的珍奇藥材，比如人參，光在御藥庫就有潞州黨參、遼東紅參、朝鮮紫參，還有白條參、西黃參。在書庫看到歷代醫學著作，真是重大收穫。過些時候，李時珍對朝庭重修本草的期待是徹底死心了，並下定決心，如果朝廷不修，自己幹上幾十年，《本草綱目》總是可以完成的。李時珍待在太醫院一年多後，就辭官回鄉了。

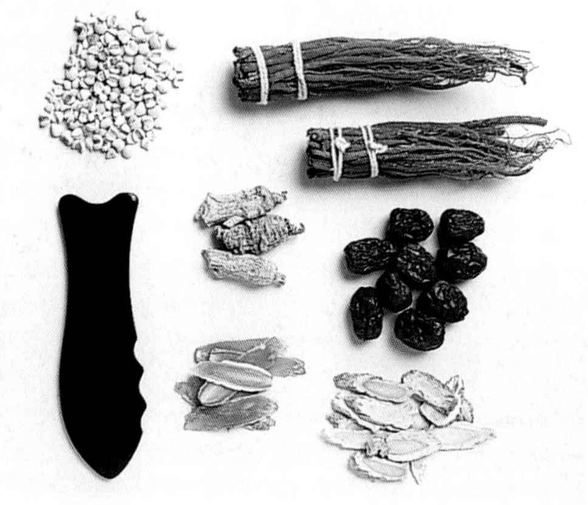

藥材
中國的藥材琳瑯滿目，經過李時珍多次辨證後，才寫入《本草綱目》中。

許多與李時珍交往過的藥農、菜農、漁民聽說李時珍要重修本草，都給他各種藥草及偏方，但是要編寫好本草綱目，豈是易事，除了必須閱讀許多古籍外，還要蒐集藥材，還要分門別類，結合醫療多次試驗；因此編寫新的本草綱目必須結合書本知識、實物及臨床醫學。遇到矛盾或不清楚之處，李時珍就穿上草鞋，揹起藥袋，拿起藥鋤，帶上筆記本，領著徒弟與兒子出外採集樣本。出外訪藥期間，每到一個地方，就打聽是否有行醫同道、藥農、藥商，並向他們請益。期間他曾懷疑中國外科聖手華佗用的「麻沸散」是取自曼陀羅花，在尋找到曼陀羅花後，就把曼陀羅花研碎後倒在熱酒中。李時珍要他徒弟仔細在旁觀察，自己就喝下去親身體驗，一會就昏了。徒弟的推按及衆人的吵鬧聲，李時珍絲毫不知，過了個把時辰，才慢慢醒來，這個新藥經過多次的檢驗和實踐，才用於臨床，並寫入本草綱目中。

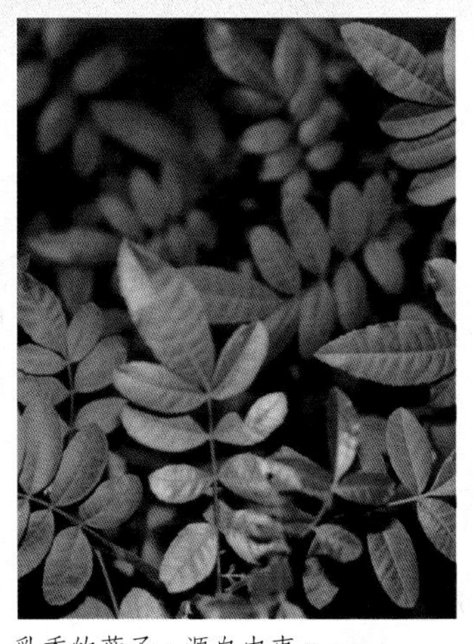
乳香的葉子，源自中東。

李時珍出外訪藥兩年，碰上一次南京藥商大聚會（類似現代的商品貿易展），全國藥材，甚至外國藥材都來參加此藥商聚會。李時珍見到了邊疆藥材，也買了國外進口的乳香、血渴、白豆蔻等，就回家鄉了。

回鄉後，與家人商討編寫的工作；有人負責繪藥圖；有人負責抄寫；謄清；有人負責整理、歸類保管藥材。從此，李時珍除了看疑難雜症外，就專心編寫本草綱目，前後花了15年時間，才把初稿給完成了。若加上他立志要寫本草綱目所花的讀書、訪藥，前後歷經30年，才完成初稿。由於當時刻書費用高，只靠手抄，沒有辦法廣為流傳，後來一位南京書商賞識，同意出資刻印，在李時珍逝世3年後(1596AD)，終於在南京出版。不久即風靡全國。本草綱目成為中國最重要的藥書，使後代子孫受益無窮，李時珍不僅是當代名醫，更是世界性的偉大醫藥學家之一。

練習區

寫下你所知道的一位醫藥學家，他的醫藥貢獻及醫道。

精油概論

芳香療法的核心要角是具有特殊香氣的植物精油，精油的品質、特性、香氣、陰陽性、四性等，會直接影響進行芳香治療的效果。本章以探討精油的來源及對植物本體的存在價值為開端，逐步了解精油的多元面貌。

什麼行業會用到芳香療法？

芳香療法是目前最流行的輔助療法或自然療法之一。運用芳香藥草的精華，以精油的形式，搭配薰香、水療及按摩等方法，作用在生物體。全方位的影響身、心、靈、氣的健康。身、心、靈、氣的調整過程，是相當舒適的，甚至是創造幸福的經驗，此乃芳香療法的最大特色之一。

芳香療法，是透過精油的使用，搭配各式使用方法達到身心靈氣療癒的目的。使用芳香療法者，必須先了解精油的基本特質及衍生的多種層面。本章就從認識精油起。

芳香療法可輔助健康、美麗、養生及醫療或安養機構，相關的行業如下：

運用芳香療法的各行各業

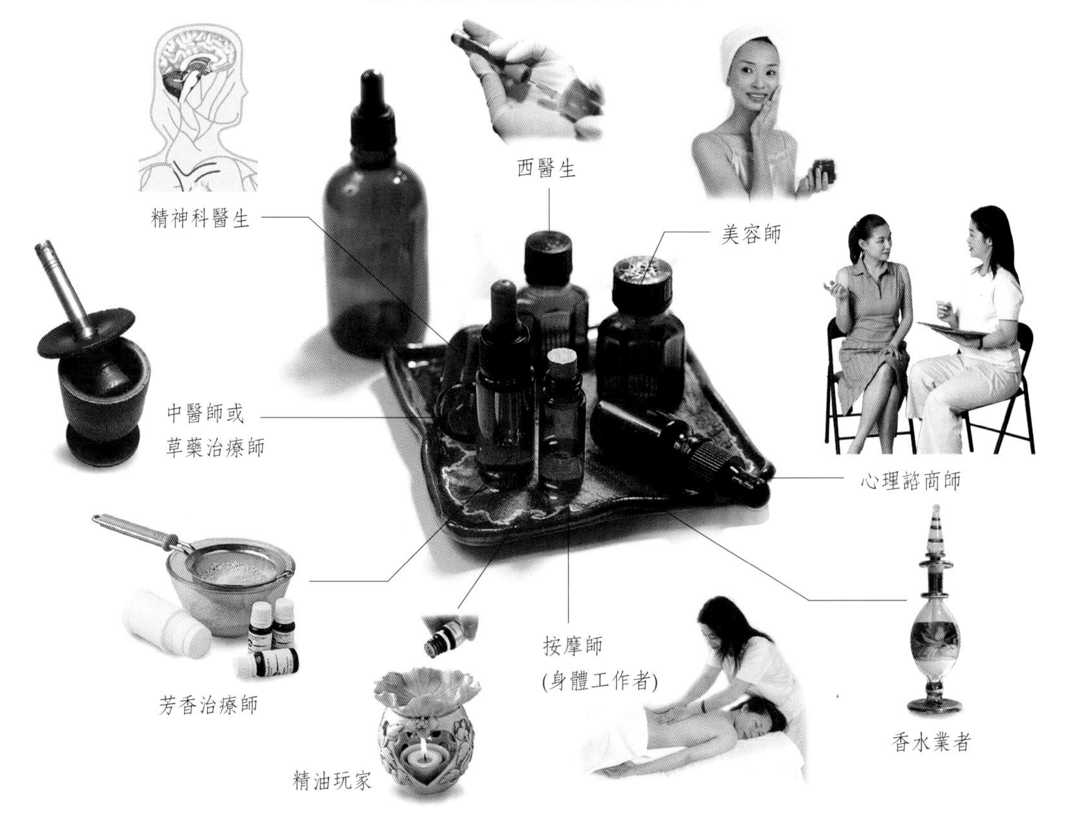

精油命名的由來

瑞典植物學家林奈（Carolous Von Linnaeus 1707-1778），依據生物學理的共通性，發展一套二名法，爲植物命名。首先將植物分別以「界門綱目科屬種」區分。門之下，再細分亞門，綱之下細分亞綱。

二名法即是以植物的屬名與種名來表示。屬名的第一個字大寫，種名的第一個字小寫，例如，薰衣草（Lavender）的二名法就寫成Lavandula angustifolia。以此方法可以避免同一植物名（Lavender），卻不是指同一植物。或同一植物，用不同的名表示的混亂。例如洋甘菊可區分爲德國甘菊，二名法表示：Chamomilla recutita；羅馬甘菊是Anthemis nobilis 。

在屬名及種名之後，可能有其他的符號以更細節的指示以表達其特殊性，例如：

1. 植物的變種以「var.」表示。
2. 人工栽培以「cv. 」表示，例如Lavandula angustifolia "Maillette"，在括號中的Maillette即是人工栽培變型的表示法。
3. 有些植物，同一屬名及種名，但由於生產環境、季節不同，可能影響內含的化學比例，當這化學差異相當大時，則以其Chemotype表示，縮寫爲「ct.」，例如迷迭香精油，可再區分3類（camphor, 1,8-cineole及 verbenone）；百里香可再細分爲6類（thymol, linalool , carvacrol, geraniol, thuyanol-4, α-terpineol acetate）
4. 雜交產物則以「x」表示。例如Mentha x piperita，由M. aquatica (Watermint)及M. spicata (Greenmint) 雜交而成。

因此在每一瓶精油標示中，可找到一般名稱，及拉丁的學名（以屬名及種名表示），甚至增加「cv. 」，「ct. 」及「x」的細節再分類。

以薰衣草植物分類為例

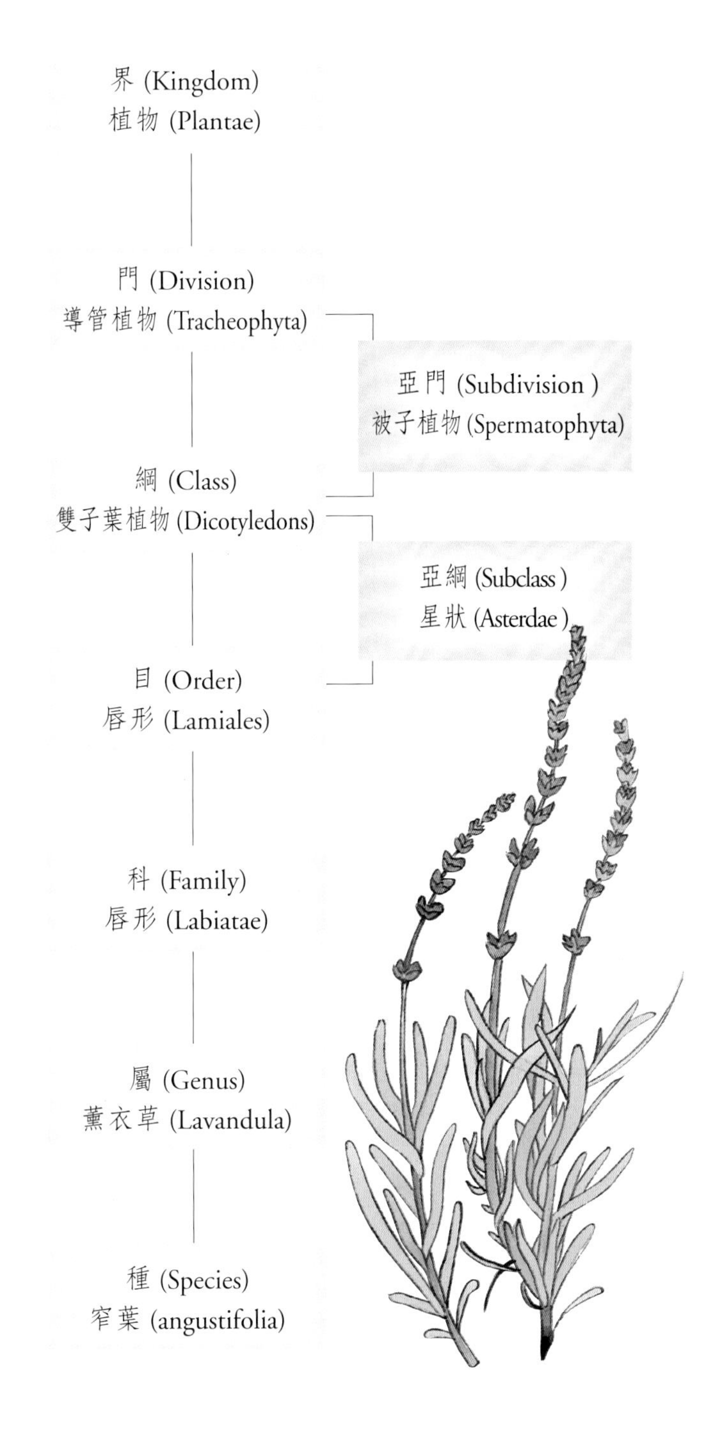

精油來源

綠色植物自泥土獲得水分及礦物質，以及透過葉子獲得二氧化碳，再以光能驅動反應，可獲得6個碳的醣，及副產品氧氣。這個過程，稱爲光合作用。植物所製造的醣類，不僅自給自足，同時供應給其他生物。草食性動物自植物獲得必要的營養，肉食性動物再從草食性動物獲取生存的營養。光合作用是植物最重要的醣類初級代謝過程，其他植物的產物，如生物碱、苦味、糖苷、樹膠、粘液、皀角苷、單寧酸，或精油，就被列爲第二級（或次級）的代謝產物。

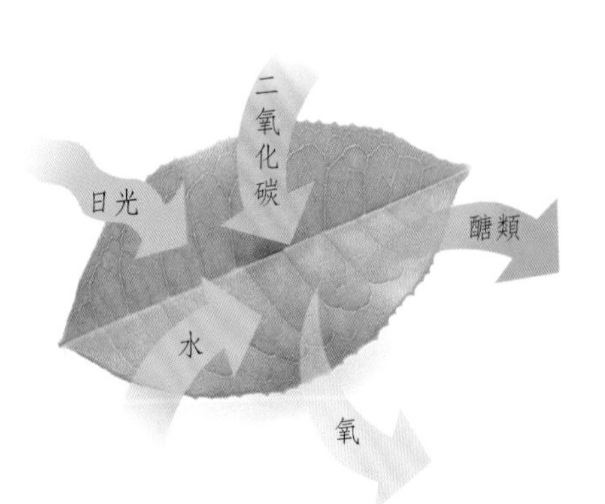

光合作用
植物的葉子能進行光合作用產生氧氣和醣類。

每種植物蘊藏精油的部位不同……

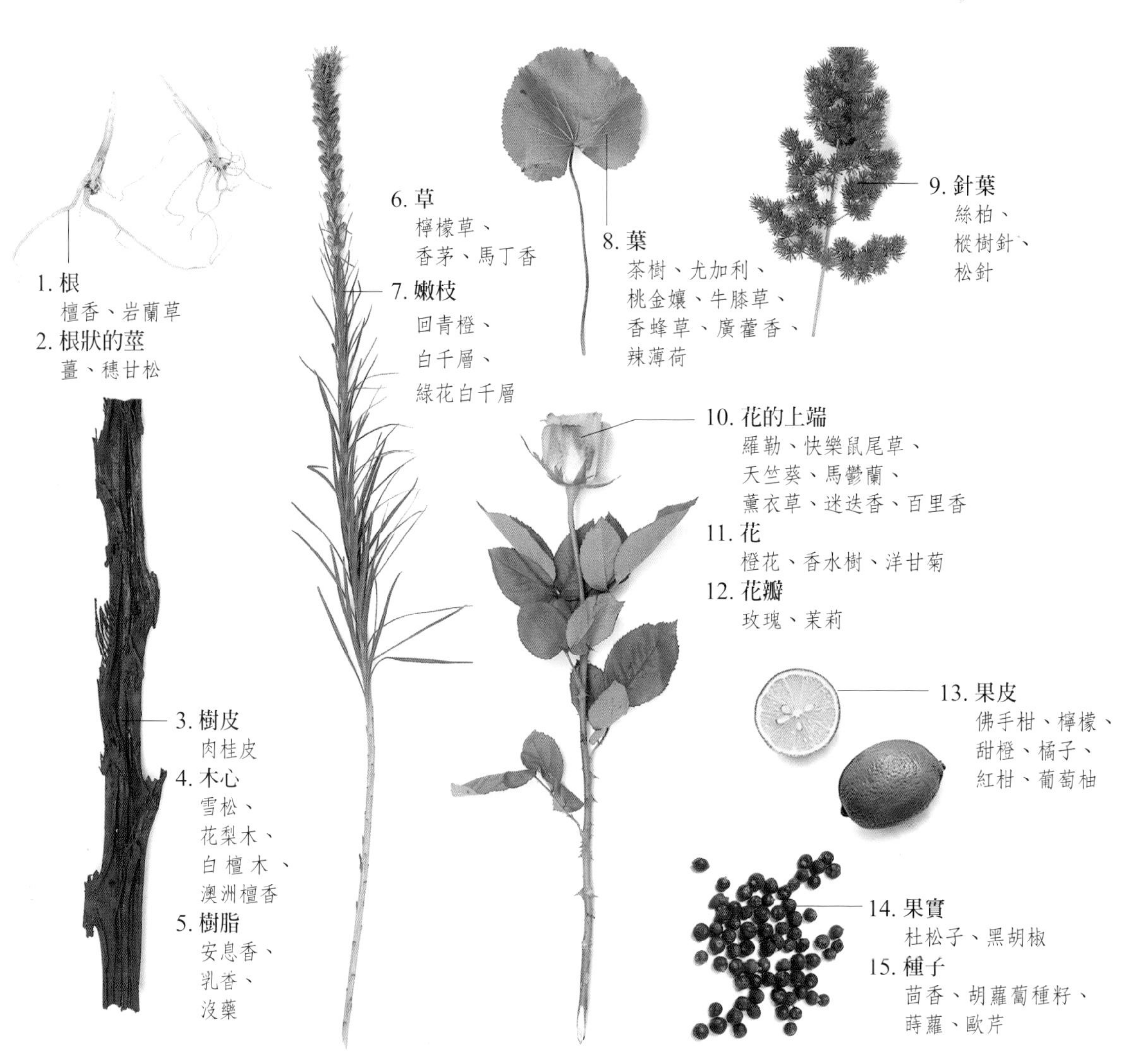

什麼是精油？

將精油放在玻璃瓶中，使我們對精油的認識複雜起來，大家的答案很多，但也很表層。當我們認眞用我們的感官（特別是以眼、鼻子、耳朵）去了解「什麼是精油」時，是很難從認識的過程中，與過去的經驗作聯想。因爲以前並沒有認識天然的香氣物質放在瓶子裡的經驗。

大家對精油的認識或接觸是近十年的事，每個人對精油的感覺會依接觸的過程，形成不同的認知。當你問年齡相近的朋友「什麼是精油？」，答案可能是：

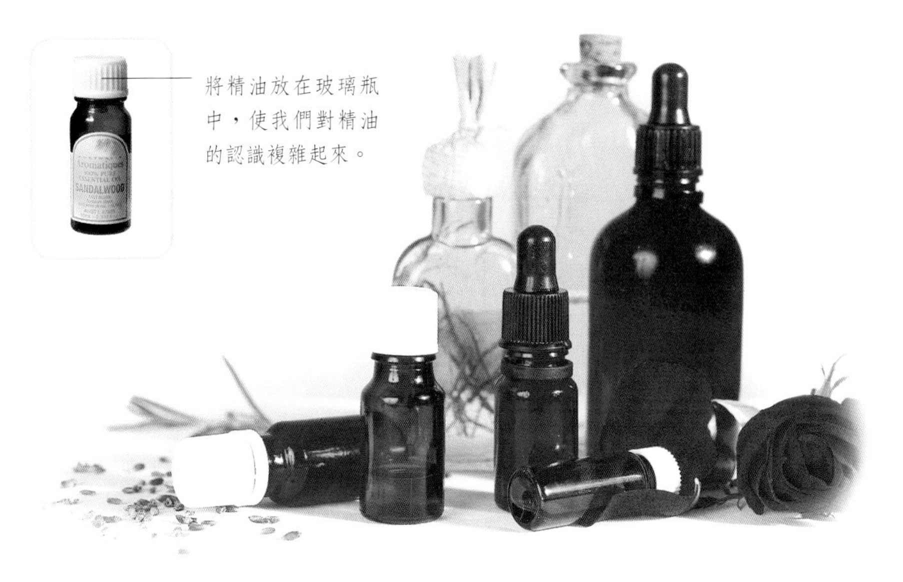

將精油放在玻璃瓶中，使我們對精油的認識複雜起來。

精油是什麼？
可能的回答有：

1. 作Spa用的！
2. 很貴的，香香的，很舒服。
3. 我喜歡在家點薰衣草精油。
4. 專櫃、地攤都有賣，小小瓶，配合夜燈用。
5. 用來聞的。
6. 可以泡澡，可以按摩。
7. 感覺很舒服，但有點奢侈（或浪費）的享受。
8. 不知道什麼是精油，就是最近很流行，就跟著家裡也薰香。

精油就是植物的氣，植物的能量

我們都知道天然的香氣是什麼！買玫瑰花時，除了花的品質及顏色外，是否也會忍不住去聞味道呢？當我們每年在冬季剝橘子皮、吃橘子的果肉時，都知道自己聞到的就是橘子香味，而不是其他的水果味。若有割草的經驗，割草時，空氣中有明顯的青翠香氣，我們知道這香氣是來自於草，而不是源自於其他物質。這些天然香氣就是精油散發出來的味道。橘子精油，就是蒐集壓榨橘子皮所獲得的香氣，以揮發油的自然狀態，存放在小瓶子裡。同樣的道理，我們可以用不同的萃取法獲得植物的自然香氣。這些香氣不是氣體狀態，而是以揮發油狀態保留。當這揮發油受熱，或有一定的外部能量供給，就轉變成氣態，鼻子就可輕易聞到香氣了。所以呢，原來精油是我們每天可能都會接觸到的天然植物香氣。

天然香氣
割草時，空氣中有明顯的香草味

精油與植物的關係

我們並不清楚爲什麼植物會產生精油，我們以精油對植物的功用這個角度去了解精油與植物間的關係。

療癒受傷的部位
精油作為能量儲存的準備，提供植物自癒的機會。

預防食草性動物的侵犯
例如：葉蟎吃食黃帝豆時，植物會釋放特殊的香氣，吸引肉食性的葉蟎，將之前的葉蟎吃掉。

預防水分過度蒸發
在乾旱缺水或陽光普照的天氣下，葉中的精油成分（如尤加利葉，有十%的精油）可防止植物水分的過度蒸發。漫步在松樹下，只要有陽光，有風，就可輕易聞到松香。

預防細菌、眞菌及微生物的危害
精油如同植物的免疫防禦機制，能預防自己受致病菌的危害。

驅除蚊蟲
丁香可驅除螞蟻和蟑螂；除此之外萬壽菊及大蒜亦可驅除蟑螂。

維護自己的生存空間
以特殊的香氣如桉油醇及樟腦可抑制其他植物進入有限的生存空間。

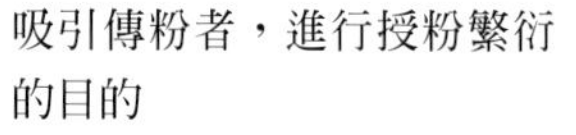

吸引傳粉者，進行授粉繁衍的目的
特殊的香氣擴散到空氣中，吸引一定的傳粉者，如蜂鳥、蜜蜂或蛾類或甲蟲或蒼蠅為自己傳花粉，繁衍後代。

精油的香氣

植物有自己的理由，產生不同作用及不同香氣的精油。

每一精油都有獨特的化學組成，以能量波動的形式，影響經絡，也以獨特的化學形式與人體的化學結構，交互作用。

一般將芳香療法分爲兩大類：一是醫學的芳療；二是整體性的芳療。

醫學的芳療特別是指高劑量的外用及口服精油的運用，特別借助精油的藥學屬性如殺菌、研究精油的用量、精油在體內的分布、精油的代謝（生物轉化）及精油的排泄。精油的香氣並不是其運用考量的重點。

整體性的芳療包含按摩及嗅覺吸入精油。研究顯示，透過這兩種使用法，少量的精油會與血漿中的白蛋白結合，因此也具有一定的藥理作用，但更重要的是，特殊的香氣引起身、心、靈、氣不同層面的反應。香氣對神經系統具有強大的影響力，可以影響心情、激發情緒、改變行爲、紓解壓力及降低高血壓等。嗅覺是唯一的感官，直接自外部連接到大腦，芳香精油自嗅覺傳遞訊息給大腦，具有下圖的作用：

聞香得健康，對大腦的正面反應

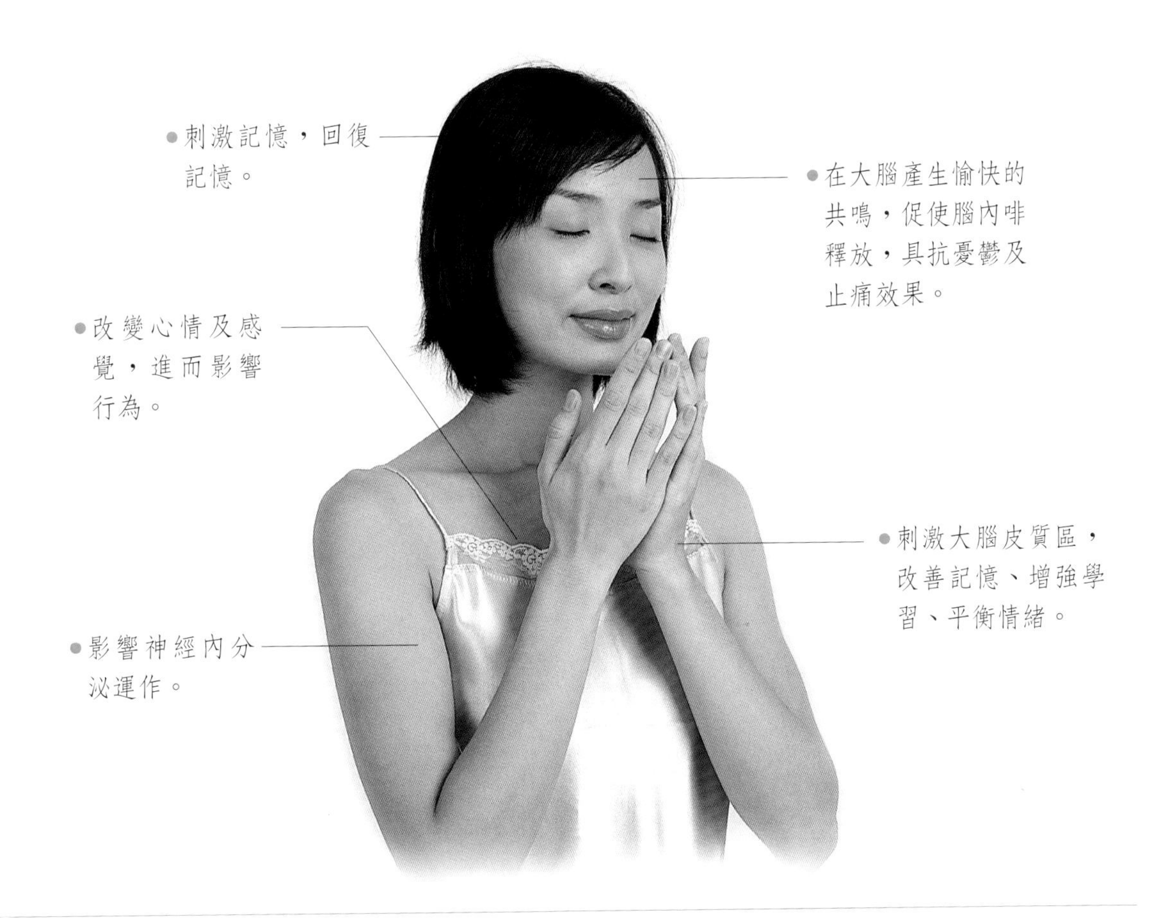
刺激記憶，回復記憶。
在大腦產生愉快的共鳴，促使腦內啡釋放，具抗憂鬱及止痛效果。
改變心情及感覺，進而影響行為。
刺激大腦皮質區，改善記憶、增強學習、平衡情緒。
影響神經內分泌運作。

精油與音階

我們對香氣的感受，很難以詞彙描述，因此常以其他的感覺詞彙來彌補不足，例如借用音樂的用字。

以最高音（Top Note）形容帶有輕快活潑感覺的香氣，例如柑橘精油的香氣。以「青色調」（Green Note）形容草或葉片發出的青草味。而「青色調」形容的是香氣的滋味。

「高音階」指的是香氣揮發最快的速度。創造一個具有活潑、深度及耐人尋味的均衡香氣，需要以「高音階」加「中音階」及「低音階」協調式混合，才足以反應身心內在平衡的需求。

香氣往往可以觸及大腦和心靈的最幽深角落，必須是自己喜歡才行，因此香氣的好壞，只有自己最知道。精油香氣是由化學分子構成，輕嗅茉莉香氣，香氣的分子便被鼻內的嗅覺細胞的接受器所捕捉，隨即傳遞訊息到大腦的嗅球，嗅球再將訊息透過大腦的邊緣系統，直接傳達到大腦的皮質，觸發我們領悟「這是茉莉的味道」，然後聯想起許多生活的事件。在我們的認知感官中，唯有嗅覺是直接觸動大腦及記憶。從味道（香氣）到記憶的召喚，只需短短約十二秒。

我永遠記得在某一日，不經意在書房感受到薰香檀香三日後的餘味，這溫暖的滋味，立即回想起母親對我的溫暖及關懷。因此香氣對記憶的觸動，不一定要事件與香氣同時發生，只要那香調觸動心靈特殊的感受，而這感受是曾經在別的人、事、物曾留下的同樣感覺就足夠了。溫暖的檀香香氣，也會等於母親溫暖的關懷。

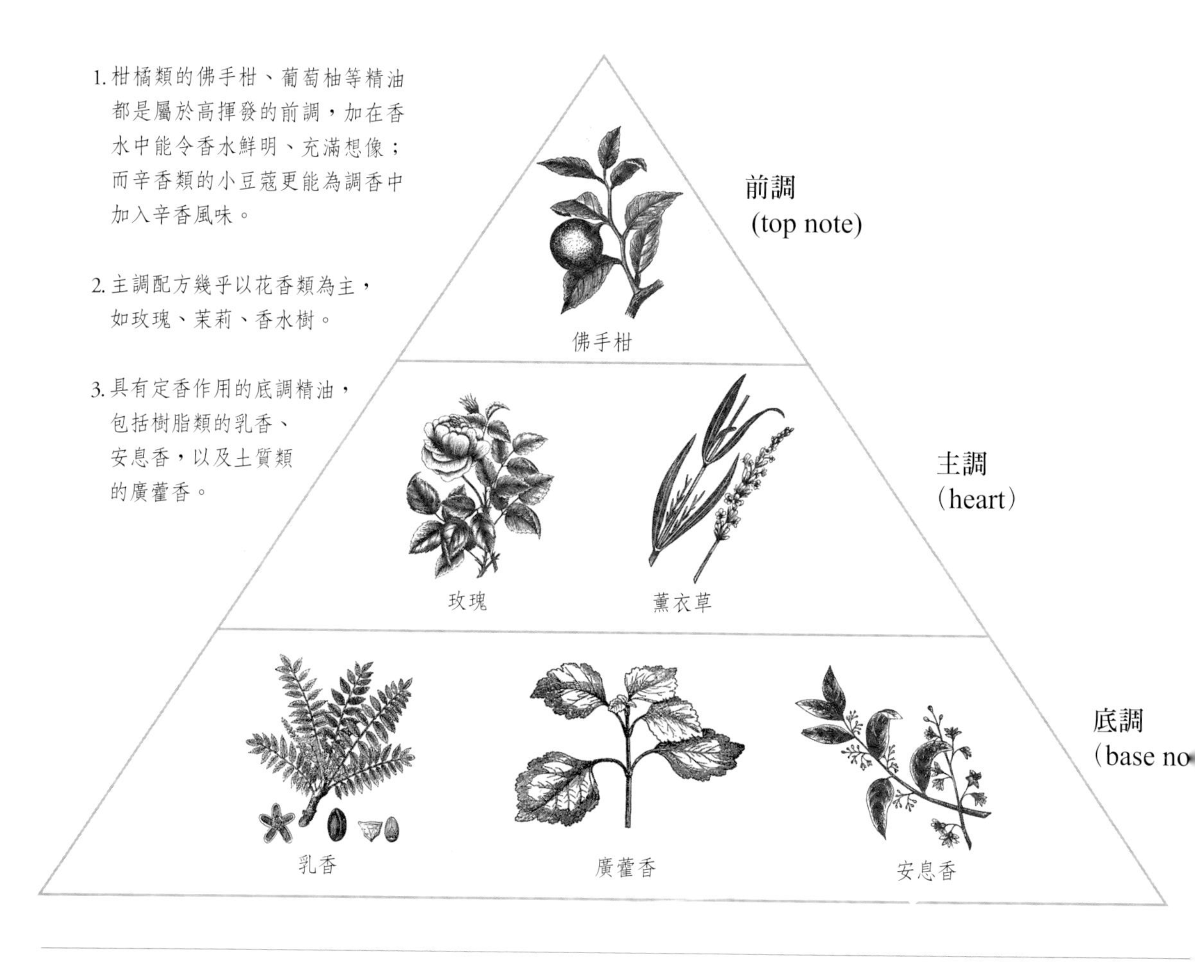

1. 柑橘類的佛手柑、葡萄柚等精油都是屬於高揮發的前調，加在香水中能令香水鮮明、充滿想像；而辛香類的小豆蔻更能為調香中加入辛香風味。
2. 主調配方幾乎以花香類為主，如玫瑰、茉莉、香水樹。
3. 具有定香作用的底調精油，包括樹脂類的乳香、安息香，以及土質類的廣藿香。
前調
(top note)
佛手柑
主調
(heart)
玫瑰
薰衣草
底調
(base no
乳香
廣藿香
安息香

精油與香水

香氣借音樂的「高音」，「中音」及「低音」去分別揮發速度，在調和不同精油香氣，具相當重要的意義。一個協調的香氣，最能觸動人心及靈魂。仰賴鼻子工作的香水調香師，最是注重及最能善用香氣的揮發速度，並以「前味」，「中味」及「後味」形容鼻尖依不同時間次序察覺到香水的豐富變化。

紀丰丹盧賀的全球香水總裁傑佛瑞．韋伯斯特就說：在1930年代，一瓶香水，可能85%是天然成分，15%是合成的香料。現在這個比率已經顛倒過來。天然的香氣創造豐潤、馥郁及多層次、柔細如絲、不同質量的變化。人工合成香料給予香水力度（Strength）及骨架（Backbone）。也就是「清楚的結構」及「持久力」。天然香氣的產品、不易持久，種類也有限（只有幾百種），要調出豐厚、穩定度高，力度強的香水（或複合香氣）就沒那麼容易。因此搭配良好，歷久彌新的香水（或香氣配方），是天然材料和人工材料完美平衡的香水。

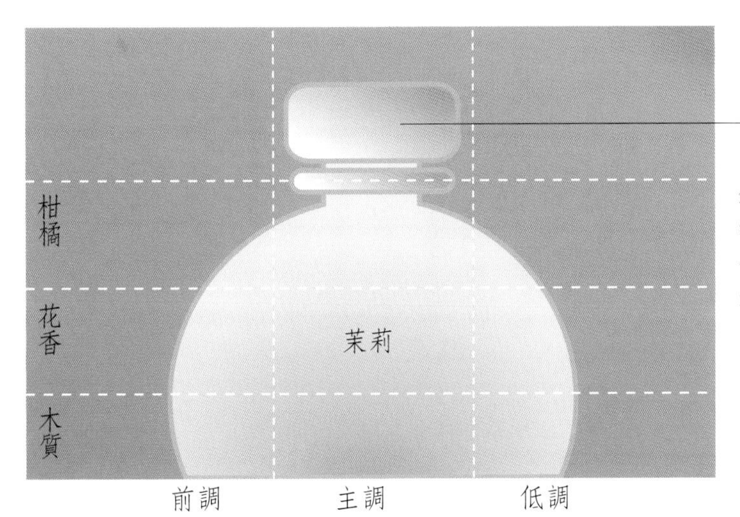

針對個人不同的需求，設計不同音階和不同香氣的精油配方。

高音：羅勒、佛手柑、尤加利、檸檬、檸檬草、辣薄荷、綠花白千層、茶樹、甜橙、回青橙、鼠尾草。

中音：香柏木、薰衣草、天竺葵、牛膝草、杜松子、馬鬱蘭、香蜂草、橙花、玫瑰、迷迭香、香水樹、薑。

低音：安息香、絲柏、廣藿香、黑胡椒、沒藥、乳香、岩蘭草。

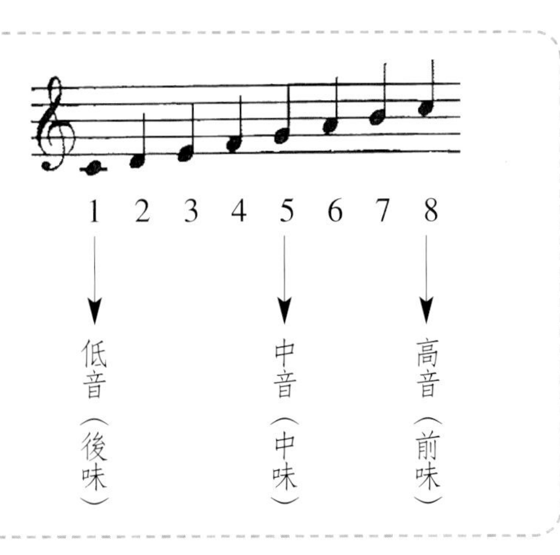

精油的香氣特質

精油的自然香氣，除了具有高、中、低的揮發速度差別外，其內涵本質更影響心靈，足以療癒身心、激發靈性。精油的本質就是每一瓶單方精油都具有至少一種以上的特質，這特質可分爲三類：

「激勵」、「平衡」、「放鬆」是一個概括性的說法。「激勵」可以說是活潑、清新、乾淨、沁涼、清爽、輕靈、剔透，全憑香氣濃淡及天然成分而定。「平衡」是協調、調理、和諧、相等、調整、穩定器的概念。「放鬆」是鎮定、安撫、紓解緊張壓力的代名詞。

不同音階或不同香氣特質的精油對人體具有不同的意義。摩莉夫人的研究建議低音階的香氣（通常具有較高比例的鎮定／安撫成分）如木質類（白檀）及樹脂（乳香）或根類（岩蘭草）的精油，可作用在自律神經方面。改善緊張、焦躁不安或與人互動產生困難的症狀，也適合處理慢慢老化的細胞如老化的皮膚組織。

中音階的香氣作用在身體部位較爲廣泛，主要影響身體五臟六腑的消化及吸收利用的功能。

精油香氣偏向高音階時，發揮的作用及速度最快，屬於激勵及提振心靈的效果，作用在腦部。高音階的香氣包括迷迭香、柑橘類精油。由於作用快，有效期短，通常會與中音階一起合用，形成較佳的芳香身心靈個人處方。

例如，薰衣草精油的揮發度屬於「中度」，其本質是「激勵」？是「平衡」？還是「放鬆」？應該是三個特質都有。薰衣草（Lavandula angustifolia）具有45%的藍色（放鬆成分），8%的綠色（平衡成分），及36%的橘紅色（激勵成分）。因此薰衣草可以是放鬆，也可以是激勵，兩者之間的差別，就憑劑量占全配方的比率，及整體配方的走向而定。

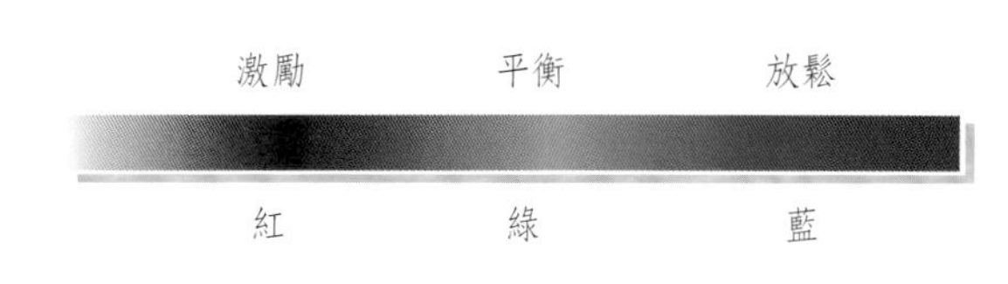

激勵（Stimulating）
以黃色到紅色，代表其激勵的程度。

平衡（Balancing）
以不同深淺綠色，代表其平衡的特質。
不屬於激勵，也不屬於放鬆。

放鬆（Relaxing）
以藍色到紫色，代表放鬆的程度。

Q：薰衣草精油屬於「激勵」、「平衡」、「放鬆」？

A：答案是都有，劑量及配方將影響薰衣草的屬性。

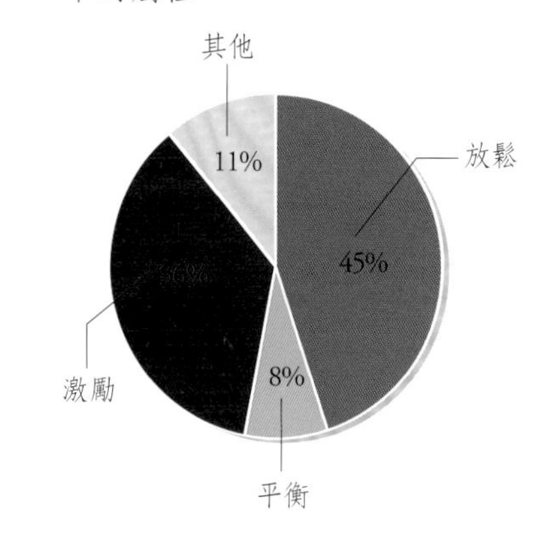

品味香氣法

品味香氣是一門藝術，也是科學。氣味對動物或遠古的人是生存指標之一，代表動物交配、成熟的自然周期，代表食物的好與壞，代表動物生存領域的記號，是戰或逃的資訊之一。對於現代人而言，氣味可能不再扮演生存警訊的感官訊息。氣味卻影響了心情，刺激了不同情緒的發生，甚而影響行為的改變。但是每一種氣味對每一個人的影響層面或力度會根據個人的生活經驗、文化、宗教、教育而有所不同。提供以下的方法，讓你每一次的品味氣味有一定的準則。

在公共場所（如專櫃）

－周遭沒有特殊、強烈的氣味。
－空氣的溫度，不宜太冷、太乾。
－使用試聞紙，一滴精油其上。
－深深吸入，吐出數次。
－記錄你的感覺、植物名稱、日期、揮發度。
－試聞3～6種不同精油，若嗅覺疲勞，就聞咖啡豆（粉）或個人的袖口，以清醒嗅覺感官。

私人場所的品味香氣法

1

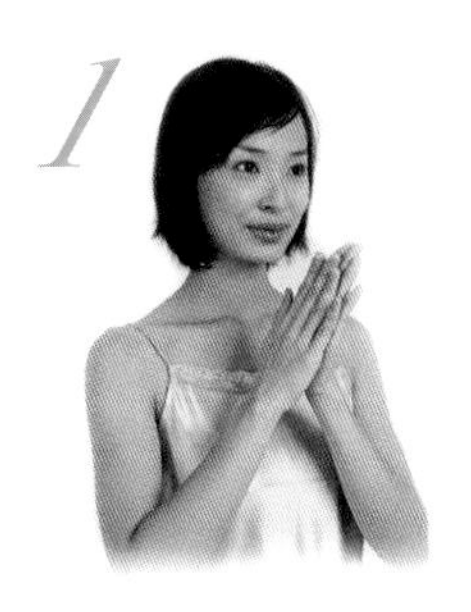

兩腿微張，與肩同寬。倒一滴百分之百純精油在掌心，稍加磨擦生熱。

2

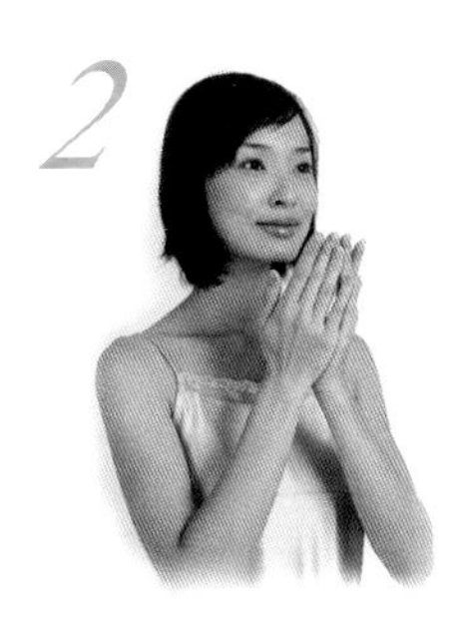

兩掌置於面前6～10公分慢慢吸，深深入香氣。

3

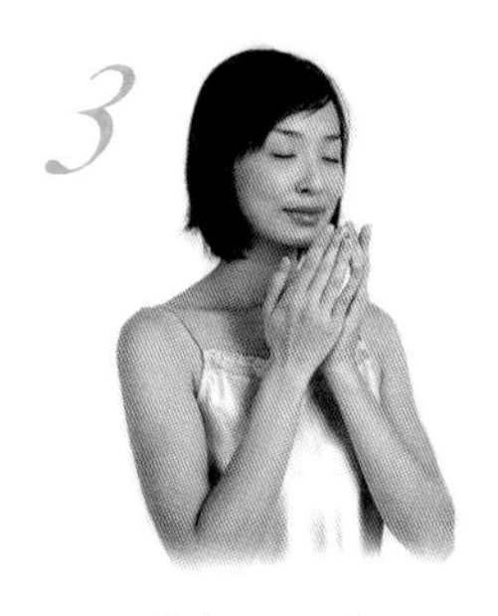

閉氣5～10秒。

4

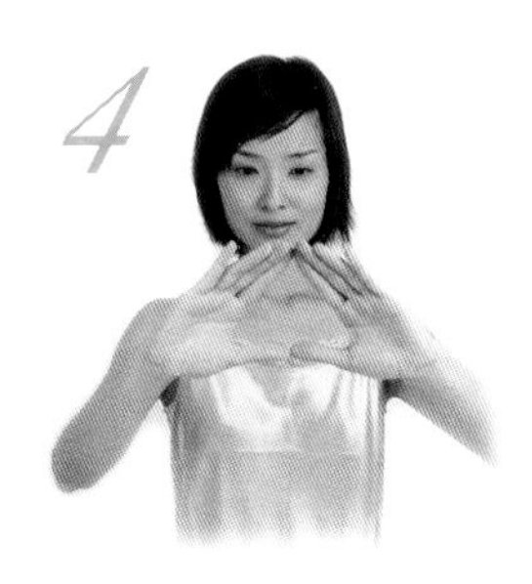

再慢慢吐出，同時配合將手掌往外，往前推出。重複吸－停－吐，3～6次。

寫下你對此油的感覺，同時記錄此油的名稱、拉丁學名、揮發度，及品味氣味進行的日期。

天然香水調配原則
Step1：酒精占（酒精＋純水）的90%～95%
Step2：精油占（酒精＋精油）的15%～30%

做法：先將精油與酒精互溶兩周後，再將純水1cc倒入精油與酒精的混合液，放置兩周後，即可使用。在這一個月內，必須每日為之搖勻數次。

PS1.酒精占：酒精＋水的比率，可調降至80%，以減低酒精濃度。
PS2.精油占：酒精＋精油的比率，可調降至1%，以減低精油成本。

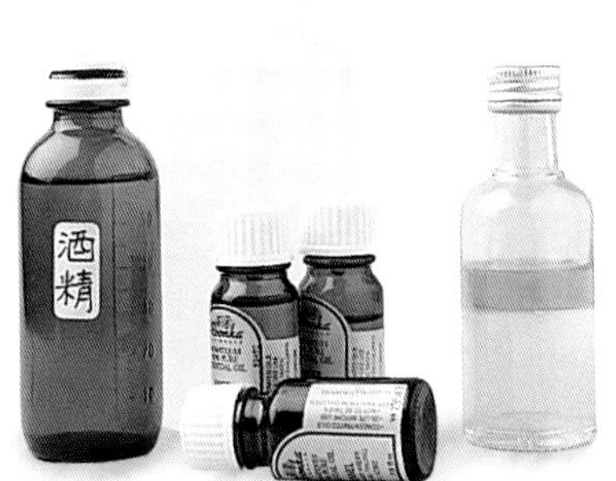

練習區

1.描述佛手柑、白檀木、天竺葵香氣的滋味，以顏色、口味或心情的語彙記錄。

2.調配一天然複方香水，適合你的目標客戶：（例如一九六○年代出生、職業婦女、喜歡深色衣服、中國風、欣賞名牌、偏好閱讀、喜歡白酒、不喜歡紅酒）。

精油的陰陽性

精油具有陰性或陽性特質，與中草藥一樣具有四性：熱冷乾溼。掌握精油的陰陽性及四性，更可讓芳香治療事半功倍，提高準確度。

東方的醫學文明，例如中國的黃帝內經、本草綱目裡特別著重陰陽的概念。以陰陽的思想去了解、解釋自然界萬物的一般變化規律。〈內經〉認爲人身外爲陽，內爲陰；背爲陽，腹爲陰；腑爲陽，臟爲陰；「陰者，藏精而起亟也；陽者，外衛而爲固也」(素問)。保持陰陽的相對平衡，則人體健康；陰陽失調就會發生疾病。

白色代表陽，陽中的一黑點，顯示陰自陽中轉化、生發

黑色代表陰，陰中的一白點顯示陽自陰中轉化

在治療上，「謹察陰陽所在而調之，以平爲期」(素問)，也就是陰盛而陽虛時，則先補其陽而瀉其陰；陰虛而陽盛，則先補其陰而瀉其陽。

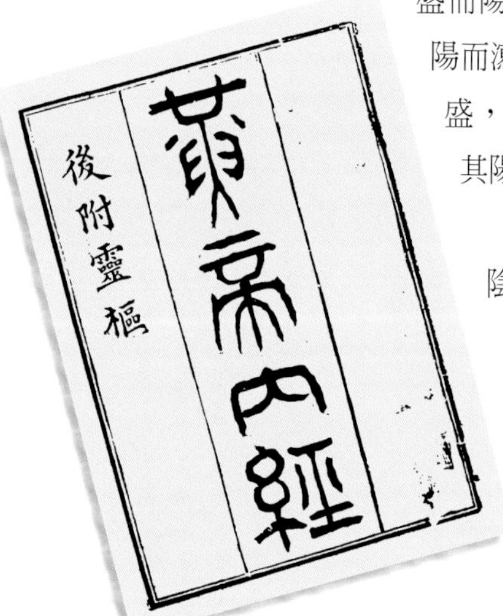

中醫藥學反映陰陽的基本概念，治療前先調治陰陽。明代醫家張景岳說：「醫道雖繁，而可以一言以蔽之者，曰陰陽而已。」〈類經〉

本草綱目作者李時珍

陰和陽是一相對應的概念、屬性，表達的是事物的性質，是物質的表現，是認識事物的一種方式，也就是陰和陽並非物質。「陰陽者，有名而無形」(靈樞)。以相對應概念爲前提，陰和陽必須以互相比較的形式而存在，沒有比較的對象，則無陰陽。例如以心腎爲例，則心之於腎之上，屬陽，腎在心下屬陰。如以心及小腸爲例，因爲腑居表爲陽，臟居裡爲陰，因此小腸屬腑爲陽，而心屬臟爲陰。

陰陽的概念，還可被「相互依存」，「相互制約」及「相互轉化」的觀念來了解。

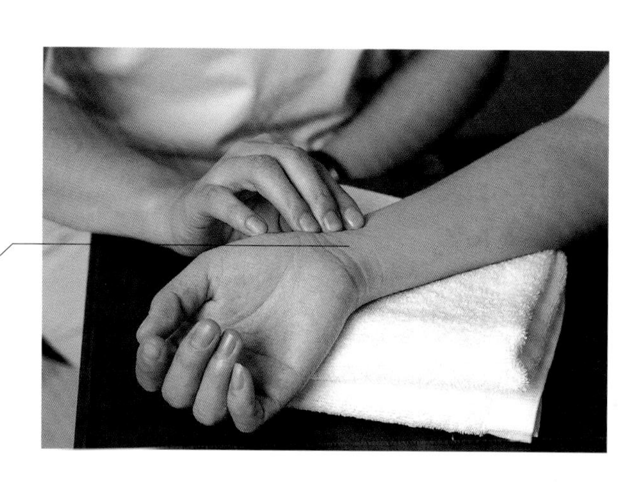

在診斷上，「以察色按脈，先別陰陽」為最高原則(素問)。

「相互依存」的特點是孤陰不生，獨陽不長。陰和陽各主內外、各司其職，相互爲用。若一方衰竭，則另一方也會消滅敗亡。以五臟六腑爲例：五臟（肝、心、脾、肺、腎）屬陰主藏精，臟氣充沛，則腑獲得臟滋養，腑也就能運化、代謝水穀之職，是爲陰生陽長。而六腑（膽、小腸、胃、大腸、膀胱）能運化（受納、消化、吸收）水穀，確保臟精之來源，說明陽生而陰長的道理，反之是陰衰而陽竭，陽竭而陰衰。

「相互制約」是在正常的生理情況下，相互制約可以維持陰陽的相對平衡，避免某一方過度亢盛，而抑制對方，使對方的力量削弱，而成陰盛陽病，或陽盛陰病的問題。許多人的疾病，可以不經治療，就可逐漸痊癒，主要原因是自身的陰陽機制達到新的平衡。莫里哀患有多種疾病，經常造訪醫生。有一日，法王路易十四問莫里哀，他與現在的醫生處得如何。莫里哀說：「陛下，我們交談，他開藥方給我；我從來不吃，不過也痊癒了。」我們不知莫里哀患了什麼疾病，但是我們知道人體是有自癒的能力，這能力就是陰陽互相制約的表現。

「相互轉化」是陰陽內部相互消長、變化的規律，有一句諺語說：冬天到了，春天就不遠了。一年之中的四季變化，春夏屬陽，秋冬屬陰，當秋天植物成熟，準備收割時，陰氣轉盛，而進入冬天，進入冬至，意謂具陽氣的春天，開始復甦、蘊釀，春天是陽氣生發逐漸旺盛之時。到了夏天，陽氣更旺，直到了夏至，旺盛的陽氣，有了陰氣生長的開端。這四季的變化如同陰陽圖中，黑色代表陰，白色代表陽，陰中的一白點顯示陽自陰中轉化；陽中的一黑點，顯示陰自陽中轉化、生發。也說明陰生於陽，陽生於陰的互相轉化規則。

五臟六腑的陰陽依存

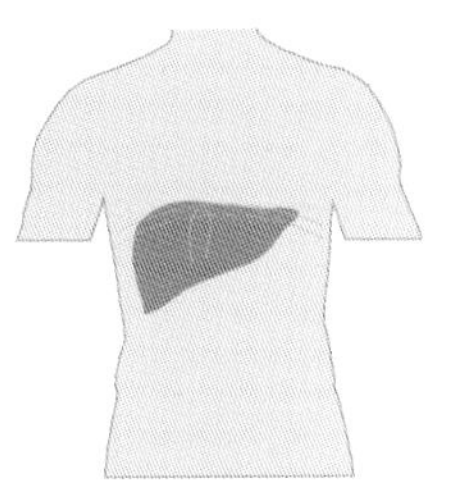
肝是陰

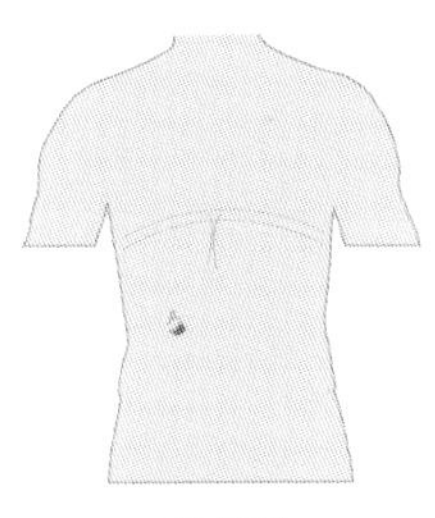
膽是陽

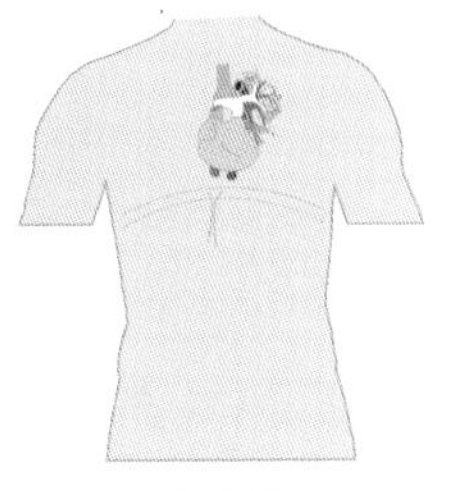
心是陰

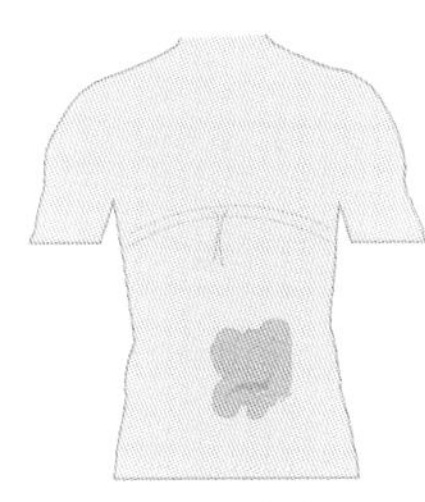
小腸是陽

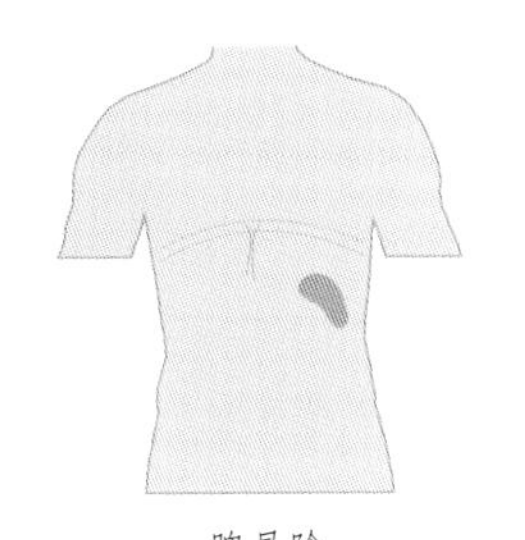
脾是陰

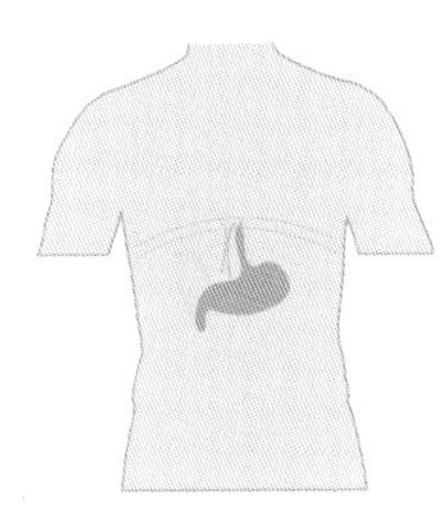
胃是陽

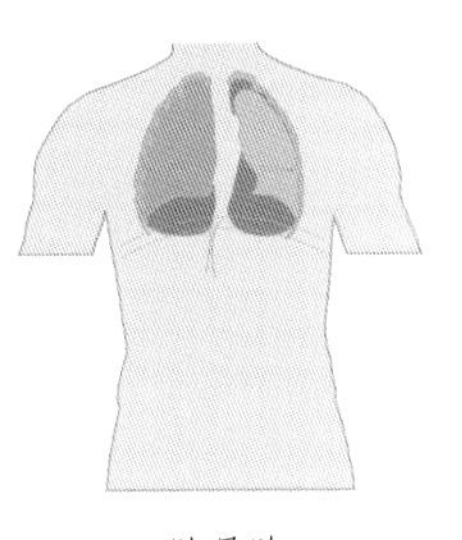
肺是陰

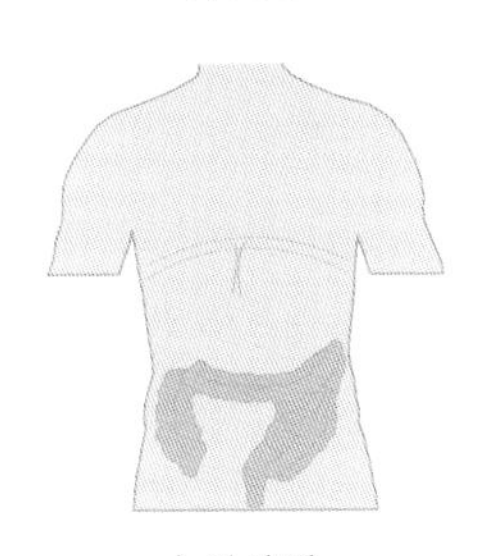
大腸是陽

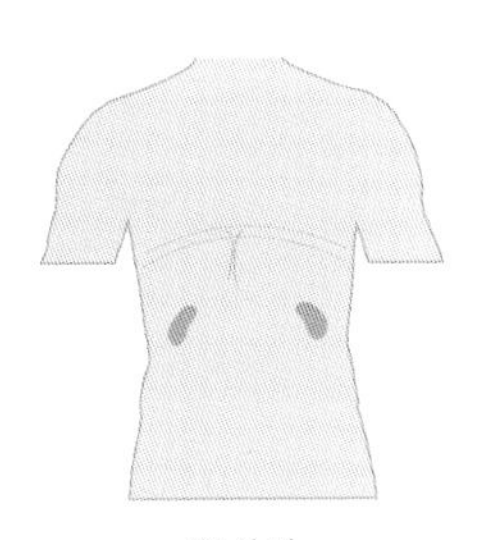
腎是陰

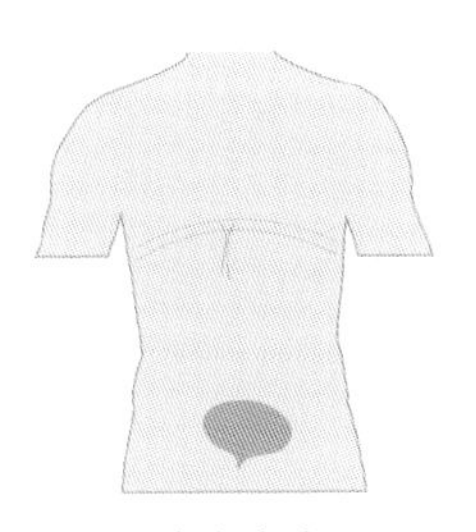
膀胱是陽

陰陽在精神學的運用

陰陽是一個理論工具，可以幫助我們認識各種不同屬性、範疇的事物，如顏色、氣味、空間、時間、溫度、運動，甚至在精神事物上不在的觀念。

茴香可以幫助外部的表達力；玫瑰可以支援 / 強化情緒上的接受及內省的覺察。表現在外，具有較明顯信心的人，具有天生的陽；相反地天生具有較明顯陰的人，具有較高的內部審查及心理安全需求。茉莉可提高陽性的自信心；玫瑰則可強化內部的覺知能力。

西方的文化傳統，沒有類似的字來表達陰陽的概念，就直接取中國陰的發音爲其字－YIN，及陽的發音爲其字－YANG。陰陽之間的關係並不在於好及壞，或正及反，主動及被動的意義。陽的表現在「溫暖」，「活力」及「激勵」概念上；而陰表現的概念是「涼爽」，「安撫」及「放鬆」。當一個人的「陽」不足時，可能感覺到冷、疲倦，或者對事物沒興趣，那麼以陽性精油如迷迭香及薑去補陽虛，可獲得改善。相反地，當「陽」過旺而有餘時，會導致熱、焦躁不安、興奮、無法入眠，德國甘菊及香蜂草是最好的解熱、安撫良藥。

中國醫學的陰陽學說，表達自然界變化的規律，更是奠定中國醫學的基礎。（尚有五行、藏象學及精氣神學等）。這陰陽學說的基礎，可被運用在不同的自然療法領域，例如中草藥學、按摩學、營養學、運動或針灸醫學。

思考是陽
分析是陽
表達是陽
外表的自信是陽
個人化是陽
感覺是陰
靜聽是陰
感受是陰
內省的安全性是陰
集體是陰

春天是陽

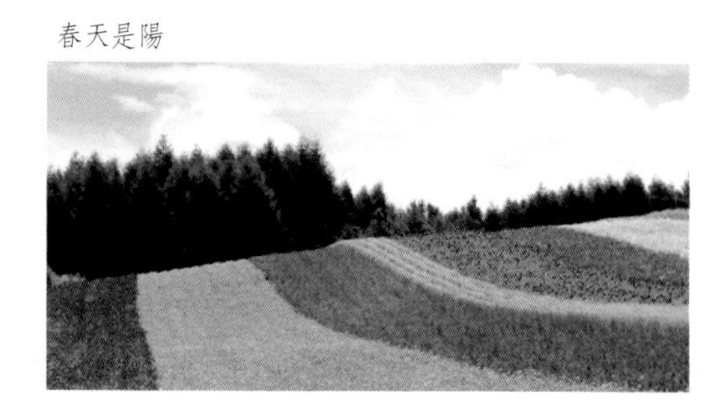

夏天是陽

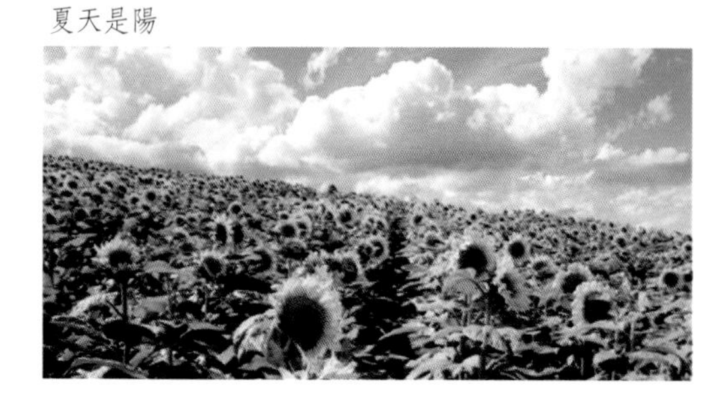

秋天是陰

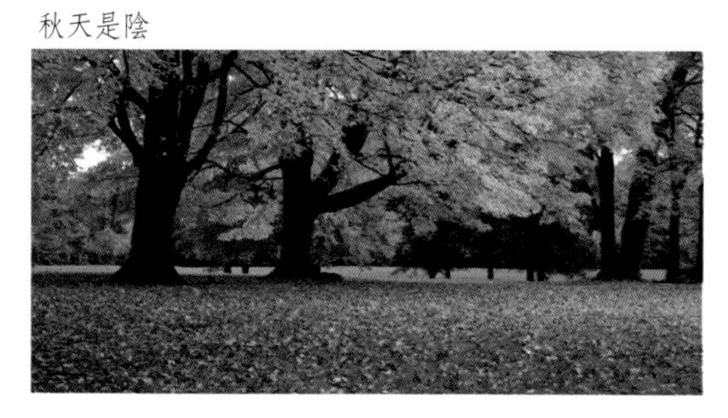

冬天是陰

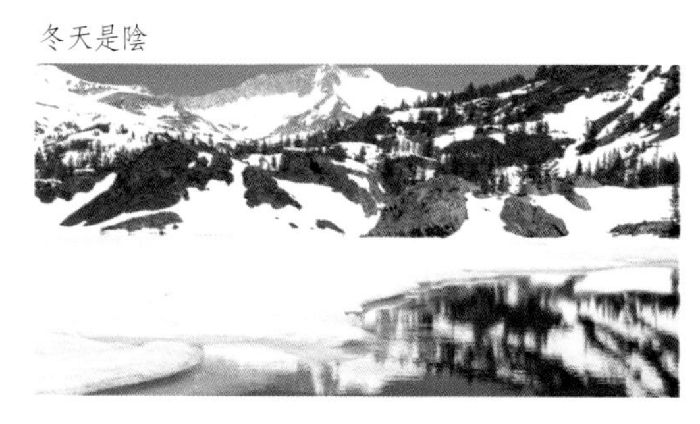

陰陽屬性

自然界區分		人體區分		能量區分		情緒區分	
陰	陽	陰	陽	陰	陽	陰	陽
月	日	裡	表	安撫	活力	感覺	思考
地	天	腹	背	抑制	激勵	印象	分析
靜	動	五臟	六腑	涼寒	溫暖	接受	表達
女	男	血	氣	吸收	改變	模糊	清晰
雌	雄	營氣	衛氣	儲存	運送	讓步	堅定
下	上			滋養	保護	適應的	堅持的
內	外			匯聚	排除	自發性的	結構的
柔	剛					安詳的	興奮的
寒	熱					內在安全	外在自信
夜	日					集體性	個人化
溼	燥						

精油的四性

中草藥具冷、熱、乾、濕四種不同的性質。特別指藥物對人體寒熱變化及陰陽盛衰的作用導引。一般寒性或涼性藥物能清熱、瀉火、消腫。而熱性或溫性藥物可減輕寒症，溫中散寒。心臟過度虛勞，可取玫瑰屬涼性特質來安撫、冷卻，做按摩或溼敷心臟區，帶來全新的陰陽平衡。陰陽及四性的觀念也出現在羅馬的草藥醫生葛倫看待藥草的態度上，他曾將藥草依其特質，區分爲熱性或冷性，乾性或溼性，每一種天然精油都有一定的性和味，性味是中藥及精油性能的重要指標及屬性，是臨床用藥的參考，了解各種天然藥物的個性和特質，有利於臨床用藥的成功與否。

芳香精油區分陰陽及四性的屬性，就是將不同屬性的精油，運用在陰陽不同疾病的防治、維護身心健康、平衡身心靈發展，以擁有最高的生活品質。當精油被標示陽性時，代表「補陽」的概念；被標示陰性時，表示「滋陰」的概念。

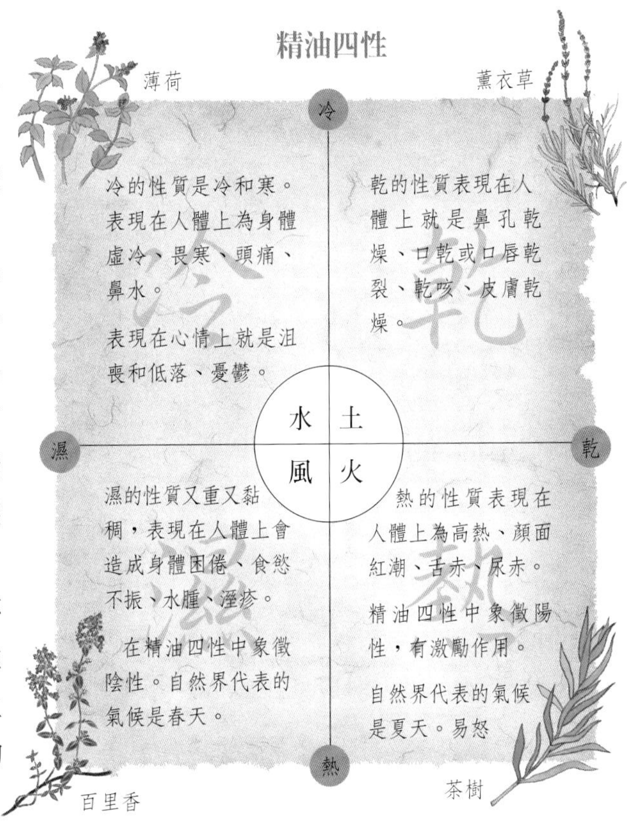
精油四性
薄荷
薰衣草
冷
冷的性質是冷和寒。表現在人體上為身體虛冷、畏寒、頭痛、鼻水。
表現在心情上就是沮喪和低落、憂鬱。
乾的性質表現在人體上就是鼻孔乾燥、口乾或口唇乾裂、乾咳、皮膚乾燥。
水
土
風
火
濕
乾
濕的性質又重又黏稠，表現在人體上會造成身體困倦、食慾不振、水腫、溼疹。
在精油四性中象徵陰性。自然界代表的氣候是春天。
熱的性質表現在人體上為高熱、顏面紅潮、舌赤、尿赤。
精油四性中象徵陽性，有激勵作用。
自然界代表的氣候是夏天。易怒
熱
百里香
茶樹

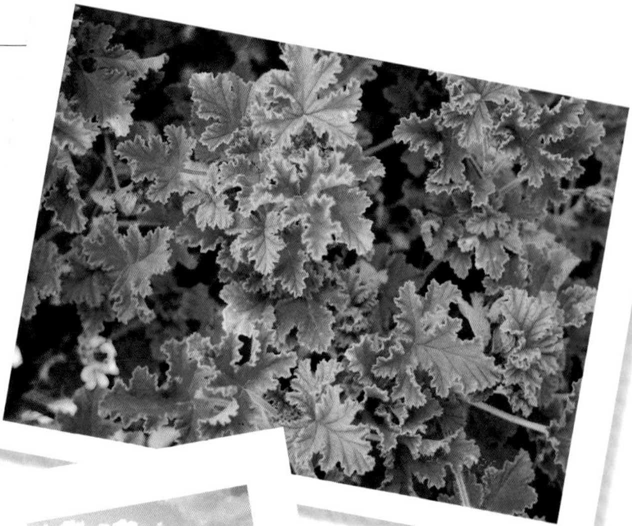

決定精油品質的因素

精油對我們而言是喜愛植物的香氣及少藥害的藥學屬性；精油對植物而言，扮演許多不同的角色，例如對鼠尾草植物（Sage）而言，精油內含側柏酮的天然化學成分，可以驅趕不受歡迎的昆蟲類，同時可以抗環境中微生物及眞菌，增加生存繁殖機會。在傳統的用藥方子，就以側柏酮製成驅蟲劑。由於外部的環境變化，甚至人為因素，都會促使精油內部的化學比例、成分產生變化，這些變化可能促成香氣的改變，同時也改變精油的性質，對我們的身心影響也就跟著改變。

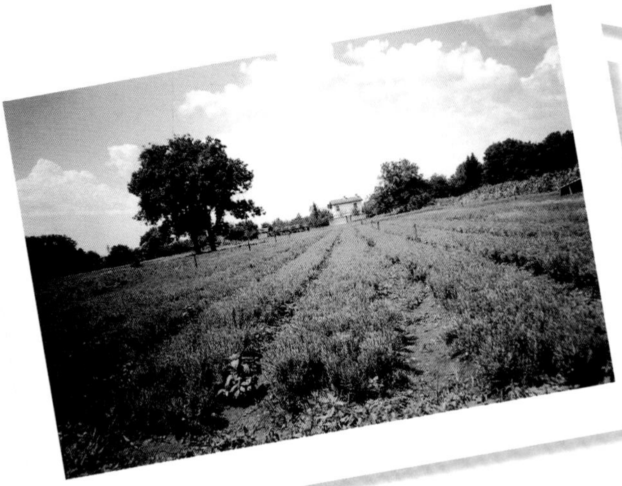

環境因素 不同海拔的天竺葵內含的化學成分也會不同，低海拔可萃取較高量的天竺葵精油，低海拔的精油具有較高量的沉香醇，高海拔的天竺葵精油含薄荷酮較多。

保加利亞的薰衣草田
收割後的薰衣草田。

許多因素都會使精油品質改變，例舉如下：

1. **環境因素**：特別是土質、含水量、氣候、人工肥料。
2. **人工肥料越多**：精油含量越低。
3. **收割時間**：「最佳收割時間」對精油提煉的農業（或工業），相當重要。玫瑰的採收，以清晨4、5點最佳，這時玫瑰的精油含量最大，早上10點以後，精油量減少30%。茉莉花也是相同情形，採花的女工從早晨5點半一直工作到早上9點半，這時間茉莉花香氣最濃，精油量最高。精油量代表精油內化學成分的比例，代表品質及效用。對花農而言，代表的是辛苦所得的收入。葉類精油的採收、萃取，不是以「小時」作生產單位，而是以「日」為單位，大部分的精油在夏末時採收。但是每一品種都有其最佳的採收時節，也會因地而不同。
4. **方法**：收割方法、萃取方法、栽種方法及植物年齡，也會影響品質。
5. **人為稀釋或添加其他成分**：因商業成本利潤考量，常有人為改變精油品質的現象。
6. **儲藏或瓶裝條件**：精油怕光及熱，因此不利的儲藏或瓶裝條件，會直接影響精油品質。

如何判定手中精油的品質

精油的品質，不僅使用者關心，上游的精油交易商更關心。品質的好壞，直接決定了成交與否及價格的高低。法國格拉斯產的茉莉精油一磅要花上一萬二千美元，印度的茉莉只要五千美元。這天壤之別的差價，除了品質因素，更因爲人工成本、土地成本、供需及香氣不同。香氣是純粹的喜好問題。沒有對與錯。

除了品質因素，尙有其他因素可以影響價格。所以價格不是判斷品質的好方法。消費者對精油品質判別法，一般仰賴了香氣、人員的解說、產品包裝說明，這三個方向和訊息。

1. 香氣

自然的香氣，在微溫的皮膚上有漸層的變化，可以感覺香氣的細緻、精微、曼妙、輕靈、柔軟如絲或昂貴種種的特殊性。粗糙的合成香氣，會感覺厚重、很濃、強烈，像根沒有雕刻的大木頭。一開始可能會被合成香精強烈的香氣吸引，但很快就無法忍受那粗鄙，沒有連續、後勁的香氣。

2. 人員的解說

服務人員的解說越清楚、越詳細，涵蓋高而深的見地，才足以搭配（反應）精油的價値。這方法必須仰賴消費者個人對服務的偏好或對精油有一定的認識。

3. 產品說明包裝

精油的品質會直接反應在包裝說明上。來路不明或不用心經營的精油商，是不願或無能力提供完整的說明給使用者。包括拉丁學名、產區、化學類型、萃取處、萃取法、批號、過期日期、當地認證字號。

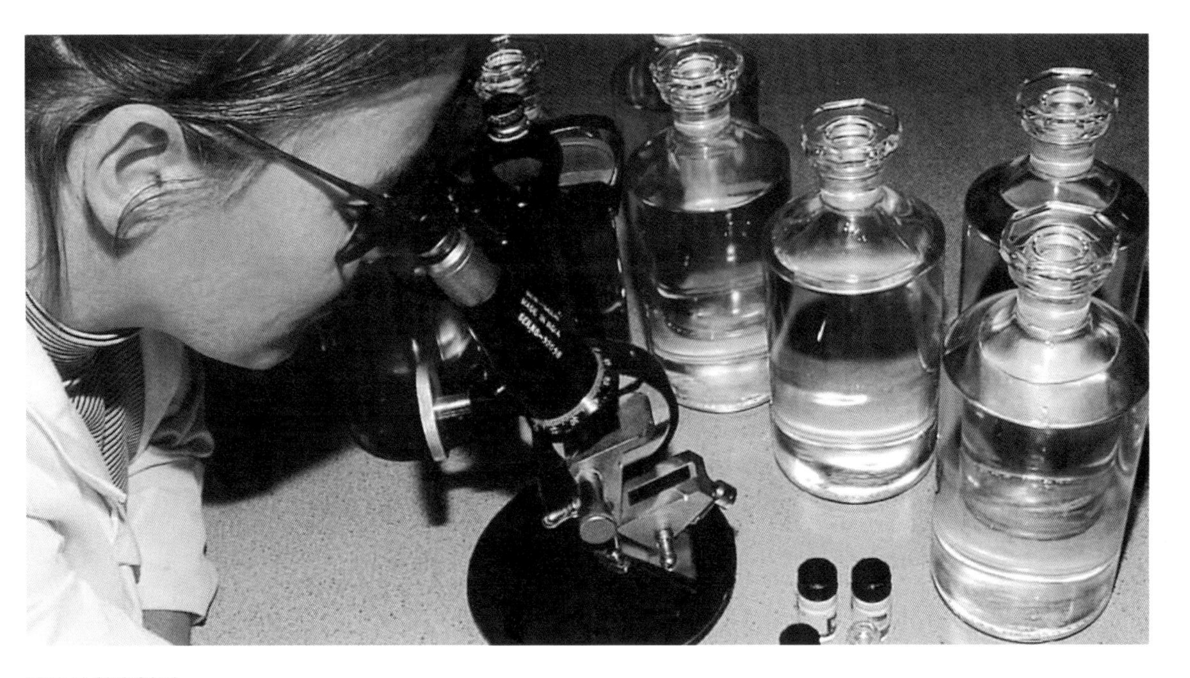

精油品質的判別

透過化學家不厭其煩地為精油品質把關，
消費者才能使用到純正的植物精油。

精油的上游交易商，指的是植物農夫或精油提煉廠及大宗精油廠之間的互動。農夫專業生產植物，有些會兼具提煉萃取的工作。精油提煉廠專職提煉，通常會與植物農夫簽保持保證收購的合約。大宗精油廠與植物農夫、提煉廠都有一定的合作關係，確保精油品質，甚至貨源穩定。大宗精油廠不僅將精油提供給下游的精油品牌公司，更將大部分的精油販售給食品界、香水界、保養品界。

精油的品質如化學成分及比例，會因自然環境及人爲操作的變數而使每一次精油買賣必須經過公正的評估，因此上游的交易商除了仰賴嗅覺的判斷，更需要有公信力的標準數據，以決定品質。目前常被使用的判斷品質設備是GC-MS（氣相色層分析法－質譜儀）。GC-MS的設備，可幫助上游精油商作精油品質的判別，也可以幫助化學家複製植物香氣。GC是將精油的每單一化學成分給分離出來。MS是將分離出的單一化學成分，給予測量質量，以便確認其特殊成分。有了GC-MS，便了解精油內含物及比率，也可依此訊息供化學家開發出人工合成香氣。

精油的分子受熱通過「氣相色層分析儀」的金屬線圈需要幾小時，在這過程，精油會依揮發度不同，先後被記錄下來，透過電腦轉譯成心電圖般的表，可說是香氣心電圖。這香氣心電圖出現的每一高峰，就是一化學成分。通常可篩選出90～95%的化學成分，若要人工模擬一特殊的植物香氣，只要根據這心電圖就可將分子重組，但是剩下（未知的）10%～5%，只有仰賴調香師及化學家的通力合作，微調出最近似原植物的香氣。

除了GC-MS的設備，作爲精油品質的判別，更重要的是需要專家的判讀，也就是由有機化學博士對植物精油深度的認識及收集全世界的精油做樣品，成爲GC-MS中的比對樣本。

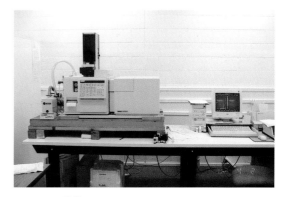

GC－MS設備
透過氣相色層分析儀，能幫助精油商做精油品質的判別，也可以幫助化學家複製植物香氣。

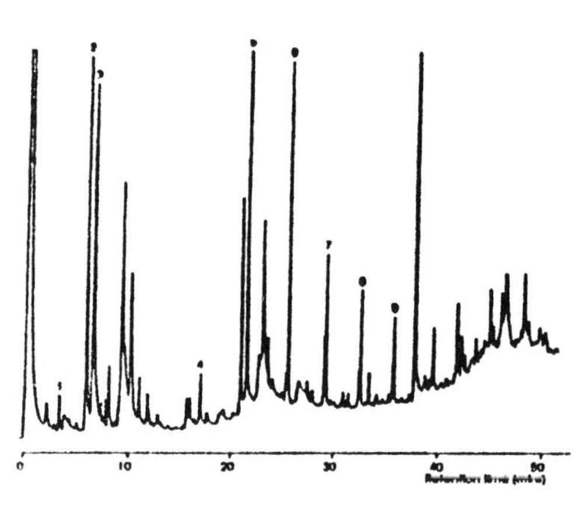

保加利亞玫瑰的氣相色層分析

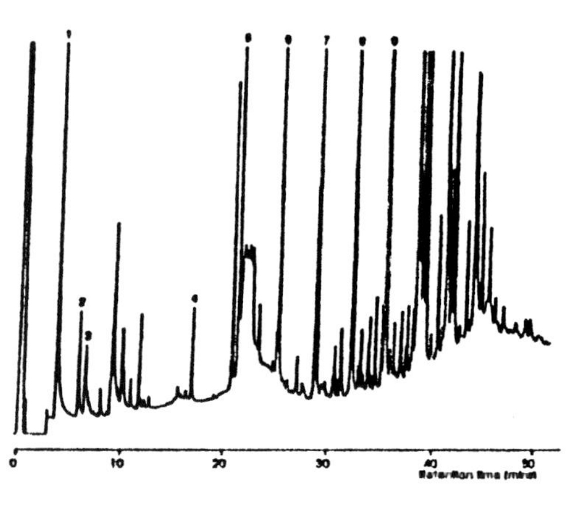

摩洛哥玫瑰的氣相色層分析

使用100%純自然精油的迷思

爲什麼芳香療法要求使用100%純自然精油，不用人工添加或改造或合成的精油呢？100%純自然精油受限於自然環境，或市場的供給需求關係，使得品質、香氣、產量及價格不穩定。非100%純自然精油，包括了合成精油或人工調整後的精油，有其品質（指化學成分、比率）穩定的優勢。若是追求香氣，也許調整過的精油是可行的。但是芳香療法追求的是「Therapy」（治療），只有100%純天然、完整、不被人工破壞、調整的精油，才是身心靈氣「Therapy」的成功因素。**因爲植物所蘊釀的精油具有獨特的生命力，這生命力是人工無法合成，人工只能模擬香氣罷了。**

影響精油治療的要素

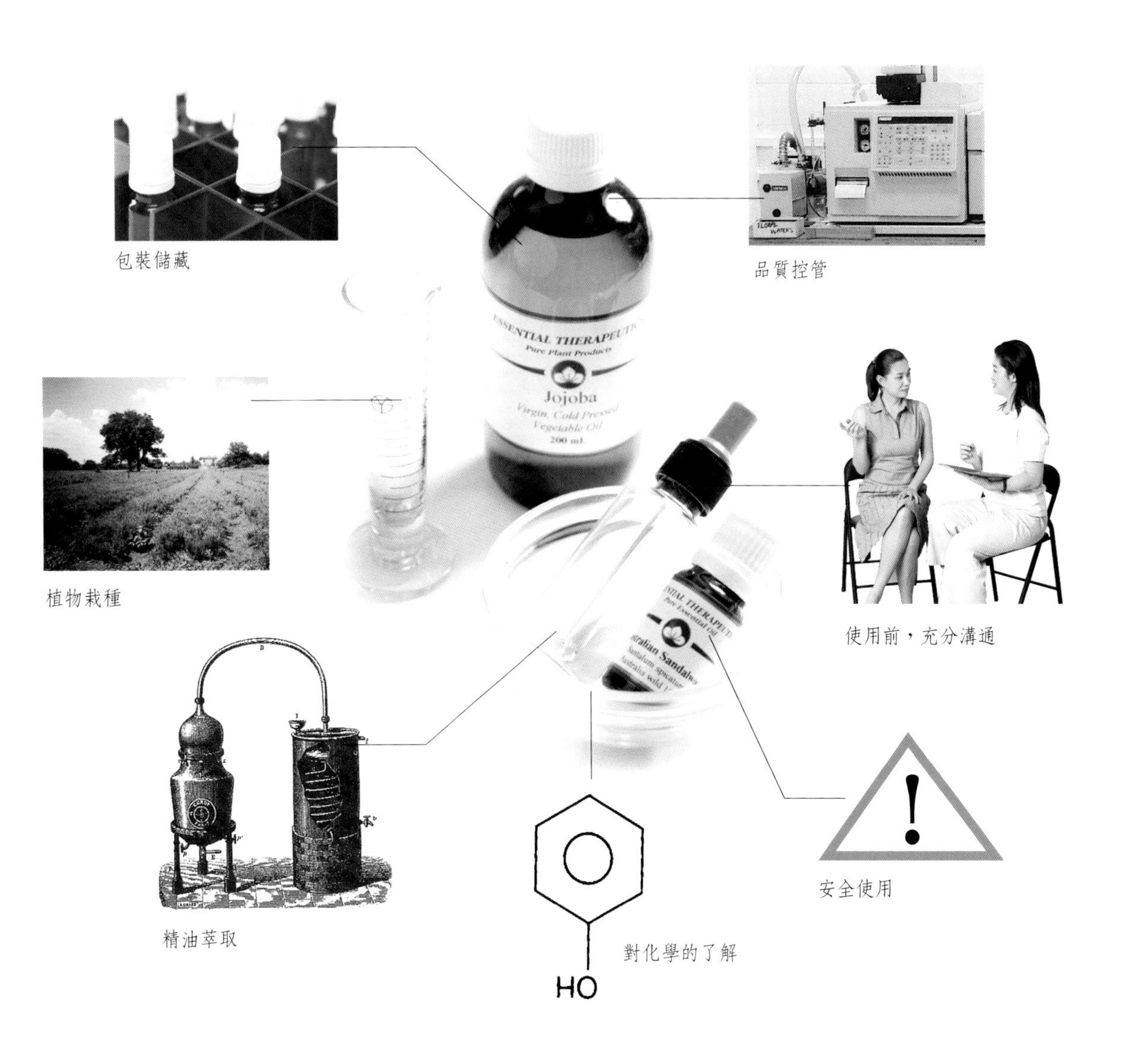

精油化學

本章的目的在於提供認識精油化學的基礎，習慣精油化學的用字及代表的意義，以便了解皮耶·佛朗秀姆的「成分效能」分析模型。佛朗秀姆的分析模型幫助我們一目瞭然地掌握精油的藥理屬性。並可將不同精油做合理調配，預期可能產生的效果，有助於芳療臨床的應用。

為什麼要知道精油的化學分子？

我們愛用精油，起因於對香氣的喜愛，迷人的香氣讓自己快樂。保加利亞玫瑰的香氣聞起來，有人說它象徵神聖、高雅、愛情的大使、細緻、剔透、清澈、輕柔。一般人會說玫瑰聞起來甜甜的、香香的很好聞。化學家則說玫瑰含有香茅醇、牻牛兒醇、檸檬烯，還有些無法辨識的成分。我們不需要化學知識，也知道什麼是香，也會欣賞玫瑰精油的美。但是當我們發現精油除了具有美好的香氣以外，精油也具有美容、身心保養，甚至防治疾病，增進健康的功能，那麼「有效配方」及「DIY的know-how」便成爲芳療使用者的關心重點。當這「使用經驗」以及有效配方累積更多時，不禁要問：決定配方、劑量是否有公式或標準？如何在眾多具有相同功能的精油中，挑出最適合自己的精油？這種對精油經驗理論化的需求，促使我們探究精油化學的動機。

玫瑰
我們會說玫瑰聞起來香香的，
但植物學家或化學家則有不同的看法……

精油的化學成分組成複雜，例如玫瑰就具有300種以上及微量不可知的成分，我們先將功能近似的成分，歸屬同類（約可區分11～13類），再根據化學成分及功能之間的關係，就可以獲得一個分析模型。這模型不是爲簡化精油設計，而是提供一個簡單性的，一目瞭然及結論性的系統，讓我們更容易在多樣的精油中，快速挑選合宜精油，以形成更有效的配方。精油的化學成分與生理效能的關係由皮耶·佛朗秀姆(Pierre Franchomme)博士所發展，詳細模型見下節段落。

精油化學的組成

每一個物質的最小單位是原子，但在自然界中，原子並不單獨存在，而是與其他原子互相結合成分子狀態，異戊二烯(isoprene)具有5個碳原子，是精油化學的最小單位。當2個以上的異戊二烯結合，就形成萜烯類化合物。

精油的化學組成，最主要由植物的生物合成及萃取法所決定。蒸餾萃取的精油，可獲得揮發性高及不溶於水的成分。例如萜烯類化合物及苯環衍生物。許多水溶性成分如酸、醣及其他分子較大，比重較水重的成分如單寧酸、胡蘿蔔素就不存在精油內。

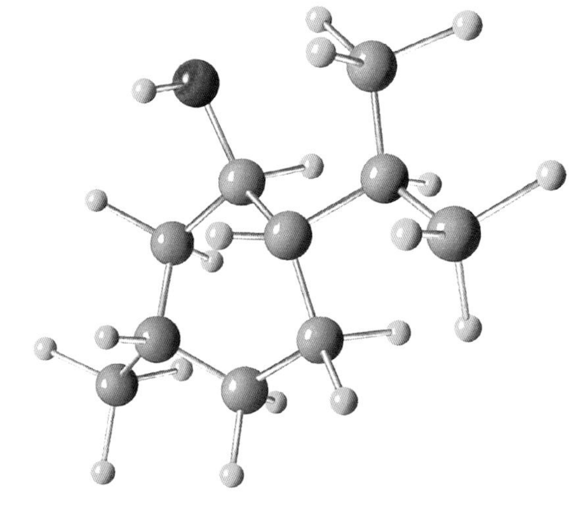

分子圖
分子由2個或2個以上的原子組成

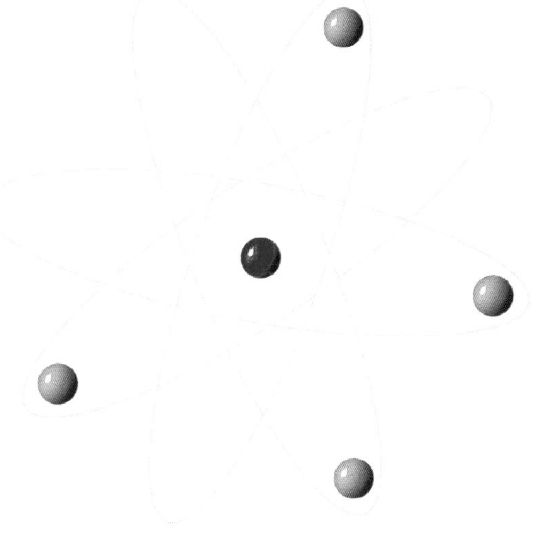

原子圖
原子由質子、中子、電子組成

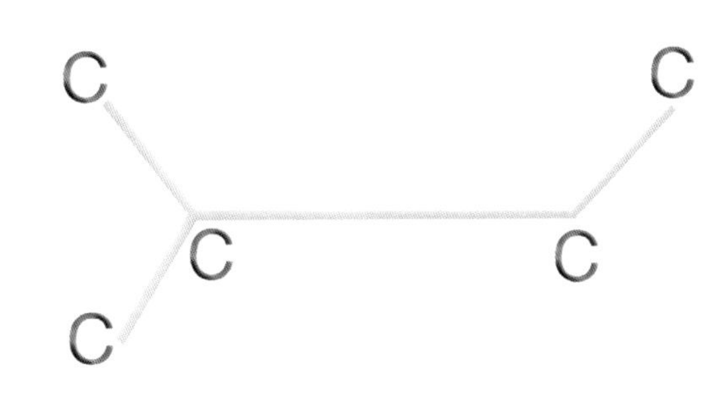

精油的最小單位
異戊二烯由5個碳（5c）組成

萜烯類化合物

	異戊二烯(5)的倍數	碳原子數	萜烯化合物	來源
單萜烯	2倍	10	檸檬萜	柑橘
倍半萜烯	3倍	15	藍煙	德國甘菊
雙萜烯	4倍	20	維生素A	蛋黃、奶油
三萜烯	6倍	30	角鯊烯	橄欖油
四萜烯	8倍	40	胡蘿蔔素	胡蘿蔔、杏桃

如何爲化學分子命名？

數百種精油化學成分，基本是以兩個原則分類：一、先以骨架分類：可區分單萜、倍半萜、雙萜、三萜。二、次以官能基分類：萜類的碳氫化合物自成一組；另一組即以「含氧」成分分類，包括有醇類、酯、醛、酮、酚、氧化物、內酯、香豆素、酚、醚。

化學分子名	字尾	特色
單萜烯（Monoterpene）	ene	柑橘、針葉、香草及香料類植物具有較高量的單萜烯。油相清徹，低黏度。
倍半萜烯（Sesquiterpenes）	ene	木頭類精油含有較多的倍半萜「烯」或倍半萜「醇」，花梨木(含70% 醇)例外。
單萜醇（Monoterpenols）	ol	極性分子，稍溶於水。氧化後可得醛及酮。皮膚較不易敏感，適合老人、小孩及長期使用。
倍半萜醇（Sesquiterpenols）	ol	不溶於水。木質類精油含有較多的倍半萜醇，但花梨木例外。揮發慢。
酚（Phenols）	ol	稍溶於水。中度揮發作用。內服易引起肝毒作用較醇強。易引起黏膜及皮膚敏感。
單萜醛 芳香萜醛	al	有萜烯醛（鎮定）及芳香醛（刺激）兩種。 醇氧化可得醛。 芳香醛與酚的功能類似。
酮（Ketones）	one	稍溶於水。中度揮發作用。內服易引起肝毒及神經毒性。消毒殺菌作用較醇強。易引起黏膜及皮膚敏感。
酯（Esters）	「yl」及「ate」	不溶於水。具水果香氣。 醇與酸反應，成了酯。
內酯（Lactones）	「lactones」，「in」或「ine」	分子大。蒸餾萃取的精油，則無此成分。一般以冷壓萃取或溶劑法精油可得內酯。具神經毒傾向及引起皮膚敏感。
香豆素（Coumarins）	「in」或「one」	不溶於水。多以溶劑萃取法之精油所含之成分。 易在室溫下凝結。內酯的一種。
醚（Ethers）	「ole」或「ether」	不溶於水。大量食用會使人呆滯，甚至死亡。
氧化物（Oxides）	「ole」，「oxide」	快板揮發。具有強烈香氣。

生理效能	範例
刺激黏膜；清阻塞；祛痰；消毒、殺空氣中的致病菌、部分抗病毒；處理膽結石；稍有止痛能力；激活腎上腺機能；抗癌。	α-pinene（松油萜），limonene（檸檬萜），para-cymene（百里香素）
消炎；抗組織胺；部分抗腫瘤；抗潰瘍惡化；殺菌；鎮定；部分止痛；抗痙攣；降血壓。	azulene（藍烴），beta-carycphyllene（丁香油烴），beta-farnesene（金合歡萜），elemene（欖香萜），cadinene（杜松萜）
抗感染，高殺菌力，抗原生蟲，抗病毒，激發免疫力；滋補神經內分泌系統；刺激血管收縮。	linalool（沉香醇），menthol（薄荷腦），geraniol（牻牛兒醇），terpinen-4-ol（萜品4醇）
清血、肝細胞的滋補劑；抗發炎；抗癌；抗病毒；抗瘧疾；抗腫瘤；激發免疫力；清淋巴阻塞。	β-santalol（檀香醇），farnesol（金合歡醇），α-eudesmol，β-bisabolol (沒藥醇)
消毒、殺菌效果較強、抗原生蟲；刺激神經、免疫系統；抗感染；提高血壓及體溫。	thymols（百里香酚），carvacrol(香荊芥酚)，eugenol（丁香酚），chavicol（蔞葉酚）
低劑量可鎮定；抗菌、抗真菌、抗病毒、抗炎、抗感染；滋補肝臟；擴張血管，降血壓，降低體溫；刺激消化腺分泌。	citral（檸檬醛），citronellal（香茅醛），neral（橙花醛），geranial（牻牛兒醛）
消毒、殺菌效果較強；刺激免疫系統；抗感染；刺激組織再生，助傷口癒合；分解黏液、祛痰；分解脂肪。	menthone（薄荷酮），camphor（樟腦），thujone（側柏酮）
抗發炎；抗真菌；鎮定中樞神經、平衡交感及副交感神經；抗痙攣，特別是骨骼肌及平滑肌。	linalyl acetate（沉香酯），Isobutyl Angelate (羅馬洋甘菊的成分)
溶解黏液，祛痰效果更勝酮；抗發炎；止痛。	helenaline（山金車素），alantol actone（土木香內酯）
鎮定神經系統，助眠；抗淋巴水腫（內服效果較好）	furocoumarins（呋喃香豆素）
鎮痙攣（腹部區神經肌肉）；抗發炎；抗過敏；抗微生物如原生蟲；刺激免疫系統；止痛。	eugenol methyl ether（甲基醚丁香酚），trans-anethole（洋茴香腦），chavicol methyl ether （甲基蔞葉醚）
活化纖毛，祛痰；抗發炎；抗菌；刺激免疫系統；改善急促呼吸；刺激呼吸道及消化的外分泌腺。	1,8-cineole（桉油醇），menthofuran（薄荷呋喃），rose oxides（玫瑰氧化物）

化學成分與生理效能的關係

根據皮耶．佛朗秀姆（Pierre Franchomme）的「成分－效能」分析模型，以精油化學單一成分的極性及非極性區別，可得一橫座標，再以化學單一成分的帶正電性及帶負電性，可得另一縱座標。獲得以下「四象限」的單一化學成分分布圖。

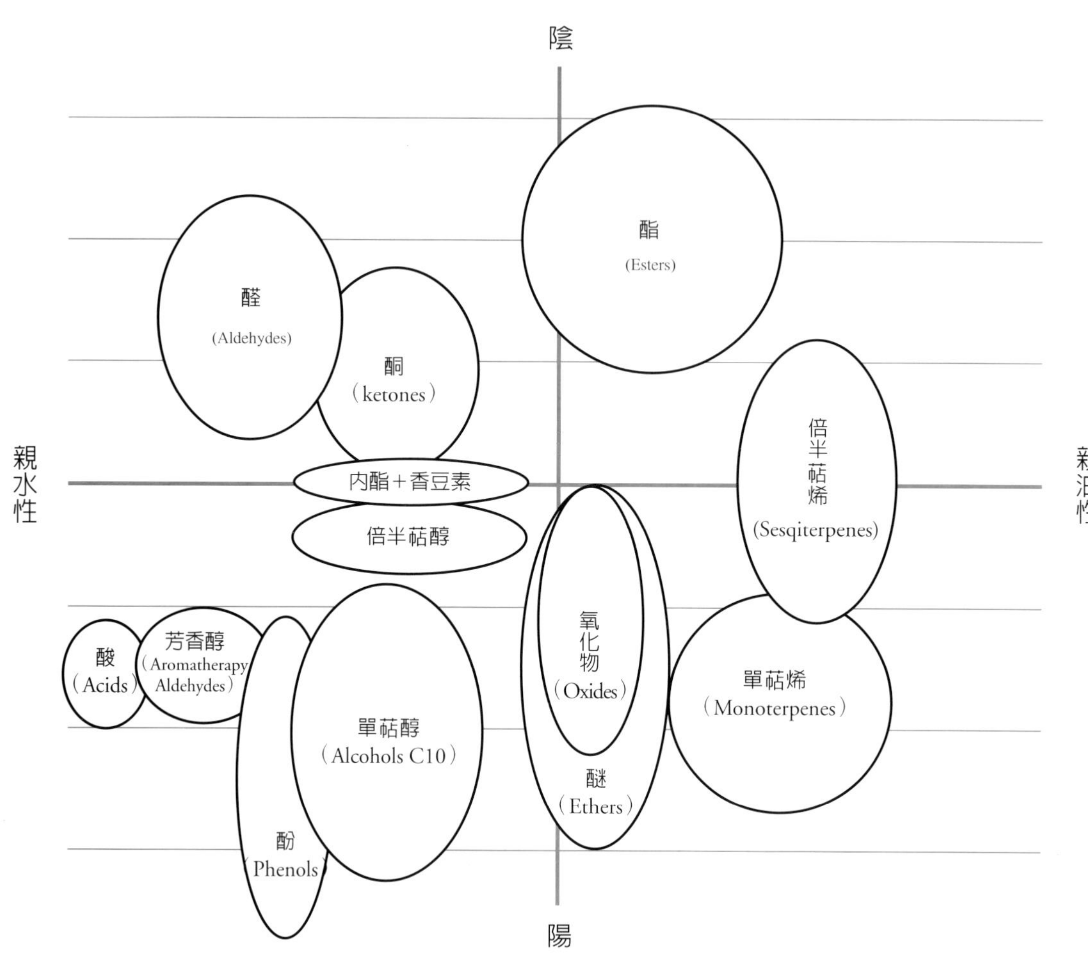

你該注意的……

- 酯、酮、單萜醛帶較高的負電，具涼爽、放鬆及抗炎，可定位陰性，以藍色顯示。
- 單萜烯、單萜醇、酚、氧化物、芳香醛、酚、醚或酸帶較高正電，屬於滋補、刺激、溫暖效果，可定位陽性，以橘黃色顯示。
- 倍半萜醇位於平衡偏溫暖區域，以黃綠色顯示。
- 倍半萜烯位於涼爽、平衡、溫暖的區域，具有淺藍、綠色及黃色的特質。
- 內酯、香豆素屬於平衡的作用，可用綠色表示。
- 在右手邊，靠近親油性的成分，具有較乾性的藥學屬性，在左手邊，具親水性的成分，具有偏溼的藥學屬性。

以眞正薰衣草的化學派圖爲例……

有45%為酯，36%為單萜醇，酯的放鬆、紓壓的效果好；而單萜醇則有抗菌、激勵的效果。

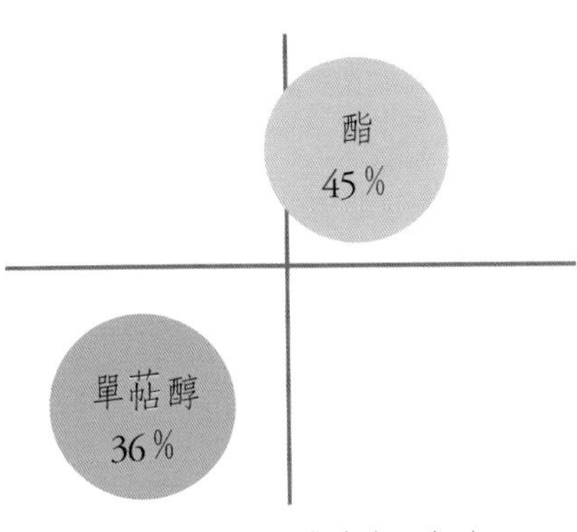

真正薰衣草主要的化學成分，分別落在第一、第三象限。

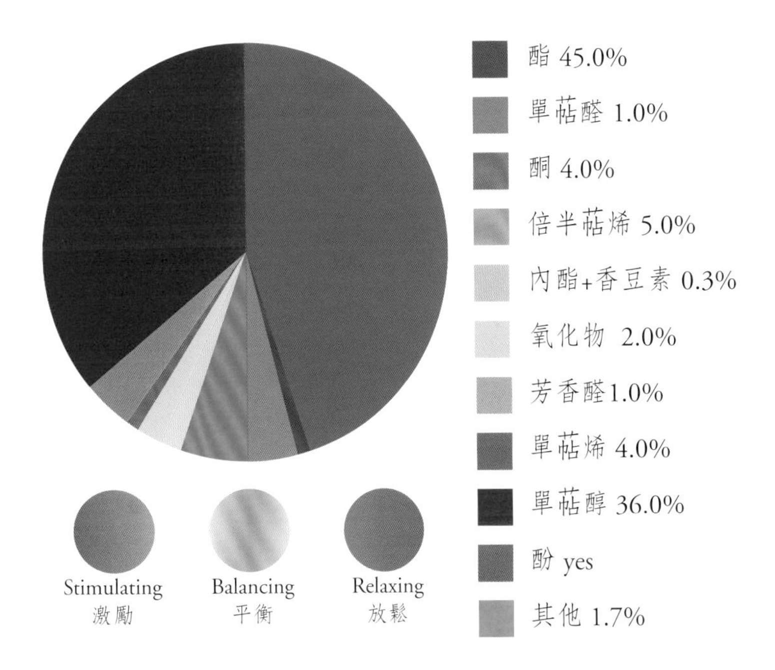

你要知道的

1. 此化學成分的百分比表，可轉化成「圓形派」圖，讓你對精油的陰陽性、激勵、放鬆產生影像性的深刻記憶。

2. 此化學成分的百分比表，可轉化成皮耶．佛朗秀姆的四象限圖，幫你掌握精油的特質及決定兩個以上精油一起調配後，可能產生的結果。

3. 透過化學成分的分類及四象限圖的運作，可幫你認識完全陌生的精油。在此感謝4位國際芳療大師，超過10年以上的研究所提出的分析模型：

   Dr.Daniel Pénoël,M.D.

   Pierre Franchomme,Ph.D.

   Ron Guba,Aromatic Doctor

   Rosemary Caddy,BSc Hons

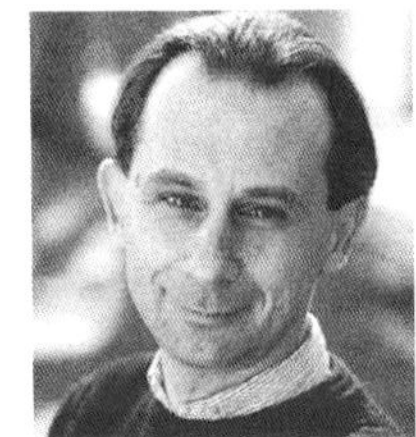

Ron Guba
世界級的芳療醫生

4. 精油的化學組成，分為11類，加上其他尚未被確認的未知成分，共12行，可形成約100％的組成分子。若大於或少於100％的原因是：精油的化學會因自然環境而改變比率，因此本表提供的化學比率是標準的、常見的比率。當寫3.0％，表示3.0％或在3.0％附近的數字，例如2.8％，3.5％等。

5. ★表示該成分為其精油的主要活性、功能的來源，但化學分子之間尚有整體的交互作用，因此讀者不應只注意★的化學成分所衍生的藥學屬性。

如何運用精油分析模型

「化學成分－效能」分析模型可以很明白地了解精油化學單一成分的功能及精油整體的功能。同時也提供調配精油，決定配方的基礎。例如佛手柑，具有28％酯(第一象限)，52％的單萜烯（第四象限）及13％的醇類（第三象限），那麼，我們可以根據精油化學理論了解，佛手柑具有酯的放鬆，能安撫神經，或紓壓效果，也會有單萜烯及醇殺菌、激發免疫力的效果。佛手柑適合與薰衣草調配（因為薰衣草成分有45％酯及36％的單萜醇）。

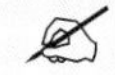

化學分子名稱 / 內含化學分子的百分比 / 植物精油名稱	放鬆（陰）			平衡	
	酯	酮	醛	內酯+香豆素	倍半萜烯
薑Zingiber officinale	2.0 %	2.0 %	5.0 %		55.0 % ★
葡萄柚Citrus paradisi	0.5 %	Yes	1.5 %	0.5 %	Yes
牛膝草Hyssopus officinalis	2.0 %	46.0 % ★			8.0 %
杜松子Juniperus communis	Yes			Yes	6.0 %
摩洛哥茉莉Jasminum officinalis	酯20.0 % 苯基酯 34.0 % ★	2.7 %			
薰衣草Lavandula angustifolia	45.0 % ★	4.0 %	1.0 %	0.3 %	5.0 %
檸檬Citrus limonum	1.5 %		3.0 %	2.0 %	2.5 %
甜羅勒Ocimyn basilicum	3.0 %				1.0 %
佛手柑Citrus bergamia	40.0 % ★		1.0 %	5.0 %	0.5 %
黑胡椒Piper nigrum		4.0 %			30.6 %
胡蘿蔔Daucus carota	3.0 %				16.0 %
德國甘菊Matricare recutita				Yes	35.0 % ★
羅馬甘菊Anthemis nobilis	75.0 % ★	3.0 %	2.0 %	Yes	3.0 %
香柏木Juniperus viginiana					60.0 % ★
快樂鼠尾草Salvia sclarea	70.0 % ★	Yes	Yes	Yes	4.0 %
丁香Eugenia caryophyllata	Yes				6.0 %
絲柏Cupressus sempervirens	5.0 %				3.0 %
澳洲尤加利Eucalyptus radiata			Yes		
茴香Foeniculumvulgare		5.0 %		Yes	
乳香Boswellia carteri	Yes	Yes			Yes
天竺葵Pelargonium graveolens	15.0 %	7.0 %	5.0 %		4.0 %

	激勵（陽）					
倍半萜醇	單萜醇	單萜烯	氧化物	酚＋醚	酸	未知
5.0 %	5.0 %	20.0 % ★	1.3 %			4.7 %
	1.0 %	96.5 % ★				0.5 %
	28.0 % ★	0.8 %	4.0 %	Yes	3.2 %	
	5.0 %	80.0 % ★	Yes		Yes	9.0 %
24.0 % ★			2.7 %	Yes	16.6 %	
	36.0 % ★	4.0 %	2.0 %	Yes		1.7 %
	2.0 %	87.0 % ★				2.0 %
	50.0 % ★	15.0	4.0 %	酚10.0 % 醚15.0 % ★		2.0 %
	18.0 % ★	33.0 % ★		Yes	2.5 %	
		60.0 % ★	Yes	Yes	2.3 %	
50.0 % ★	4.0 %	22.0 %		Yes	Yes	33.0 %
20.0 % ★		1.0 %	35.0 % ★			9.0 %
3.0 %	5.0 %	5.0 %	5.0 %		Yes	2.0 %
30.0 % ★						10.0 %
Yes	20.0 %	2.0 %	0.8 %	Yes	Yes	3.2 %
		Yes	1.0 %	酚90.0 % ★		3.0 %
10.0 %		75.0 % ★	1.0 %		Yes	6.0 %
	14.0 %	20.0 %	72.0 % ★			Yes
	3.0 %	24.0 % ★	3.0 %	醚62.0 % ★	Yes	2.8 %
		40.0 % ★				60.0 %
	63.0 % ★	2.0 %	2.0 %			2.0 %

化學分子名稱 / 內含化學分子的百分比 / 植物精油名稱	放鬆（陰）			平衡	
	酯	酮	醛	內酯+香豆素	倍半萜烯
檸檬草Cymbopogon citratus	Yes	0.3%	80.0% ★		1.0%
橘子Citrus reticulata	苯基酯1.0%		1.0%	Yes	
馬鬱蘭Citrus reticulata	2.0%		1.0%		30%
桃金孃Myrtus communis	36.0% ★		Yes	Yes	Yes
沒藥Commiphora molmol	Yes	6.0%	2.0%		39.0% ★
綠花白千層Melaleuca viridiflora	15.0%		Yes		Yes
橙花Citrus aurantium amara	14.0%	0.5%	2.0%		Yes
甜橙Citrus sinensis		2.0%	2.0%	0.5%	Yes
馬丁香Cymbopogon Martinii	5.0%	Yes	7.0%		
野馬鬱蘭Oreganumvulgare	3.5%				Yes
廣藿香Pogostemon cablin		2.0%			50.0% ★
辣薄荷Mentha piperita	6.0%	30.0% ★	Yes	Yes	6.0%
回青橙Citrus aurantium amara	55.0% ★		Yes	0.5%	
松Pinus sylvestris	5.0%	Yes	Yes		5.0%
迷迭香(樟腦)Rosmarinus officinalis	1.0%	25.0% ★			3.0%
保加利亞玫瑰Rosa damascena	4.0%	Yes	0.5%		1.0%
摩洛哥玫瑰Rosa centifolia	苯基酯63.0%	Yes	Yes		1.0%
花梨木Aniba rosaeodora		10.0%	Yes		
東印度白檀木Santalum album		Yes	Yes	Yes	10.0%
西澳檀香Santalum spicatum		Yes	Yes		Yes
茶樹Melaleuca alternifolia					6.0%
百里香（沉香醇）Thymus vulgaris	5.0~30.0% vary with(UVLight)	<1.0%	<1.0%		<5.0%
岩蘭草Vetireria zizanoides	Yes	15.0% ★			Yes
香水樹Canaga odorata	15.0%	0.1%	0.1%		40.0% ★

	激勵（陽）					
倍半萜醇	單萜醇	單萜烯	氧化物	酚＋醚	酸	未知
	1.0 %	14.0 %			Yes	3.7 %
	5.0 %	90.0 % ★		Yes		3.0 %
	50.0 % ★	40.0 % ★		Yes		4.0 %
	4.0 %	15.0 %	45.0 %	Yes		Yes
	40.0 % ★	Yes		3.0 %	Yes	10.0 %
Yes	15.0 %	2.0 %	60.0 % ★			8.0 %
6.0 %	40.0 % ★	35.0 % ★			Yes	2.5 %
	5.0 %	85.0 % ★				5.5 %
	85.0 % ★	Yes				3.0 %
	0.2 %	12.0 %	0.3 %	酚75.0 % ★	Yes	9.0 %
33.0 % ★		1.0 %	6.0 %		Yes	8.0 %
	42.0 % ★	6.0 % ★	7.0 %			3.0 %
		10.0 % ★		Yes		4.5 %
	5.0 %	70.0 % ★	Yes	Yes	Yes	15.0 %
	3.0 %	30.0 % ★	30.0 % ★			8.0 %
	60.0 % ★	20.0 % ★	0.3 %	1.4 %		12.8 %
	30.0 % ★		Yes	Yes		Yes
	90.0 % ★	Yes				10.0 %
~90 % ★		Yes		Yes	2.5 %	7.5 %
~87 % ★		Yes		Yes	Yes	Yes
	45.0 % ★	41.0 % ★	7.0 %			1.0 %
	78.0 % ★	<5.0 %	<3.0 %	5.0 %	Yes	Yes
40.0 % ★						45.0 % ★
	20.0 % ★	0.4 %		10.0 %		14.4 %

精油的萃取方法

精油是植物二次代謝的產物，組成分子複雜，必須以合宜的萃取方法處理不同化學性質的精油，以保留最珍貴的、最完整的精油。本章介紹冷壓萃取法、溶劑萃取法及水蒸餾萃取法。了解萃取法，幫助我們更珍惜及善用手邊的精油。

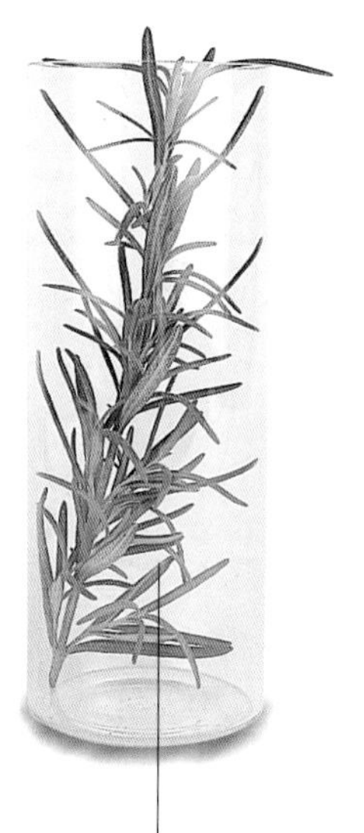

即使藏身在玻璃瓶子中，
仍無損於植物的精萃。

精油是植物的香氣、植物的精神、植物的靈魂、植物的生命力。精油是以液態的表現，藏身在深色的玻璃中。原本是藏匿在植物的各個部位，爲植物效力。什麼樣的人工萃取法，可以不破壞原來植物生命力，而爲我們所用。了解萃取法，讓我們更珍惜這植物生命力，並且讓手中的精油發揮到最大的效用。

七種萃取法

1. 浸油法（Maceration）
2. 酊劑法（Tincture）
3. 壓榨法（Expression）
4. 脂吸法（Enfleurage）
5. 溶劑萃取法（Solvent Extraction）
6. 超臨界CO_2萃取法（Hypercritical CO_2 Extraction）
7. 水蒸汽及水蒸餾法（Steam／Water Distillation）

1. 浸油法（Maceration）

最早的萃取法，指的是在還沒有水蒸餾設備萃取植物精華之前的萃取法。在舊約或新約聖經多次提到用「油」治病，用「油膏」塗抹祭司、塗抹耶穌，或用「油膏」爲遺體作「塗油禮」。這些油都是以浸油法萃取植物精華所得的藥草油。

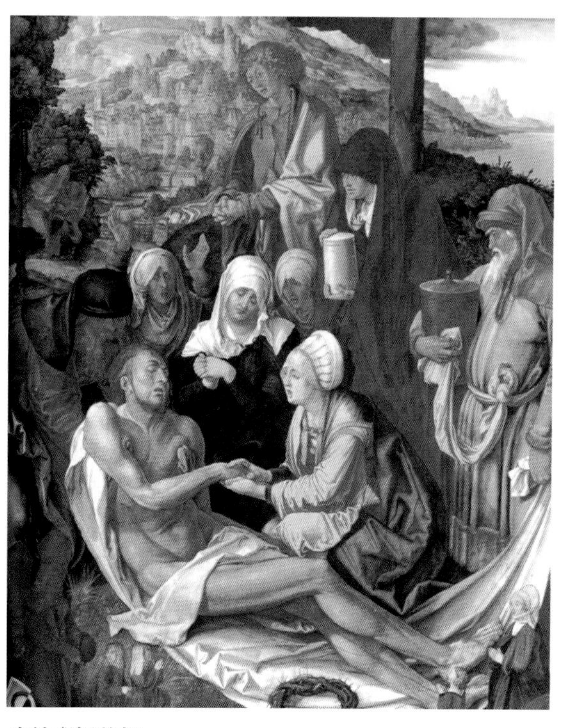

哀悼耶穌基督

聖母與使徒們正準備給予塗油禮，頭戴紅披風者與聖彼得各抱沉香與沒藥，準備為耶穌做淨身。

將植物含有精油的部位放入裝有植物油的瓶中，再將這植物及油的混合劑放在溫暖的地方，例如陽光底下2～3周，晚上就收回屋內。若是植物含精油量足，則3周以後，就可使用這具有藥性的按摩油，若植物含精油量不足，則必須2～3天將植物取出，再放入新的植物。最後，再以過濾方式，去除植物殘渣即可。一般可以使用6～12個月。若添加天然維生素E，可延長保存期限。植物油的選擇一般會用冷壓的甜杏仁油、杏桃仁油、橄欖油或葵花油。甜杏仁油較穩定，也較適合按摩，是比較好的選擇。葵花油價格較便宜，但缺點是比較容易氧化、不穩定。

2. 酊劑法（Tincture）

酊劑萃取法與浸油萃取法的原理及過程類似。需要6星期才可得到最大的藥效，以溶劑如穀類酒精、伏特加或食醋，將精油自植物組織中溶解出來，不需要加熱，也不放在太陽光底下，放在乾涼處即可，每日以人力搖晃50下左右即可。將30g的乾燥後的藥材（例如香草茶）與穀類酒精150ml，一起放在深色瓶中，並標示高度（因爲酒精易揮發），若高度下降，應再補充酒精。6周後，將藥材過濾出。酊劑法有點類似中藥的「藥洗」，可作局部溼敷、泡手、泡腳。更建議參照能量香水製法，最後添加純水，即成個人的能量香水。有些本省盛產的藥草或很香的夜來香，都可自行以酊劑法或浸油法萃取其精華。

3. 壓榨法（Expression）

壓榨法只有用在柑橘類精油，傳統以手工壓榨，後來慢慢改進，目前則以機器磨料法（Machine abrasion）爲主要的萃取法。

傳統的手工壓榨法是將柑橘如檸檬切半，取出果肉，將果皮浸在水中，使果皮軟化，再將果皮由內而外翻出，塞入海棉，以手工擠壓，讓精油可被海棉吸收，再擠壓海棉，讓精油可被收集。手工壓榨法易使操作者的手因長期浸潤純柑橘精油，而有皮膚炎的困擾。

機器磨料法是將去掉果肉的皮，放在機器內。機器內配有尖針狀的鐵器，當果皮在機器內翻轉時，會被釘狀物劃破表皮，使細胞內的精油、汁液等細胞組織留在機械內，最後經過離心器，將精油與其他細胞「垃圾」分離出。

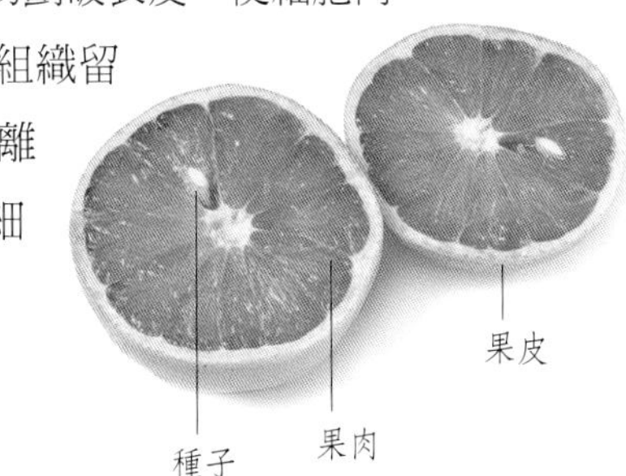

4. 脂吸法（Enfleurage）

當溫度容易破壞珍貴花朵如茉莉花時，脂吸法是另一種選擇。傳統的方法是將一片片的花瓣，放在動物性的固態脂肪中，2～3天再放新的花瓣，直到動物脂肪已吸滿花的香氣（大約重覆20次左右）。這產品的特殊名稱是香油脂（Pomade），香油脂加熱後，再與其他植物油稀釋，即可用來按摩。若要提供液態的花瓣精油，則必須再取溶劑如酒精與香油脂充分混合，使精油溶在酒精內，再以低溫加熱方式，使酒精揮發，留下精油，這類萃取法所得精油的名稱是原精（Absolute）。

原精除了精油成分以外，可能還有其他植物的蠟質。在低溫時易凝結，若以手溫，可又恢復液態。由於需要大量的技術勞工操作，成本高、產量小，目前很少工廠以此法萃取花瓣精油了。

脂吸盤
昔日用來萃取花朵香氣的脂吸盤。

5. 溶劑萃取法（Solvent Extraction）

溶劑萃取法用在較難萃取的精油或含量少或怕高溫的精油。例如茉莉、玫瑰、洋甘菊、玫瑰果等，以此法取代過去的脂吸法。

一般會以較低燃點的揮發溶劑淋在植物含精油的部位上，例如乙醚、已烷、甲苯、甲醇、乙醇等。所萃取出的物質包含精油、蠟質及一些可溶在溶劑的物質。經過低溫蒸餾，即可留下較精純物質、較少量的蠟質，這一步驟的產物是稱之為凝香體（Concret），若是樹脂類的精油，就稱為香料浸膏（Resinoid）。玫瑰凝香體必須再經過揮發溶劑如酒精的低溫拌煮，使之與酒精結合，並使蠟質、脂肪等雜質分離出來。然後過濾雜質，同時再以低溫讓酒精揮發，留下精油稱之原精（Absolute）。

研究指出脂吸法及溶劑萃取法所得的茉莉原精內含的成分、比例相當近似。

目前製造原精的溶劑殘餘值，國際標準是5～10ppm以下，對人體相當安全。

6. 超臨界CO_2萃取法（Hypercritical CO_2 Extraction）

超臨界萃取法是最新的萃取技術，屬於另類的溶劑萃取法，以二氧化碳（CO_2）為介質。超臨界萃取法的優點是CO_2溶劑不會與精油有化學反應，或殘留的疑慮。CO_2在高壓下，溫度控制在33℃，就使CO_2界於氣態與液態的關鍵狀態。可將精油自植物帶出。且只要將壓力稍微下降，CO_2就蒸發逸散了。金盞花以浸膏法取其精華，也有以超臨界CO_2萃取法，獲得金盞花精油。此萃取設備昂貴，所得精油價錢較高，因此較不普及。

7. 水蒸汽及水的蒸餾法（Steam / Water Distillation）

大部分萃取精油會使用水蒸餾的方式，主要是運用氣壓及沸點之間的關係，將兩個不相溶的物質——水及精油一起蒸發，蒸汽通過冷卻器，冷凝還原成水及油。

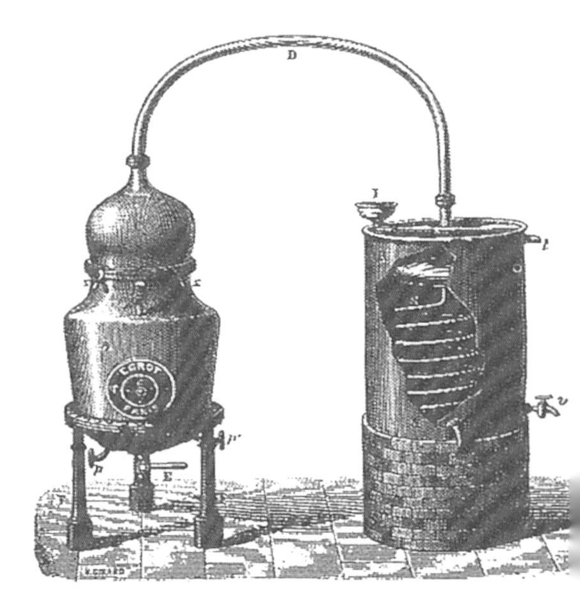

最早使用的蒸餾器

每一種精油都有各自不同的特性，例如沸點不同或者對熱敏感度不同。因此在水蒸餾的原理下可再區分為：

1 水煮式蒸餾法（Water distillation）

將植物與水同放一處，透過壓力的調控，通常是降低壓力，使沸點降低。例如橙花及保加利亞玫瑰對熱敏感，因此當沸點降低後，水蒸汽與花瓣精油一起蒸發到冷卻器，冷凝還原成油水分離狀態。

2 再蒸餾法（Cohobation distillation）

玫瑰花經水煮蒸餾後，其溶於水的苯乙基醇類（phenyl ethyl alcohol）會留在蒸餾水內，因此玫瑰花水有強烈的玫瑰味，但對於玫瑰精油本身，卻少了一個重要的成分，因此必須以再蒸餾法，將飽含苯乙基醇的蒸餾水再一次蒸餾，獲得苯乙基醇，最後將苯乙基醇放回原玫瑰精油內，就成了Rose Otto（奧圖玫瑰）。

3 精餾法（Rectification distillation）

對於某些精油例如尤加利在初步蒸餾後，依然有雜質於內，因此會以真空或水蒸汽再次蒸餾尤加利精油，此過程是精餾法。

4 分餾法（Fractional distillation）

分餾是用在香水樹（Ylang Ylang）精油，以分段溫度提高萃取量，第一段萃取出具花香並帶水果香的香氣；第二段所蒸餾的香氣便像藥草及木材味，價格也便宜許多。

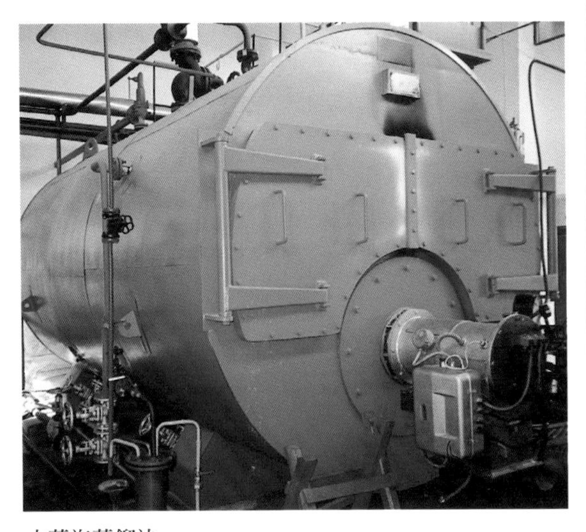

水蒸汽蒸餾法
煮蒸場所使用的機器

5 水蒸汽蒸餾法（Steam distillation）

水蒸汽蒸餾法適合萃取薰衣草或其他萜烯類精油，或其他含酯較高的精油。薰衣草的酯會在高溫水浸泡數小時之後，會轉變（還原）成醇及酸，也就是沉香酯，還原成沉香醇及酸，因此必須以此法蒸餾。以水蒸汽（通常會提高壓力）快速通過植物，使精油一起快速揮發到冷卻器，冷凝後呈現油水分離。

6 水蒸汽擴散法（Hydro-diffusion）

水蒸汽擴散法很類似水蒸汽蒸餾法，不同的是水蒸汽是自容器上頭注入，蒸餾出的油及水在下方收集。此法的優點是不需過多的水蒸汽，在短時間就可收集更多的精油。

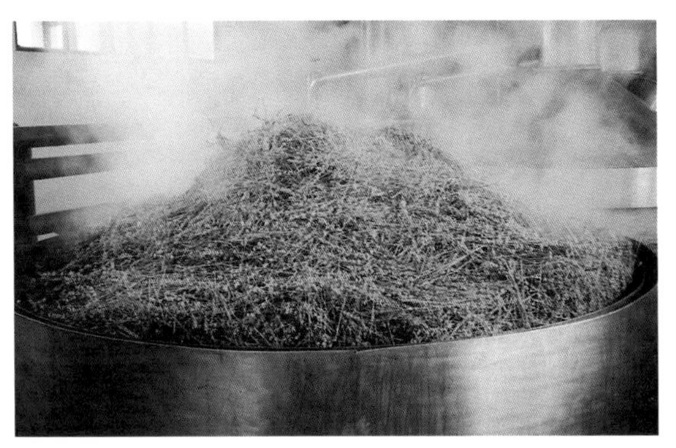

剛剛水蒸餾後的薰衣草

練習區

比較相同植物以不同萃取法所獲得的精油，其香氣、治療能力的差別。

精油之間的調配原則

調製精油處方，是將精油與媒介物如植物油、乳液、霜、蘆薈膠、酵母膠、礦物膠或綠泥岩粉等做一合理的調配，以紓解疾病症狀或養生或滋養心靈。在眾多精油中如何決定3～4種？如何選擇媒介物以適合個案的使用呢？是本章的思考重點。合宜的處方可讓芳療事半功倍，既經濟又不延誤療癒時間。讀者可在此章多下功夫研究、練習。

挑選喜歡的精油，調配在一塊，似乎很簡單，畢竟精油的副作用並不多，也少見，是相當安全、可以DIY的自然療法。

但是，當我們認眞地思考精油的價值，並且眞的仰賴天然精油作治療的媒介時，我們希望「成功」或「有效」，不是誤打誤撞的結果，更不希望錯過治療的最佳時機。

因此，挑選合宜的精油，似乎也是一項複雜的任務，如何在多種精油挑出最好的，最適合個案身心狀況的3-4種精油，就是我們要學習的目的。

首先，我們要決定精油配方目的性，主要分爲以下三項：

1. 香氣的美學。
2. 臨床醫學，身體上的使用。
3. 影響心理面及靈性面。

不同音階香氣的選擇，有賴訓練有素的「鼻子」，及相當程度了解香氣的個性傳達的訊息，因此能將不同特質、個性的香氣結合在一塊加以融合或強化，以表達你所要的訊息。例如玫瑰精油加入廣藿香，可以獲得平衡、融合的效果；若加入天竺葵便使玫瑰的香氣，更具花的氣息。

過去經典香水的配方，強調力度與持久力，讓使用者在使用24小時或3天後，依然可以察覺一絲「香勁」，因此低音階的香氣比率較高，可以占44～55%，而中音階香氣約占30～40%，高音階占15～25%。近來流行的淡香水，講究年輕、清爽、夠辣，立即吸引旁人的注意，香水配方著力於高音階的表現，因此高音階的比率多些，香氣持久力就顯得較不足。

香氣的美學

追求的是香氣的藝術，特別爲香水界所注重，所創造出的配方是協調了高音階、中音階及低音階三類不同香氣所形成的獨特香氣，必須可以與某一目標族群互相呼應、共鳴。

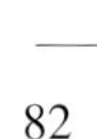

高音階
15～25%
佛手柑

中音階
30～40%
薰衣草、玫瑰

低音階
44～55%
白檀木、花梨木

不同香氣的音階

臨床醫學的運用

臨床醫學特別著重在身體面的運用，特別側重植物精油的藥理性，而非香氣特質。治療性的配方在於改善使用者的身體健康、恢復活力。因此精油的選擇仰賴「知識」，包括了對精油及對人體解剖學的認識，充分掌握病理過程及病理的知識，以決定芳香療法使用期限，使用方法，使用劑量。

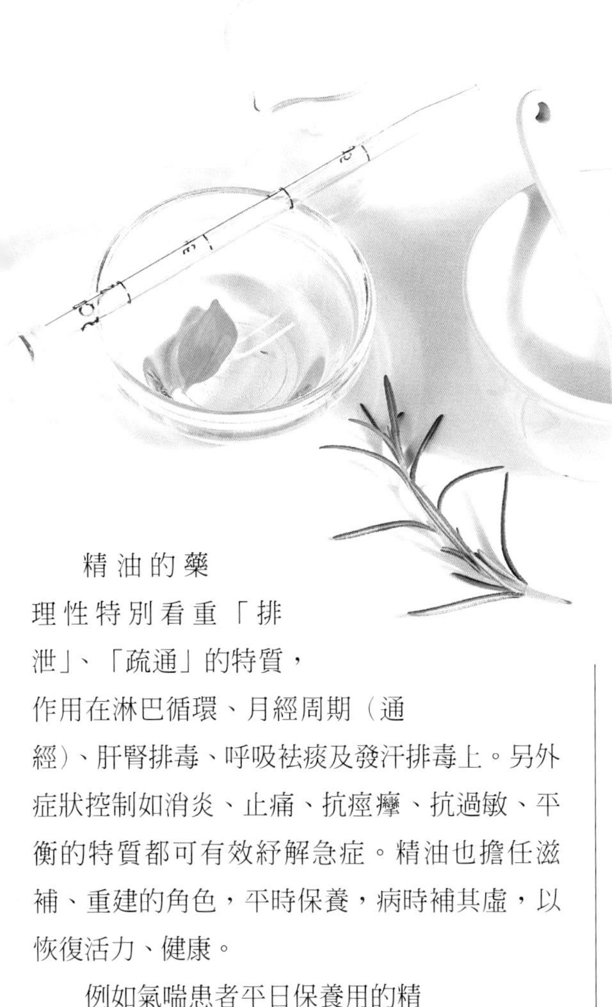

精油的藥理性特別看重「排泄」、「疏通」的特質，作用在淋巴循環、月經周期（通經）、肝腎排毒、呼吸祛痰及發汗排毒上。另外症狀控制如消炎、止痛、抗痙攣、抗過敏、平衡的特質都可有效紓解急症。精油也擔任滋補、重建的角色，平時保養，病時補其虛，以恢復活力、健康。

例如氣喘患者平日保養用的精油可挑選3～4種一起搭配：馬鬱蘭、松、快樂鼠尾草及尤加利。馬鬱蘭具有整體性改善的優點；松作祛痰、殺菌；快樂鼠尾草作抗痙攣；尤加利是呼吸道專用精油。

玫瑰的香氣，感受愛與幸福的滋味。

這4種精油的挑選符合藥草學家用藥習慣——調和整體、症狀控制及藥引的概念。簡言之，就是挑選的藥材是根據不同角色來定位：君主、左相、右相、將軍。君主照顧整體性、左相及右相是作重點管理，將軍負責直指任務目的。

影響心理面及靈性面

運用精油配方恢復、穩定情緒及心靈的平衡，以精微的植物香「氣」影響人「氣」，建議精油選擇不要超過3種，保持單純化，劑量也較身體的用量低，越低效果越好。當藥性的物質成分越低，甚至完全消失時，會留下充滿活力的能量，這植物的精微能量足以「升降出入」人的生命力(能量)。調和「過猶不及」的失衡問題，導引症狀，使人恢復原有的自癒力機制。這原理與順勢療法相謀合。

什麼是順勢療法

順勢療法主張不要對抗症狀，壓抑病症。而是導引症狀，將疾病帶出體外，以恢復生命力的正常運作，獲得真正的健康。順勢療法所用的藥物，以水或酒精稀釋，經過稀釋及搖晃的過程，可以降低藥物的毒性，釋放獨特的能量，可以幫助導引疾病，帶出體外。

如何選擇精油

選擇精油依賴「直覺」，這直覺源自於對靈性、能量及心理的察覺能力。同時這察覺能力足以挑選合宜精油，進而運用植物的精微能量影響、改變、療癒人的心靈層次。

例如經濟不景氣，衍生的失業率偏高，促使某部分的族群感受到經濟壓力，擔心失業、沒有收入，無力改善目前的現況，憂心、焦慮，甚至沮喪。外在壓力導致心智失衡，無形中就容易生病。因此藉助自然之能量平衡身、心、靈、氣，才能獲得眞正的健康、預防生病。壓力、焦慮、挫折直接影響心神，可運用利「心氣」及「腎氣」之精油，預防心腎不交，導致神志不清。例如天竺葵及甜橙、茉莉，可以強化意志，紓解心神壓力。

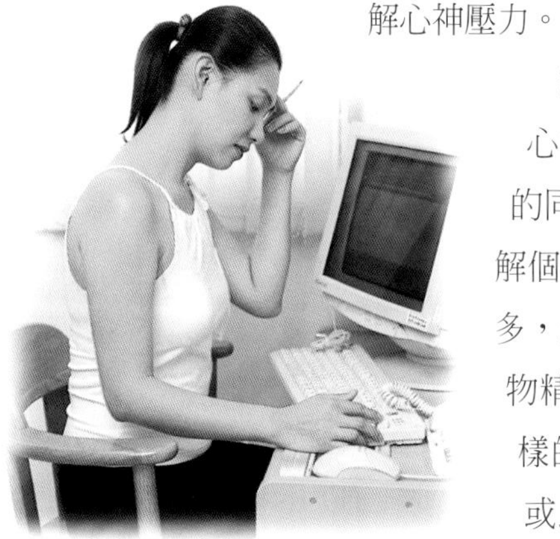

都會的上班女性，壓力問題大。

對「直覺」的培養，主要在人的心靈與植物的特質作一連結。對人的同理心或心理學的研究，有助於了解個案的心靈需要。對植物的了解越多，越能感受精油的個性。當掌握植物精油的個性後，就可以選擇以同樣的自然植物個性與個案契合，或以不同的植物個性補強個案的需要。

薰衣草精油個性

例如薰衣草精油個性是「腳踏實地，鞠躬盡瘁」，相當具有優良母性的典範，又稱「精油之母」。當個案有此特質時，也會欣賞、喜歡薰衣草香氣，若個案個性屬「好高鶩遠、好逸惡勞」，那麼薰衣草的個性，也可幫助調整個案的短處。

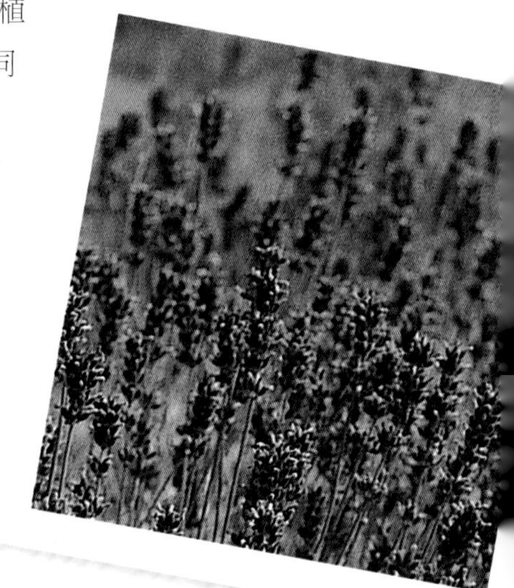

薰衣草

欲了解植物精油

了解植物的精油特質或其個性，可自植物的特質著手：

－植物的生長環境：乾、溼、冷、熱、海拔、緯度、產季等。

－植物的顏色、形狀。

－植物生產及蘊藏精油的部位。

另外，尙有些許的因素左右調合精油香氣的成功，應加以考慮。

1. 個案對香氣的偏好。不以個案不悅的香氣爲配方主角，以免引發不悅的情緒反應。
2. 只選用3～4種不同香氣。尙未掌握香氣的表現時，應限制精油的選擇及使用量，以免造成混亂。
3. 確認個案的身心不因某類精油而過敏，以免使個案與精油產生誤會，懼怕使用芳香療法。

讓精油及直覺成爲你的私人教練。以心傾聽，輔助眼睛所獲得的資訊。開發個人潛意識，產生靈感，發揮創造力，使人更聰明。

嗅覺認知的培養

在於了解香氣及其牽涉的特質如陰陽性、揮發度、香氣強度。並且將香氣具體化，將香氣的感受及滋味以言語文字充分表達出來。

香氣強度習慣以1-10表示，數字越大，香氣越濃。例如羅勒的香氣強度指數是7，甜橙是5，那麼調配這兩種精油時，甜橙的滴數必須高過羅勒，直到香氣是協調，沒有一個明顯的單獨香氣出現爲止。

協調的香氣，可能流於平庸、單調、呆板，加入某些特殊性精油可將香氣加以調整、強化或作爲香氣的橋樑。舉例如下：

1. 具有「調整」性質的精油：

肉桂、丁香、柑橘類、廣藿香、岩蘭草及辣薄荷。這類的精油可以讓原本「偏右」的香氣，調整到「偏左」以獲得多樣化的平衡。

2. 具有「強化」性質的精油：

天竺葵、快樂鼠尾草、薰衣草、白檀木、香柏木、馬丁香、柑橘中的佛手柑、檸檬、萊姆、保加利亞玫瑰、茉莉、橙花及沒藥。這類精油可使原配方的香氣更獨特，強化某一香氣。例如白檀木的木質香以香柏木調入，可使木質香更濃郁，若以佛手柑調入，則具粉香的木質香更有花香調。

3. 香氣的橋樑

花梨木、馬鬱蘭、甜橙、紅柑、及松（氧化物類）。這類香氣可以使具「有稜有角」的香氣配方更滑圓，更連接一塊。

香氣的強度指數

精油		強度（0–10）
歐白芷	Angelica	9
洋茴香	Aniseed	7
羅勒	Basil	7
佛手柑	Bergamot	5
香柏木	Cedarwood	6
肉桂	Cinnamon	7
香茅	Citronella	6
快樂鼠尾草	Clary Sage	5
丁香	Clove bud	8
尤加利	Eucalyptus	8
茴香	fennel	6
乳香	Frankincense	7
薑	Ginger	7
杜松子	Juniper berry	5
薰衣草	Lavender	5
檸檬	Lemon	5
檸檬草	Lemongrass	5
橘子	Mandarin	5
沒藥	Myrrh	7
橙花	Neroli	5
甜橙	Orange	5
廣藿香	Patchouli	7
黑胡椒	Pepper, black	7
辣薄荷	Peppermint	7
回青橙	Petitgrain	5
松	Pine	5
摩洛哥玫瑰	Rose Abs	8
保加利亞玫瑰	Rose Otto	7
迷迭香	Rosemary	6
花梨木	Rosewood	5
白檀木	Sandalwood	7
百里香	Thyme, red	7
岩蘭草	Vetivert	7

資料來源：根據美國Appell的香氣強度分類法，1982

花水、精露或純露

花水又名精露，是萃取植物精油的副產品，一般作為外用的化妝水或香水。根據Sussan Catty數年研究花水的經驗，整理出花水的各種妙用，包括內服法、外用法。本章與您分享最新的花水研究。

什麼是花水？

花水，又稱精露或純露，英文名稱是Hydrosol，意思是「水合物」或「水溶液」，源自於拉丁文，「hydro」是水，「sol」是「Solution」也就是「溶液」。有時候Hydrosols也被稱之爲Hydrolates，floral waters 或 Plant waters。後二者是花水或植物之水。前者Hydrolates的字尾「late」是源自法文的「lait」，意思是「牛奶」。因爲剛蒸餾植物後所收集的水合物，看起來有點像牛奶般的混濁，像是稀釋過的牛奶，因爲裡面有精油的成分，因此Hydrosols就是Hydrolates。為何衍生出許多的英文名稱呢？這道理如同我們會以不同的名稱指同一件物品，例如，杯子、茶杯或水杯等等……端賴用字者的習慣。

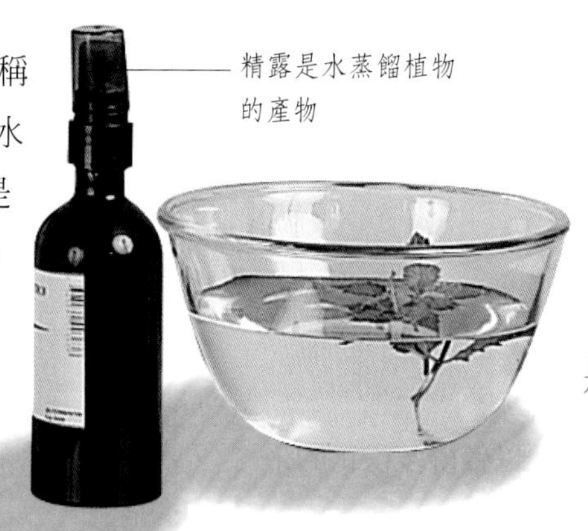

精露是水蒸餾植物的產物

精露的PH值有多少？

精露是一種水合物，不是水，也不是精油加水，精露是精油中可溶於水的成分，充分地與水溶合在一塊。每公升的精露含有0.05～0.2毫升(ml)的精油，也就是1公升的精露可能含有1～4滴的精油成分。若我們以PH值的角度去看精露，可以更了解精露的與衆不同。精露的PH值是介於2.9～6.5之間，偏酸性；純水的PH值是7，爲中性；水龍頭的水是8，偏鹼性；精油的PH值可以是5.0～7，偏微酸性。精露既不是水，也不是精油加水，而是獨樹一格，純淨的一種植物性產物。

植物的藥性以水高倍稀釋，促使能量自物質中分離出來，獲得發揮的機會。這樣的精露具有順勢療法的特點，以能量導引爲治療的重點。精露是植物的一部分，特別是屬於能量藥性的部分，可與精油一起使用，作爲整體性治療的基石。根據身、心、靈需要，可將精露內服或外用，使用方法詳述如下。

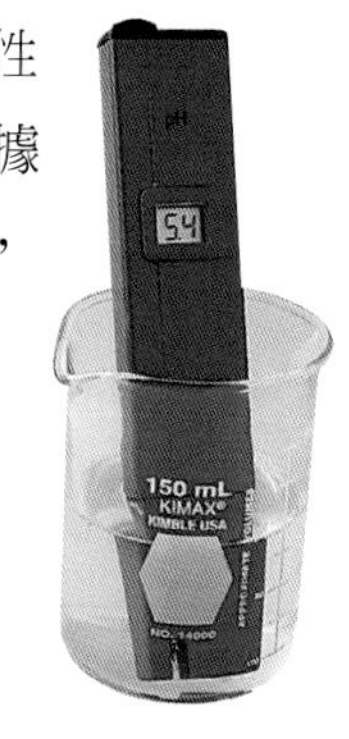

把酸鹼值表放在薰衣草精露中測試得到的PH值是5.4。

使用精露的六大好處

▶使用方便：質地如水，可直接用在身體或皮膚或內服；可稀釋或不稀釋，端賴需要而定。

▶溫和：能量藥性強大卻溫和，可幫助體質虛弱之人。作為能量導引，身體的補劑。

▶香氣迷人：美好的天然香氣，令人一用再用，回味無窮，創造快樂、幸福的感覺。

▶價格便宜：比精油便宜。精油生產量少，相對的生產成本高。

▶與純精油一起合用：精露屬於植物的一部分，將精油與精露合用，才能真正掌握使用植物潛藏的力量。

▶美容的好幫手：可與許多的美容保養品結合，提供保溼、消炎、抗敏、退紅、抗自由基的特點。同時具有心靈保養的效力，是現代人面對壓力最好的天然保養品。

如何使用精露

內服：

- 30ml的精露與1500ml的純水搖勻，一日內喝完，連續3周，休息1周，檢視成果。根據個人狀況而定，若是需要排毒、淨化，可試杜松子精露。
- 覺得純水單調，以一點點的精露添加於水中，享受其精微的香氣能量。根據個人喜好的香氣選擇。
- 1.5湯匙的純精露，一日內服3～6次，緩解特殊症狀。茶樹及尤加利精露對抗感冒；羅勒、茴香、時蘿精露處理消化不良；德國甘菊、薰衣草精露處理失眠問題。

使用精露該注意哪些安全？

1. 只用單純精露於醫治或內服。添加防腐劑或以精油溶於助溶劑如酒精，再加入純水，並不適本文提供的使用方法。
2. 精露的保存以恆溫並在室溫25℃以下為宜。
3. 內服用精露不應有防腐劑，且填充、運送、儲存條件應符合內服飲用水的標準。若酸鹼值改變或上升0.5或偏鹼性，則代表精露已變質，不宜內服，應改為外用。
4. 精露有近千年的使用歷史，但一直以外用為主。內服是新趨勢，較內服精油安全，但目前提供內服精露的廠家很少。若想內服，建議先測試精露的PH值，最好先以隔水加熱的殺菌法，確保自己喝下的精露沒有含致病菌。

精露的PH值

精露	英文名	PH值
羅勒	Basil	4.5~4.7
雪松	Cedarwood	4.1~4.2
絲柏	Cypress	3.8~4.0
尤加利	Eucalyptus	4.1~4.3
茴香	Fennel	4.0~4.1
德國甘菊	Chamomile	4.0~4.1
羅馬甘菊	Roman Chamomile	3.0~3.3
天竺葵	Geranium	4.9~5.2
杜松子	Juniper berry	3.3~3.6
薰衣草	Lavender	5.6~5.9
橙花	Neroli	3.8~4.5
辣薄荷	Peppermint	6.1~6.3
玫瑰	Rose	4.1~4.4
迷迭香	Rose Mary ct氧化物	4.2~4.5
白檀木	Sandalwood	5.9~6
蘇格蘭松	Pine	4.0~4.2
沉香醇百里香	Thyme	5.5~5.7
茶樹	Tea Tree	3.9~4.1
山榆	Witch hazel	4.0~4.2

資料來源：S.Catty的研究

外用

- **美容保養**：直接以精露純劑塗抹於皮膚上。可用在老化皺紋肌膚，每日2～3次，溼敷或塗抹於皮膚，使肌膚柔軟有彈性；也可運用其抗氧化的特質，預防自由基對皮膚的傷害，可在日照前後使用，以維護膠原及彈力纖維組織的完整性。山榆水及玫瑰精露的效果特別好。

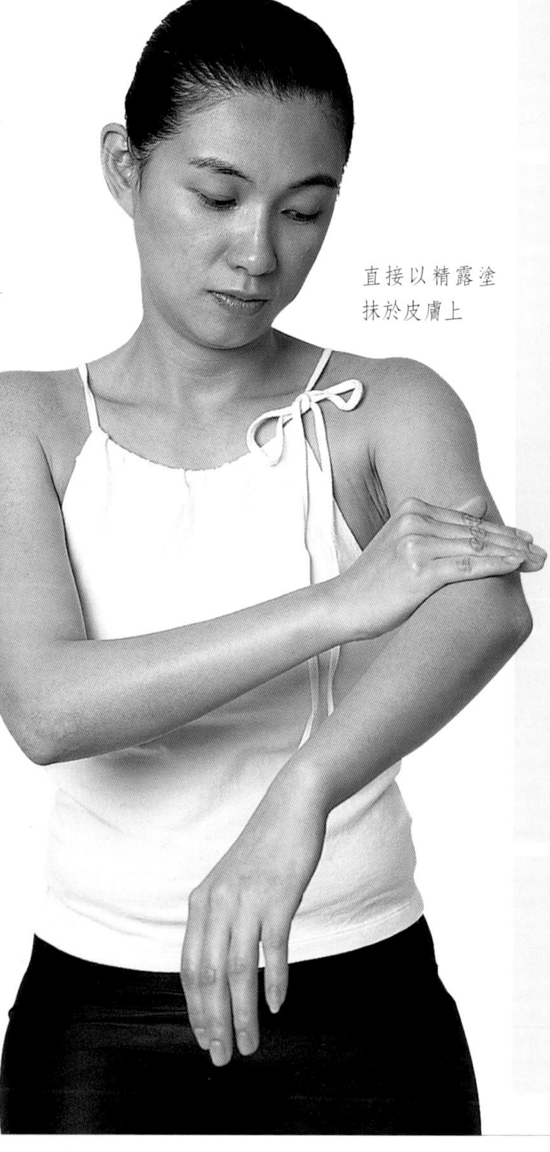
直接以精露塗抹於皮膚上

去角質

取松脂粉、蜂蜜及精露按摩在腿部及肥胖、橘皮般的皮膚處，可改善循環、增加皮膚彈性，更可以苗條曲線。杜松子、茴香、迷迭香精露是最好的選擇。將松脂粉加入精露及荷荷芭油，即可形成完美的天然去角質霜，適合用在臉部；也可添加牛奶，但必須放在冰箱，不宜久藏。

蒸臉

加1/3的比例精露於熱純水中，幫助皮膚毛孔張開，深層清潔，排出毒素；若以超音波精油水氧機噴出精露，則可鎮定、安撫、保溼肌膚。

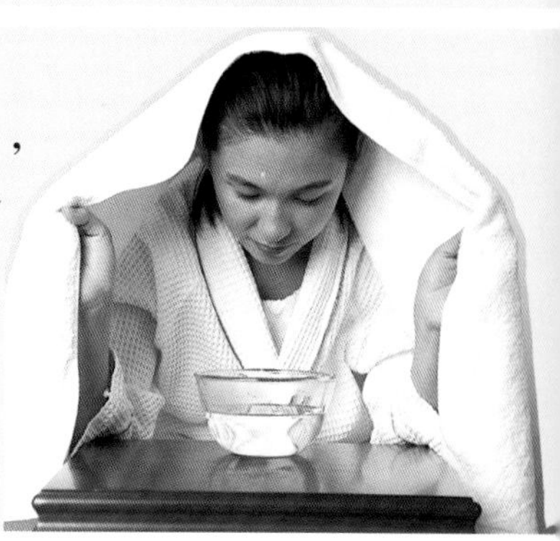

面膜

可直接加精露於面膜紙上，溼敷5～10分鐘，可作收斂、安撫、抗自由基的美容功效，例如山榆、羅勒、百里香精露。或取3湯匙綠泥岩加6茶匙精露如杜松子、薰衣草精露再加1～2滴純精油，可深層淨化毛孔、排毒，並有效改善青春痘困擾，或對抗皮膚粗糙不潔的表面。德國甘菊及玫瑰精露溼敷眼部，適合改善眼部疲勞、腫脹及循環不良的問題。

綠泥岩

精露

卸妝

可直接卸妝，如羅馬甘菊、薰衣草、玫瑰、橙花、杜松子、山榆、茶樹、茴香、香柏木等精露。

收斂兼具按撫性的精露

可提高皮膚吸收乳液的功效，並提高皮膚的保溼力，例如玫瑰、橙花、薰衣草精露。

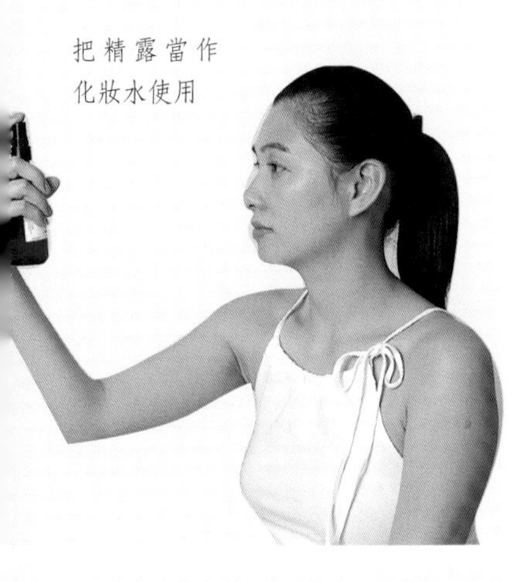

把精露當作化妝水使用

面霜／乳液／膠

可調配30～50%的精露於面霜、乳液、膠中，讓保養品較易為肌膚吸收。玫瑰、薰衣草、橙花、杜松子、迷迭香、松、德國甘菊、山楡精露都是很棒的調入品。

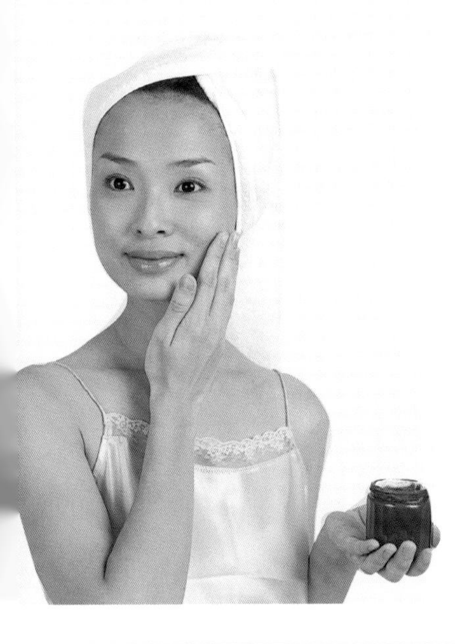

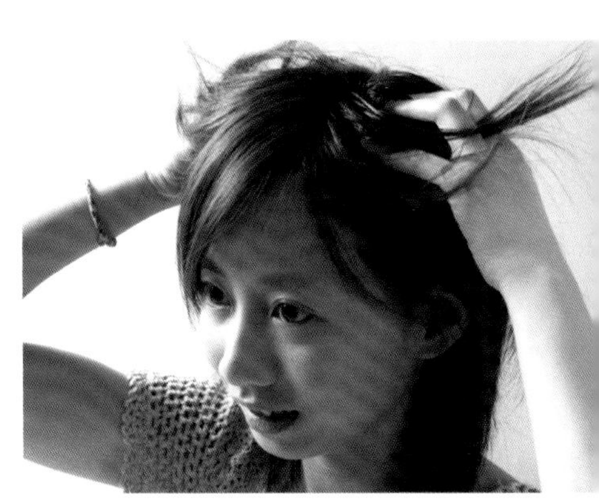

- **滋養頭皮：**以30～40cc的精露，按摩於剛洗完頭髮的頭皮上，再以正常程序吹乾頭髮。香柏、迷迭香、茶樹及薰衣草精露適合落髮、頭皮癢、頭皮屑；洋甘菊精露適合敏感頭皮。

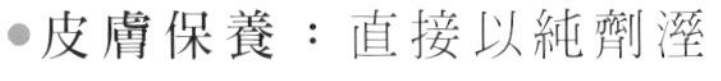

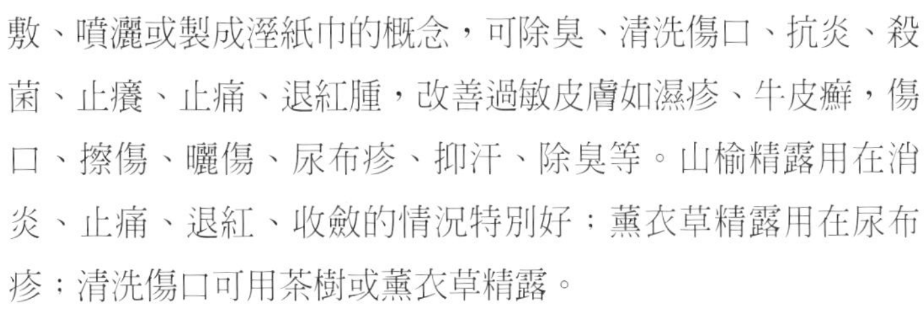

- **皮膚保養：**直接以純劑溼敷、噴灑或製成溼紙巾的概念，可除臭、清洗傷口、抗炎、殺菌、止癢、止痛、退紅腫，改善過敏皮膚如濕疹、牛皮癬，傷口、擦傷、曬傷、尿布疹、抑汗、除臭等。山楡精露用在消炎、止痛、退紅、收斂的情況特別好；薰衣草精露用在尿布疹；清洗傷口可用茶樹或薰衣草精露。

- **肌肉痛、痙攣、拉傷、扭傷等：**3～5湯匙精露於1公升的純水，以冷敷或熱敷止痛。急性的痛如扭傷用冷敷，慢性的痛如月經腹痛用熱敷。在「加熱」精露時，請勿用微波爐的熱源，請以隔水加熱。處理疼痛可用精露，也可適度加入3～5滴100%純精油，依情況而定。可選擇尤加利、德國甘菊、迷迭香、薰衣草精露。

- **坐浴：**100cc的精露於坐浴的水中。可以緩解尿道、陰道感染、念珠菌、痔瘡等。若是需要刺激局部循環，以提高療癒，則應以熱水（38℃）及冷水（26℃）交替坐浴各兩分鐘，來回共4-5次。百里香、茶樹精露較為常用。

- **盆浴：**6個月以下的嬰兒以5～10ml精露於盆浴水中，1歲以上～6歲可用10～30ml的精露，大人可用30ml於盆浴中，100～250ml於按摩浴缸中。對於情緒、心靈的健康有很大幫助。薰衣草、德國甘菊精露適用在盆浴的心靈保養上。

- **漱口：**以1份的精露，混合4份的純水漱口，保持口腔衛生、口氣芬芳。若有口腔潰瘍、喉嚨痛則以單純精露在口中、或漱口，最後吐出，一日3～4次。以茶樹或百里香精露為佳。

常用精露有哪些？

有多少精油，大約就有多少種類的精露，但是流通在外，可買得到的精露種類卻不多，因爲精露的運送成本昂貴，研究報告也不多，市場的需求量因此沒有精油大，所以精露一直是處在副產品的角色。在衆多的精露產品中，有幾樣是必備，並且買得到的，例如保加利亞玫瑰、薰衣草、橙花、洋甘菊及山榆精露，這些精露可以單獨使用或與其他精露一起調和，互補其功效。未來希望有更多精露可以加入精露的家族，使芳香療法更完整。

	PH値
橙花精露 Neroli	3.8～4.5
山榆精露 Witch hazel	4.0～4.2
杜松子精露 Juniper berry	3.3～3.6
薰衣草精露 Lavender	5.6～5.9 (高山薰衣草精露的PH值則較低，約5.5)
德國甘菊精露 Blue chamomile	4.0～4.1
保加利亞玫瑰精露 Rose	4.1～4.4

練習區

比較薰衣草精露與自己DIY自製的薰衣草精露，在香氣及效用上有何不同。或請自選一種精露，親身體驗它的各種效用。女性可在月經結束前飲用保加利亞玫瑰精露，體驗神奇的效果。

香氣	適用
清雅香氣，略帶甜及花香、花果味，適合外用、內服，或單純作為個人香水。	1.皮膚：紓壓、收斂油性、敏感性膚質。 2.身體：鎮痙攣、殺菌、抗念珠菌，內服可處理壓力性消化不良、便秘，外用處理白帶、念珠菌。 3.心靈：安撫中樞神經系統，幫助解決成癮問題，如咖啡因、煙、酒。情緒、心靈驚嚇必備的精露。
乾苦、濃厚帶點木質香氣。	1.皮膚：抗自由基、抗老化、收斂性、抗炎、退紅、止癢效果最好。可用在老化皺紋皮膚或濕疹、牛皮癬、蚊蟲叮咬、皮膚擦傷，或作鬍後水用，若香氣過於濃厚，可以與玫瑰或薰衣草精露1：1稀釋調和。 2.身體：漱口法改善喉嚨痛；收斂靜脈曲張、改善痔瘡，每日坐浴2～3次，孕婦亦適用。止肌肉痛及風溼關節痛，以溼敷法。
木質乾香，略苦似琴酒味。	1.皮膚：收斂、清潔、淨化油性或青春痘膚質，可作溼敷面膜或與綠泥岩調和作排毒面膜。 2.身體：激勵腎氣、利尿、排毒、排出身體多餘水分，可處理水腫型肥胖、關節炎、痛風，外用、內服皆可。 3.心靈：具有最佳的心靈淨化效果，以1滴在手心，淨化身體四周的電磁場；或將杜松子精露噴灑周遭淨化消除負面能量區。
像是溫和略暖的淡淡甘草香	1.皮膚：偏中性，具細胞再生、安撫、抗菌、止癢，適合中性肌膚或各種皮膚炎、尿布疹、曬傷、蚊蟲咬傷、敏感。可與各種皮膚保養品調和，增加香氣、抗菌力。適合卸妝用。 2.身體：壓力緊張引起的緊繃、頭痛，以溼敷法，或搭配水療安眠。 3.心靈：平衡身心，鎮定安撫心緒，可潔淨負面能量。
像甘菊花茶，略有甘苦味，帶點花香。	1.皮膚：敏感、發炎肌膚，適合灼傷、燙傷、曬傷用，可與薰衣草精露合用，獲得最佳效果。可潔淨眼部腫脹、疲倦。溫和又有效。 2.身體：消毒、殺菌、抗真菌，因此用在念珠菌感染、腳汗臭、泌尿道及陰道感染。助消化、抗腸部痙攣。以內服效用較佳。 3.心靈：作用在心輪、喉輪及中樞神經系統，特別適合處理緊張壓力。
與保加利亞玫瑰精油香氣一致，令人心神一振，很精緻、美妙的香甜味，內服外用都很棒。	1.皮膚：保溼、收斂、抗老化，適合搭配各種皮膚的保養品，兼具心靈美容效果，讓你恢復自信，心靈像天使般單純。 2.身體：平衡內分泌及自主神經系統，可外用作「婦潔液」或內用改善月經前症狀及幫助排泄經血。滋補生殖系統。 3.心靈：與心氣或心輪最貼近，使心情開朗，不僅愛自己，也有能力把愛傳出去。

植物媒介油

按摩使用的媒介油，一般以植物油為主。傳統上將植物油當作是精油媒介(carrier)或是基礎 (Base)，並不看中植物油的營養性及療癒性。事實上，植物油的營養性可滋補身心靈。本章比較冷壓萃取及高溫萃取的植物油（如超市用的精煉油包括橄欖油）的不同，讓讀者明瞭芳療家只用冷壓植物油的原因，適時運用冷壓油以處理各種皮膚及身體症狀。

什麼是植物油？

植物油的英文是Vegetable oil，與芳香療法的精油一起發揮效用時，又名媒介油「Carrier oil」或基底油「Base oil」。顧名思義就是作爲精油的媒介或基底，讓精油發揮效用。精油原屬於向上揮發的特性，但與媒介油混合時，讓精油可向下揮發，滲透到皮膚裡層至血液循環中。精油藉著與媒介油的合作，搭配按摩法，發揮了放鬆、激勵或平衡等功效。因此媒介油一直是芳香療法不可缺少的要角。

植物性的媒介油是源自植物的果實或種籽，以不破壞其自然特質，透過人工或機械壓榨的方式或溶劑萃取，例如月見草油、小麥胚芽油、杏桃仁油、酪梨油、澳洲堅果油、榛果油、玫瑰果油等。另外還有荷荷芭壓榨出的油，但並不是油，而是流動性的蠟質。加上少數藥草油（或稱浸泡油）例如：山金車、金盞花、胡蘿蔔及金絲桃的藥草油。

棕櫚油、椰子油及乳果木脂屬於非流動性的油質，可與精油一起調配，作成很棒，效果持久的油膏。

這些植物性的媒介油，長久以來一直被定位在「媒介」，似乎不是很重視它的治療特質、營養成分。消費者選用植物油時，常以價格高低作爲選擇依據。

但當我們更了解它的特質時，可充分選擇2-3種不同效果及質地的植物油，互相搭配，在處理皮膚問題、肌肉、關節不適、保養肌膚，都可獲得更明顯的改善。

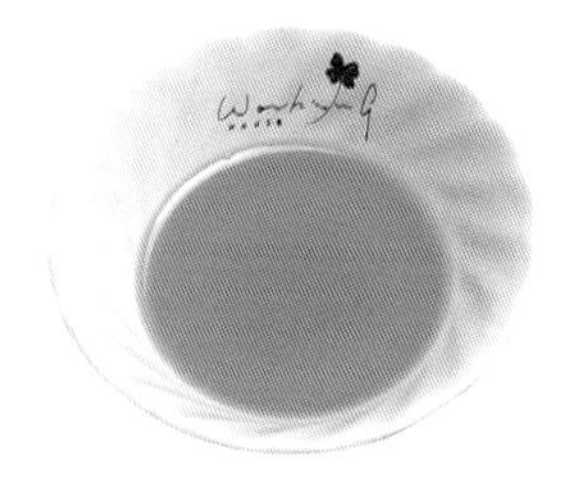

小麥胚芽油
抗氧化的特質可延長複方精油的保存期限。

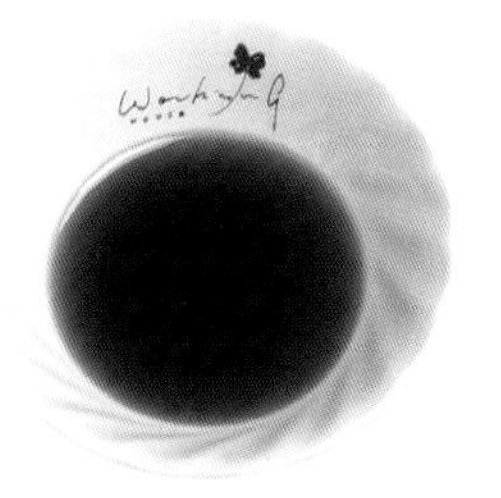

酪梨油
可冷壓製成非常滋養的植物油

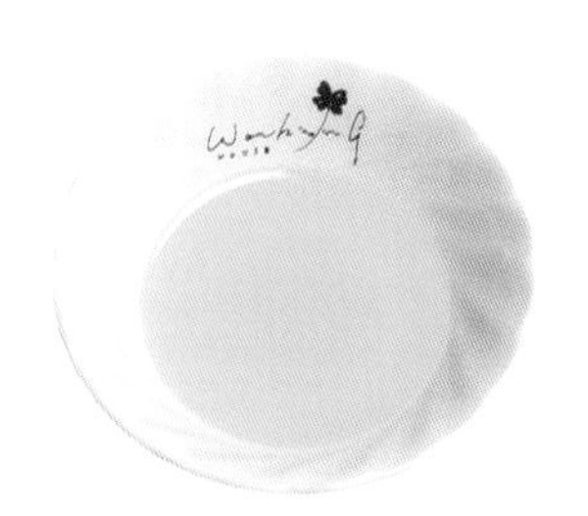

荷荷芭油
是護膚、護髮很棒的保養油。

植物油的來源

植物由大地所孕育、是陽光的產物，藉著光合作用，植物具有自給能源的生化機制，是醣類的初級生產者。植物油來自於植物開花結果的種籽或堅果，種籽是植物生命再生的基礎，內含生命發展所需的遺傳訊息及生命所需的能量（熱量），以油或脂的狀態所儲存。以小麥種籽爲例，12%的重量是外種皮，85%是胚乳，3%是胚芽。3%小麥胚芽可萃取25%的油質。油質所提供的熱量、能量，遠超過其他的營養物質。

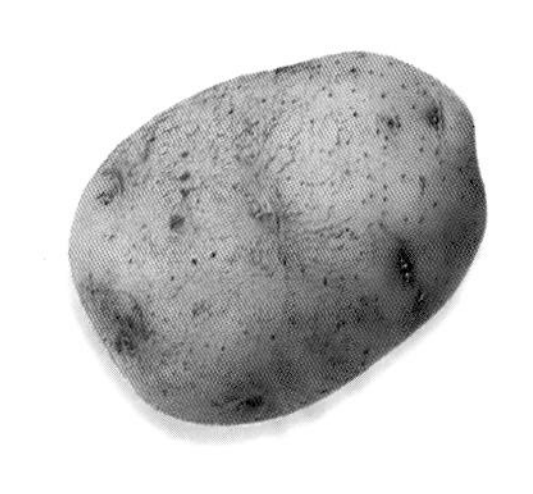

例如100g的葵花籽油，可產生380-330的卡路里，若是100g的馬鈴薯，熱量只有90卡路里。

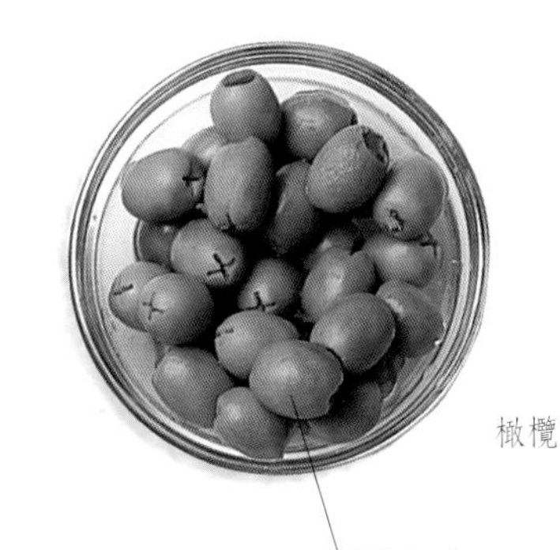

橄欖

椰子

植物油的特性

植物油的蘊含量，具有適應環境的特性，越是艱困的惡劣環境，植物油的蘊含量越高，以提供自身所需。例如花生的萃取油量是70%，一個橄欖可壓榨20%的油量，玉米的萃取量是4%，由此可知花生的生長環境較爲艱困。

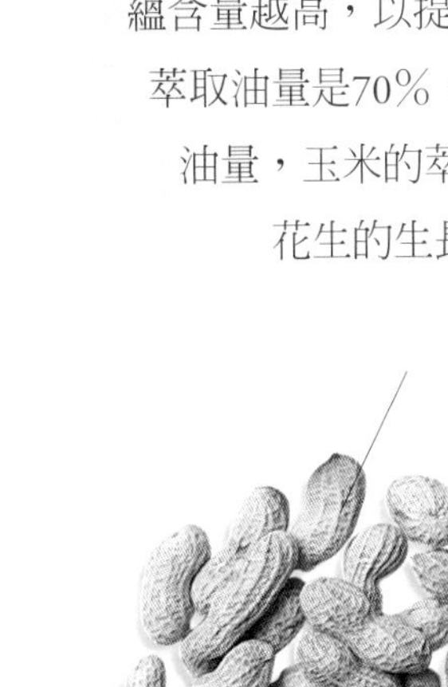

玉米

花生

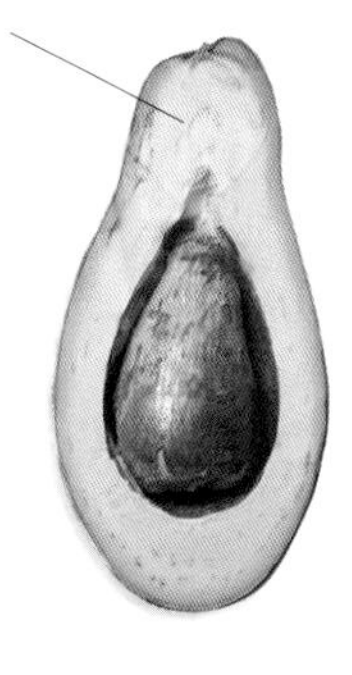

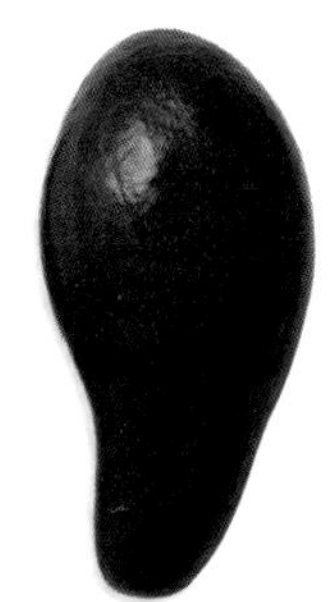

酪梨

什麼是飽和及不飽和脂肪酸

較冷的氣候，植物油質含較多的多元不飽和脂肪酸。例如月見草油含有70%左右的亞麻酸(C18: 2，Linoleic acid)及9%的gamma亞麻油酸（GLA, r-Linolenic acid），較熱的氣候，油質則以飽和脂肪酸爲主，例如棕櫚油、椰子油、乳果木脂。在常溫下，含飽和脂肪酸高的油，易有凝態狀，如動物的固態油質。

所謂的飽和及不飽和是指氫原子能否再接上碳鍵而定。氫原子能再接上碳鍵，稱爲不飽和脂肪酸。

飽和是屬於較穩定的狀態，較不會因高溫而變質，相對在人體的血管中，也較不易被人體利用，而有阻塞血管的缺點。熱帶氣候的油，含較高的飽和脂肪酸，是爲了對抗油的天敵：熱、光、潮溼，以便維持植物能源不變質的穩定狀態。

不飽和脂肪酸是指在碳鍵可與氫的結合下。有些鍵有時不與氫結合，而直接以雙鍵的形式與另一個碳連結。雙鍵是屬於較不穩定的結合，易受到外力如高溫、光度及溼度所破壞，而使油變質，酸壞掉，相對的，食入不飽和脂肪酸，較易被人體利用，較不至於有血管栓塞或膽固醇過高而引發的心血管疾病。較冷氣候的油，含較高的不飽和脂肪酸，是適應環境的需要，可利於植物盡快利用熱量。

不飽和鍵中，若只出現一個雙鍵，稱爲單元不飽和脂肪酸。酪梨油的單元不飽和脂肪酸的油酸占70%(C18:1)，橄欖油的油酸占75%。當出現兩個以上的雙鍵，即是屬於多元不飽和脂肪酸的油品，例如小麥胚芽油的亞麻酸占54%(C18:2)。

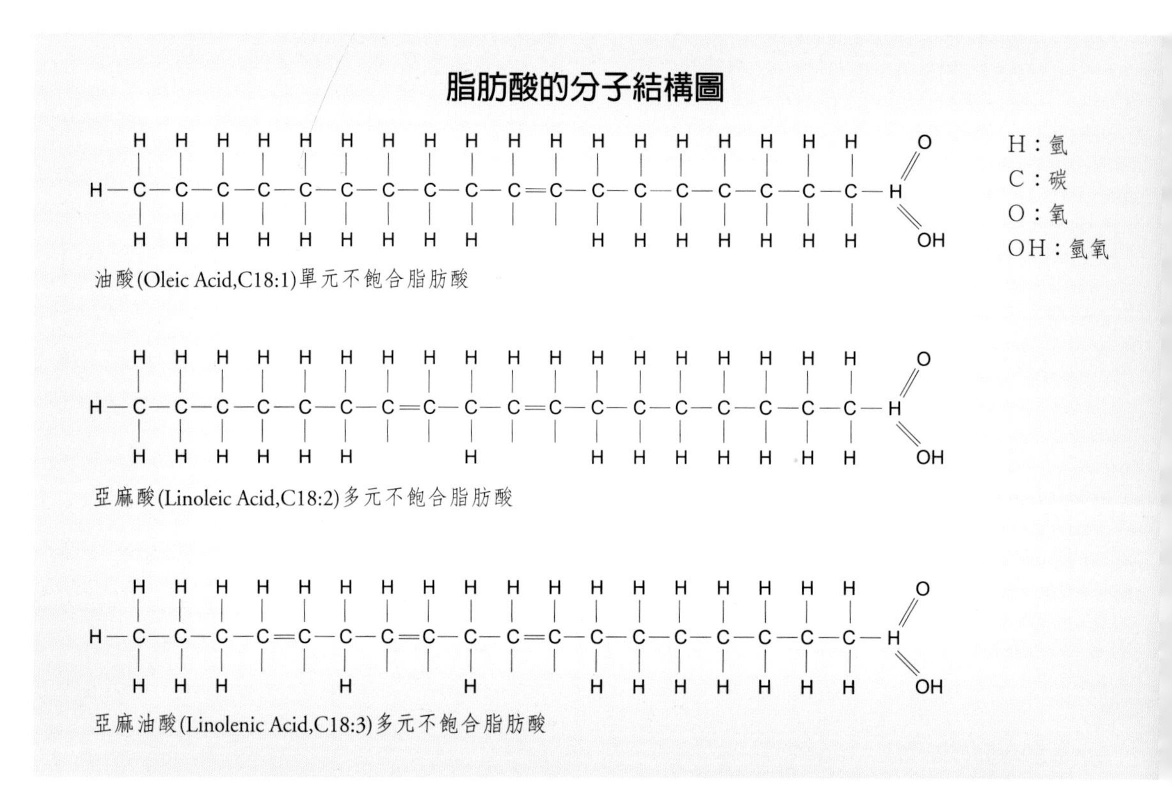

油酸(Oleic Acid,C18:1)單元不飽合脂肪酸

亞麻酸(Linoleic Acid,C18:2)多元不飽合脂肪酸

亞麻油酸(Linolenic Acid,C18:3)多元不飽合脂肪酸

油或脂肪的價值

當我們提到油（oil）或脂肪（fat）時，心中大概會有負面的印象，像是胖子、生病、心血管疾病、貪吃懶做的聯想。的確，攝取過多的油，特別是不好的油，讓人不健康。相對的，攝取好的油卻是維持身體健康的必要條件。我們稱好的油是含有較多的必需脂肪酸。必需脂肪酸是身體無法製造，必須自膳食獲得的營養物質，最主要的功能是建構細胞膜，維護細胞健康，合成前列腺素，調控人體各種組織的生化反應。必需脂肪酸的重要性就如同蛋白質、礦物質、維生素、酵素、醣類一樣，爲身體及心智維持健康。

由於不飽和脂肪酸（包含單元及多元）易變質、不易久藏，食品加工業者常會以「氫化」（加氫原子在碳鍵中）的處理，使油不易變質，並延長保存期限。遺憾的是「氫化」是一種「飽和」作用，把不飽和脂肪酸的優點給去除，雖然保存期限延長了，但身體也無法有效利用「氫化」後的脂肪酸。這些受到「氫化」破壞而形成的「飽和脂肪酸」又稱爲逆式（反式）異構物，不具生物活性，與自然的不飽和脂肪酸稱爲順式異構物完全不同，食入逆式不飽和脂肪酸，對身體健康無益，且有害呢！

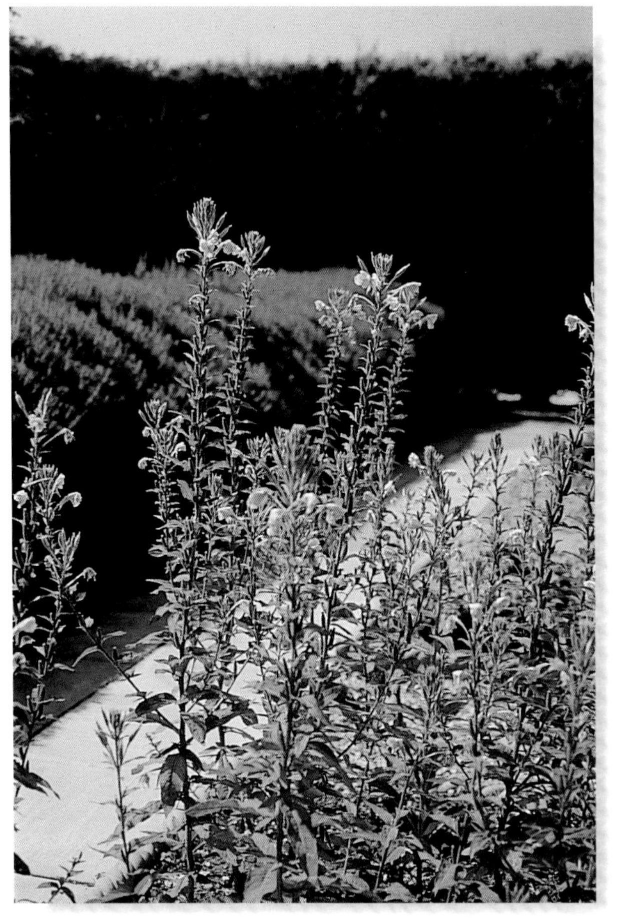

月見草植物 月見草是必需脂肪酸的重要來源之一。

芳香療法所用的植物油是在萃取過程講究「自然」不破壞油質成分，仍保留天然油質的營養及治療特性。對於不飽和脂肪酸的易變質及不穩定特性，建議儲存方式以深色瓶，避免高溫、光線強的儲存環境，或添加小麥胚芽油5～10％抗氧化，延長保存期限。化妝保養品要求2～3年的保存期限條件下，有時會以添加天然抗氧化劑，如維生素E來因應。不僅延長保存期限，同時不致於破壞不飽和脂肪酸的優點。

因此植物油的價值在於必需脂肪酸如亞麻酸、γ-亞麻油酸及α-亞麻油酸(C18:3)的含量，這些必需脂肪酸又稱維生素F。

尙有其他的脂溶性維生素如A、D、E及礦物質如鈣、銅、鐵、鎂、磷、硫、鋅等，都是植物油可提供的營養。其中植物油是脂溶性維生素A、D、E的來源之一，最棒的是維生素A、D、E可透過皮膚吸收，因而改善皮膚老化，維持皮膚健康，特別爲芳香療法所重視。

植物油的萃取

芳療所用的植物油是爲冷壓（cold pressd）萃取所得的植物油，雖然稱爲冷壓，但溫度並非我們所想像的與室溫一樣低。冷壓的溫度與食品加工廠所用的溫度，相較之下的相對低溫。這溫度會因不同種籽的特性而有所不同，以不破壞油質的自然組成，依然保有原來的營養物質爲原則。芳療植物油冷壓後，不再加工精煉，因此獲得的植物油量少，也較昂貴，卻是眞正有益身心健康的好油。不僅適合外用，滋養肌膚，更可內服（內服的油品必須符合內服的包裝、運送等標準，與化妝品級要求不同）。

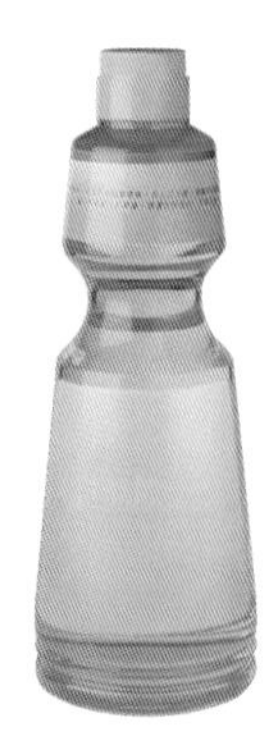

一般食用油

萃取植物油的步驟

步驟1～4爲冷壓植物油萃取法

＋ 步驟1～9爲一般食用油萃取法

步驟 1 清潔種籽 → **步驟 2 壓榨前的種籽加熱** → **步驟 3 壓榨產油** →

步驟 1 清潔種籽：清潔是很重要的步驟，挑出石頭、髒灰、金屬物質、動物如飛鳥的排泄物，甚至死老鼠。同時將種籽處理成片狀或粗粉或細粉狀。

步驟 2 壓榨前的種籽加熱：將種籽的粗粉（或細粉或片狀，根據不同種籽而定）加熱煮過，一般溫度是在45℃至85℃之間，溫度可以使含油的種籽細胞釋放油到粗粉中，但溫度不可讓順式異構物轉變成逆式異構物（逆式不具生物活性）。有些油不需此步驟如橄欖油、葵花油或芝麻油。

步驟 3 壓榨產油：加熱過後的含油物質，送到螺旋式的壓榨器，將油給高壓壓緊出。在此過程，並沒有加熱，但是壓榨器在碾壓含油種籽時，會產生熱度，就像手掌摩擦也會生熱。一般自然產生的熱度約在70℃～85℃之間。每一種油的耐熱性不同，只要不使其油品變為逆式異構物即可。

步驟5 去膠 → **步驟6 精煉（去酸皂化）** → **步驟7 脫色／漂白** →

步驟5 去膠：在去膠的過程，讓卵磷脂、碳水化合物及礦物質如鈣、鎂、鐵、銅及葉綠素，自油中移除。可賣給不同的產業，獲得更好的利潤報酬。一般的溫度是60℃，搭配水及正磷酸處理。

步驟6 精煉（去酸皂化）：將油與碳酸氫鈉及氫氧化鈉結合，使油中的脂肪酸可與氫氧化納結合，形成肥皂，藉此移除脂肪酸。在此過程，也把磷脂質及礦物質移除，所需的溫度是75℃。

步驟7 脫色／漂白：植物油的顏色可能是深色的，如葡萄籽油，一般消費偏愛無色或淡色，因此會以此步驟，再加以處理。通常會以漂泥（fuller's earth）或碳去色，特別是去胡蘿蔔素的橘色，葉綠色的綠色或其他消費者不偏愛的黑棕色。去色可以預防油的顏色變質，而增加保存期限。通常需要110℃。

☺ 叮嚀

1.經過這麼多道功夫的精製油（食用油），果然顏色美，不易變質，但但但……這是一個「去菁存蕪」的逆向操作，我們作菜烹飪的食用油，果然是只有提供身體熱量所需，卻無營養價值，真應該停止食用，連冷拌沙拉攝食也不健康。

2.建議攝取冷壓萃取的植物油如亞麻籽油、橄欖油、甜杏仁油、小麥胚芽油、月見草油等拌沙拉、沾抹麵包或快炒青菜方式，或拌好油在水煮青菜內，補充人體所需的營養。

3.消費者習慣以低價購買食用油，是無法買到高品質的營養冷壓油。

4.選擇冷壓油或溶劑萃取油，或兩者混和的油，在於品質與價格之間的取捨。

5.某些國家如澳洲、瑞士、法國規定，冷壓製油不可超過60℃的溫度壓榨種籽。

步驟 4
過濾取油

將油過濾雜渣（雜渣是一塊大圓餅，可餵養家畜或送至加工廠，再加熱萃取食用油）填充分裝，上標籤就是冷壓植物油。是植物油最好的品質。
以下的步驟取油，可以避免不必要的資源浪費，由不同的產業所利用，例如肥皂廠、清潔劑廠、含用油廠、色料廠等……。

溶劑萃取法

冷壓取油後的殘渣可壓縮成塊狀，也可與溶劑一起混合，將剩下的油溶在溶劑中，以蒸煮方式，讓溶劑先揮發，而剩下油品。通常溶劑揮發的溫度是150℃，有些植物油在150℃高溫下，還不至於變質。

步驟8
去味

在高溫230℃～260℃的水蒸餾下，能去除植物油的原味、口感及維生素E。例如澳洲堅果油具有濃厚的堅果香，若以澳洲堅果油當基底油，則精油香氣易受到干擾，因此也可買到去味的澳洲堅果油（Macadamia oil）。然而在高溫200℃下，容易使油質轉變為不具生物活性的逆式異構物。

步驟9
氫化
（飽和化）

當油經過各式的加工處理，原有的天然抗氧化劑如β－胡蘿蔔素（維他命A的前驅物）及維生素E被移除。必須以人工添加防腐劑方式，預防精煉油質氧化，例如BHA，BHT或是加入氫原子在不飽和的碳鍵上，使油質穩定，不易在適溫下變質。提高保存期限。

皮膚的組成成分

在表皮的角質層可發現40%的神經醯胺（穀類油質成分之一），25%的膽固醇、25%的脂肪酸及10%其他物質。表皮(特別是角質層)反映我們的健康，吸收我們提供的物質，同時作爲對抗熱，光線的障壁。正常的情況下，含有汗腺分泌的汗液，皮脂腺分泌的油脂共同維持肌膚一定的溼潤、油質度，讓我們看起來健康、年輕，透過與少些的正常菌叢合作，共同形成保護膜，作爲免疫防衛機制的第一道阻隔防線。因此好的油質塗在皮膚上，可以維護皮膚的健康及強化防衛機制。

皮膚的保護膜，受到外在環境如光、熱、冷、壓力或內在環境如飲食的營養，或自然老化及氣候變化現象，無法如我們所願的一直保持在最佳狀態，有時過油、長粉刺；有時太乾、粗糙、缺油或缺水，而引起乾敏現象。因此好的皮膚保養，應該自好的油開始，給皮膚需要的、可以吸收的營養，讓皮膚散發健康的亮度及飽滿度。

乾性肌膚特別是缺乏天然皮脂腺的分泌以滋潤表面皮膚，使皮膚乾燥、緊繃、脫屑、小細紋、膚色暗沈，可以補充合宜的油質營養給肌膚(包括內服與爲外用)，讓肌膚逐漸恢復健康、活力起來，並能立刻改善乾燥現象。

皮膚

皮膚由脂質及其他相關成分構成。在一般的脂質成分中，可發現以下的要素：

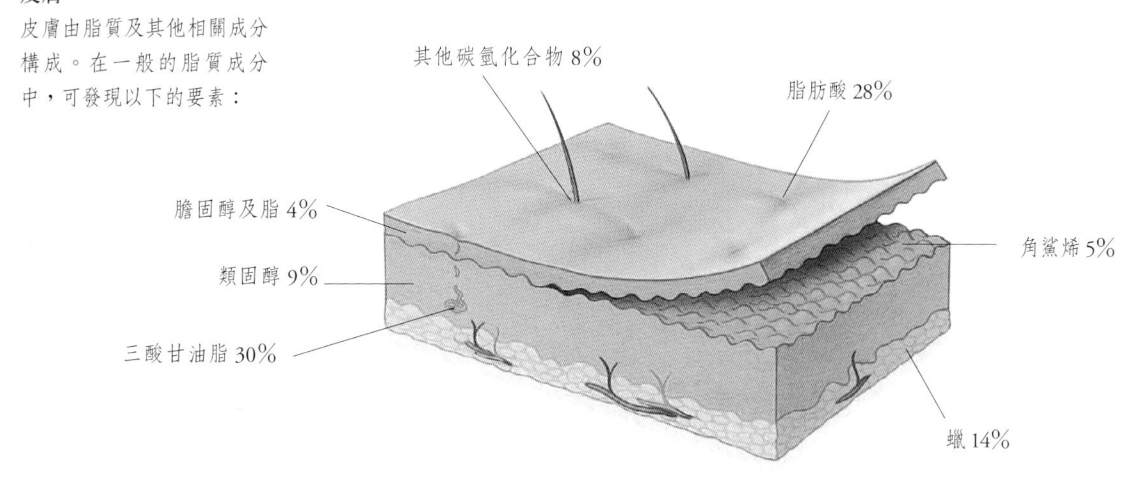

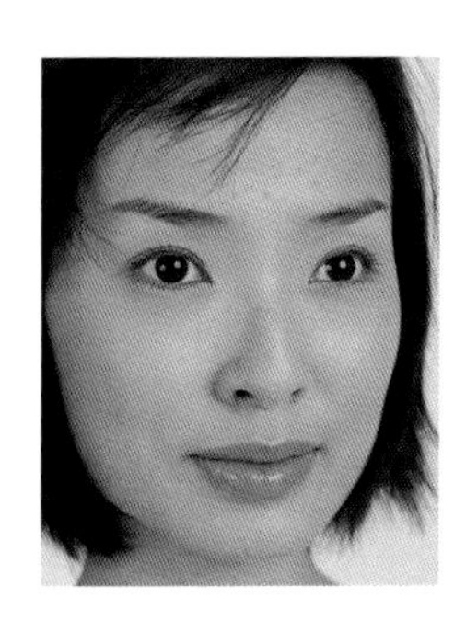

健康皮膚

沒有明顯的毛細孔，皮膚呈現亮度及飽滿的光澤，有活力，臉色紅潤。

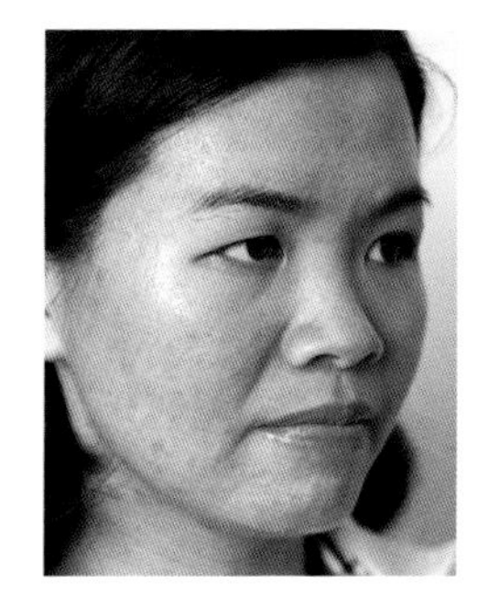

油性皮膚

油性皮膚的皮脂腺過度分泌，造成皮膚油亮、毛孔阻塞，甚至發炎。油性皮膚可能導因於飲食不均衡、荷爾蒙分泌不平衡及過度以清潔劑刺激洗去表面油脂，而引發更多的油脂分泌。

搭配精油的植物油有哪些？

每一種植物油，都含有不同的營養成分，根據個人皮膚類型或狀況需要，挑選合宜的油，並加以搭配成複方的植物油，可以獲得最大的效果。挑選植物油根據其特性，可分爲5類：

1. 滋潤性（Moisturizing）
偏重保溼、具有自然保溼因子特性。

2. 滲透性（Absorption）
易被皮膚吸收、親膚性高。

3. 滑潤性（Emollient）
按摩時延展性較好，較不易被吸收。

4. 滋養性（Nourishing）
提供肌膚各種不同營養，特別是維生素A、D、E、F。

5. 抗炎性（Anti-inflammatory）
具消炎效果，通常藥草油具有此特性。

每一種植物油都有不同的香氣、顏色、稠度及各種不同營養成分，人體需攝食各種不同的多樣營養，以增進健康。同樣地，好的皮膚保養，也可自不同的植物油開始，提供不同的營養給皮膚。

芳香療法界流通的植物油可多達50種以上，一般在市面上，容易買得到的約有15種，本章挑選5種植物油，6種藥油，及一種非洲的乳果木脂，逐一說明各特點及適用範圍。

甜杏仁油 *Sweet Almond oil*

植物學名：Prunus amygdalis var. Dulcis

油相：淡黃色，微微香氣

主要產區：地中海區的國家，沿黑海的國家及加州

主要功效：＊甜杏仁是芳療師的必備良品之一，內服外用皆宜。主要的成分是80%左右的油酸（c18:1, oleic acid），及28%的亞麻酸（c18:2, Linoleic acid），因此屬於單元不飽和脂肪酸，內服可降低血中膽固醇，效果比橄欖油更好。外用的甜杏仁油，因按摩的延展性好，適合作身體按摩，同時含有28%的必需脂肪酸，對皮膚的滋養夠。

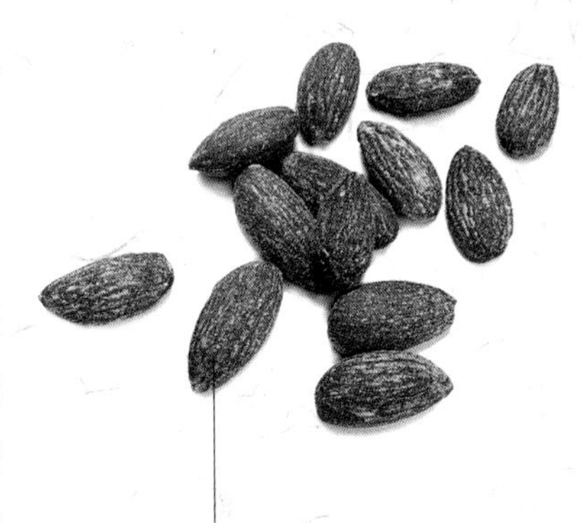

使用法：
具有滋養及滑潤優點的甜杏仁油，適合與精露乳化調配成手霜、身體乳、晚霜，或直接當身體的按摩基底油用。

芝麻油 *Sesame oil*

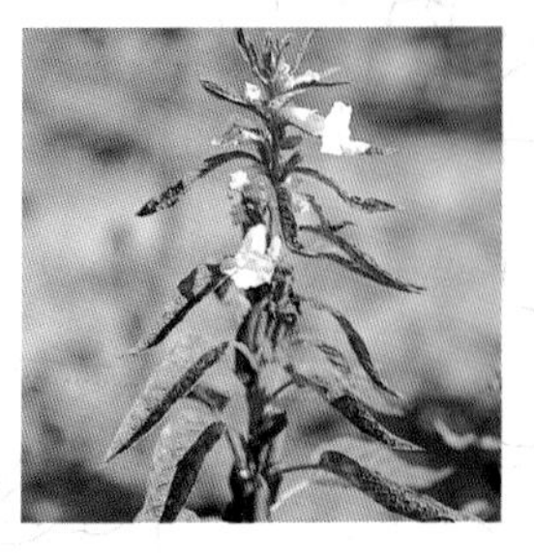

植物學名：Seamum indicum

油相：淺淺的黃色

主要產區：古時——埃及；現代——中國、印度、巴基斯坦、希臘、南美

主要功效：＊自古即以「永生」（永垂不朽的生命)的含意著稱。在阿里巴巴的一千零一夜中，以「芝麻開門」通關密語，聞名世界，象徵芝麻揭開財富的驚奇力量。

＊含豐富的必需脂肪酸(C18：2)，30～47%，適合內服及外用。具親水性的特質，膚觸特別好。作爲很棒的按摩基底油，具有極佳的美容及養生價值。

＊白芝麻優於黑芝麻。芳療選用冷壓白芝麻油，味道及顏色皆爲輕淡。

使用法：

添加20%芝麻油於任一種植物油配方中，作為抗自由基、保溼、潤滑，使皮膚組織結構健康，延緩老化，是永遠年輕的必備植物油品之一。

酪梨油 *Avocado oil*

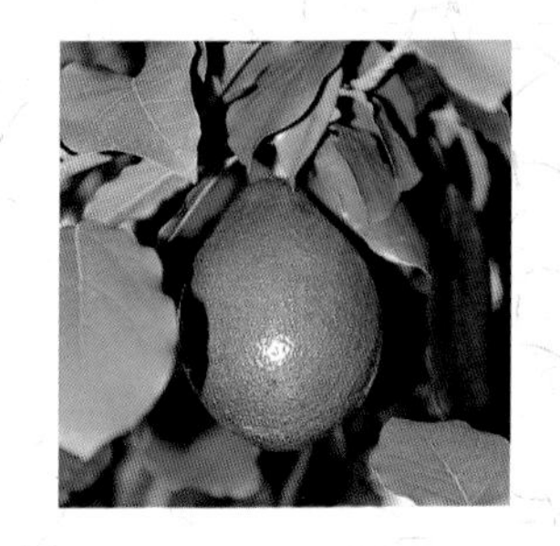

植物學名：Persea americana

油相：新鮮的油是漂亮的綠色（富含葉綠素），會因儲存條件不好如高溫或強光，使之轉爲黃褐色。若氧化後還不變色，品質也堪慮。

主要產區：美洲是發源地，中美洲國家特產。

主要功效：＊中美洲的原住民以酪梨油來改善太陽「烘烤」後的乾燥皮膚，同時刺激頭髮生長。酪梨果肉以壓榨法及離心器的共同運用，即可獲得30%的油量。屬於單元不飽和脂肪酸（油酸占72%，亞麻酸15%）但是因有其他營養成分，如葉綠素、維生素A、D、卵磷脂及鉀，讓酪梨油容易氧化變質。適合內服或外用。

＊適合乾燥（特別是陽光造成的）、弱質肌膚，連續擦抹可提高皮膚保溼度。10%的植物固醇，有助於止關節炎痛，及預防更年期的皮膚老化。

使用法：

酪梨油質地稍重，但親膚性相當好，較不宜做身體按摩用，建議10%酪梨油與其他較輕、不黏稠的油相調和，如杏桃仁油，即可成為較佳的臉部或身體按摩油。酪梨油與玫瑰花水或薰衣草花水乳化可成很棒的護膚、抗老化臉部乳液，或與山金車萃取液乳化成處理風溼關節炎的止痛基底乳。

荷荷芭油 *Jojoba oil*

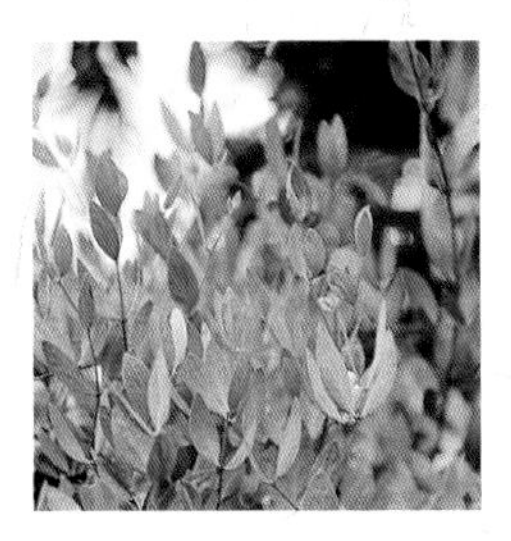

植物學名：Simmondsia chinesis

油相：淺黃色

主要產區：美洲、加州近墨西哥區及澳洲。

主要功效：＊美洲原住民以荷荷芭油當作「菜油」及保養頭髮。一九七○年代美國官方禁止補殺鯨取鯨蠟油，因而開始以荷荷芭油取代。

＊荷荷芭是常綠小灌木，抗旱性高，可生長在沙漠區，種籽可壓榨60%的油。荷荷芭油是以液態蠟爲主，並不是以脂肪酸爲主，因此其結構穩定，不易受高溫而變質。

＊結構穩定且組成與皮脂腺近似，可平衡皮脂分泌，最適合製成各種皮膚保養品、頭髮保養、防曬及護唇膏。含抗炎物質，可作爲抗風溼關節炎及溼疹的基底油。具有滋潤性、滲透性（親性）、滑潤性、抗炎性，是芳療必備油品之一。

使用法：
不易酸化的優點，經常與玫瑰花、茉莉花等昂貴精油調和作護膚、護髮或心靈保養油。適合與蜂蠟、乳果木脂一起加熱溶化，形成很滋潤、防護的護唇膏或預防小孩尿布疹或在燙髮前，抹在頭皮上，預防頭皮受損，或抹在髮稍上，預防毛躁及分叉。

小麥胚芽油 *Wheatgerm oil*

植物學名：Triticum Sativum或T.aestivum

油性：橘黃色

使用法：
小麥胚芽油相當黏稠且味重，不適合身體按摩。較適合與其他「輕巧」油品稀釋，5%～10%的劑量即可調配出滋養油，或與花水乳化成滋養霜。

主要產區：小麥的栽培時間久、地域廣，在中東10,000年前，就出現在歷史上，目前以美國、加拿大、澳洲產量最大。

主要功效：＊小麥胚芽只占種籽重的3%，產出油量25%，價格應該很高，幸好大量的經濟規模生產，價格屬於可接受的中價位。由於油量少，一般不以冷壓法取油，多以熱壓榨法，溶劑萃取法或眞空法。也有將胚芽與其他油一起混合後，再進行冷壓的方式。

＊好的小麥胚芽油價格高，效果明顯。小麥胚芽油含有豐富的營養成分，例如亞麻酸（54%）、礦物質、維生素，特別是維生素E，具有抗氧化、抗自由基，促進心血管健康，改善皮膚炎。適合內服及外用。

＊每100g的小麥胚芽油，含約190mg的維生素E。外用可補充營養給皮膚，乾燥、老化、皮膚炎的皮膚都適用。

玫瑰果油 *Rosehip oil*

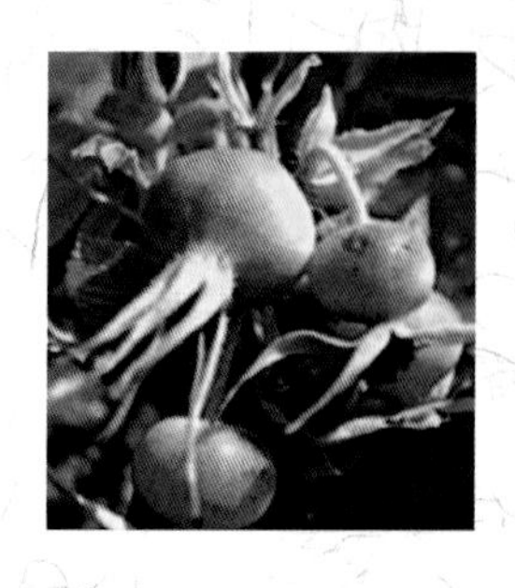

植物學名：Rosa rubiginosa

油相：黃色

主要產區：南美、安地斯山脈區(智利)

主要功效：*玫瑰果的萃取有冷壓及溶劑萃取法兩種，再經冷凝去掉霧狀的混濁物質。冷壓萃取的質量好，但價格貴些。玫瑰果是天然維生素C的主要來源，但經過加工處理後，其有效成分以亞麻酸（48%）及α-亞麻油酸（33%）爲主。

*具有獨特療癒疤痕效果，例如灼傷、燙傷、手術疤痕。對組織再生效果優於其他的植物油，除了療疤外，還有預防膚色的白化，具有美化療癒效果。也可治老舊的疤痕，但需要每日抹擦，復原期較長，新疤長，需要更大的耐性。此外處理肌膚的皺紋、細紋、老化、乾燥、缺水、缺油效果特別好。

使用法：

可直接使用，搭配療疤或細胞再生的精油，也可調製在處理老化、乾燥的營養霜中，劑量應占複方基底油至少10%以上。

山金車藥草油 *Arnica*

植物學名：Arnica montana

油相：透明黃色

主要產區：北歐的山區

主要功效：*山金車是長在山中的花，具有療傷止痛的能力，並以最古老的浸油方法，將山金車的治療力量給引出。在還沒有發展水蒸餾植物精華設備以前，就以浸油法及水煮藥草植物法，醫治病痛。浸油法是將山金車的花浸泡在冷壓植物油中，如甜杏仁油及杏桃仁油中（取其穩定及質輕的優點），也有浸泡在葵花油中（價格較便宜）。因此山金車藥草油的品質也受植物油的影響。

*浸泡山金車的油，必須在陽光底下吸收光能2～3周，才可過濾取油。

*適合外用，最宜處理各種肌肉關節疼痛、扭傷、拉傷、黑青。因此德國人也稱之爲「山中健康之寶」。另有山金車酊劑，是以穀類酒精萃取山金車的藥性，適合作冷敷瘀青、扭傷、酸痛處，效果好。

使用法：

可調配山金車油於具抗炎止痛的其他基底油中，作為肌肉關節長期的止痛活絡療癒油；或以純山金車加精油，效果更好；或與德國甘菊花水乳化製成酸痛乳；或與蜂蠟製成酸痛油膏。

月見草油 *Evening primrose oil*

植物學名：Oenothera biennis

油相：淺黃色，香氣帶腥。北美的印第安人傳統以月見草抹在獵人的鹿皮軟鞋，以便掩蓋鹿皮味打獵。

主要產區：北美、英國、蘇格蘭

主要功效：*整株的月見草都可萃取油質，以種籽的質地較好，可冷壓萃取15%的月見草油。月見草種籽油屬於多元不飽和脂肪酸，含有高量的亞麻酸（70%）及gamma-亞麻油酸（GLA 9%），可被人體吸收利用，建構健康細胞膜，維護神經系統健康，及幫助人體生化反應。

*缺乏此必需脂肪酸，容易使各種組織器官、系統發生機能障礙，根據官方及私人機構研究指出內服月見草油可改善許多症狀，如經前症候群、溼疹、過動兒、風溼性關節炎、糖尿病、高血壓、心血管疾病、多發性硬化症、肥胖、防治癌症、病毒感染、AIDS。

*外用月見草可改善乾燥、溼疹、牛皮癬、皮膚敏感，增加皮膚彈性，外擦也可改善風溼症關節炎、過動兒。由於易氧化變質，儲存條件很重要，最好開封後，就放入冷藏室（不要太冷、太溼、太亮的地方，因此冷藏室的門邊，低下較合適）。

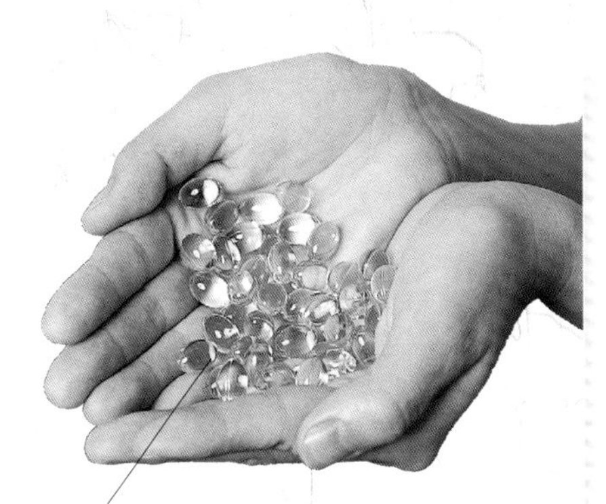

5000個月見草種子製成一顆500毫克的月見草油膠囊。

使用法：

月見草油10%添加在其他植物油中，就處理各種皮膚問題，或與花水如德國甘菊花水及酪梨油、小麥胚芽油、杏桃仁油一起乳化成抗敏及溼疹或修護皮膚專用的基底乳。

新觀念

月見草油含有豐富的GLA，琉璃苣（Borage）油的GLA含量更高。但科學上的研究是針對月見草油的整體性的臨床研究，因此雖然月見草油的GLA較低，但是月見草還有其他91%的不同成分，使月見草油功效特別好，受到科學研究的認同。這道理就好像兩種精油的化學組成、比率可能都很像，但效果就是不同。這原因可能是植物油本身內部的協同作用及「生命力」，是科學上較無法檢測的。

金盞花藥草油 *Calendula*

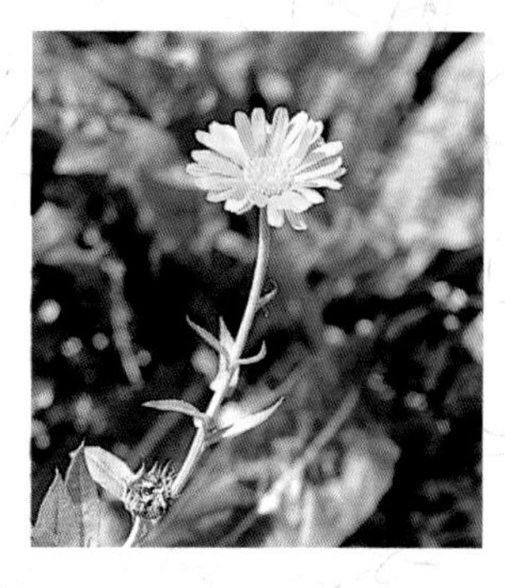

植物學名：Calendula officinalis

油相：略黃

主要產區：地中海附近的國家

主要功效：＊具有最佳抗炎性的藥草油美名，其有效成分是尿囊素，含有β-胡蘿蔔素，對皮膚組織修護、再生幫助很大。別名是「癒合骨頭」，因此可用在肌肉、骨骼、關節的損傷。

＊又稱「俄國人的盤尼西林」，取其抗炎的效果。可修護傷口、預防感染；外用可處理痔瘡、靜脈曲張、潰瘍、溼疹、壓瘡或曬傷。

＊另有以CO_2萃取的金盞花精油，價格昂貴許多，一般以金盞花藥草油較普遍。

使用法：
與其他藥草油使用法一樣，也可與不同藥草油一起調配。

胡蘿蔔藥草油 *Carrot*

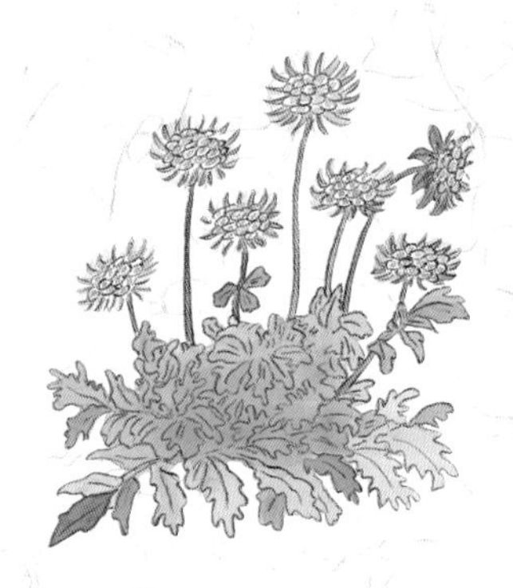

植物學名：Daucus carota

油性：深紅色

主要產區：

主要功效：＊源自野生的小白蘿蔔，與我們食用的紅蘿蔔不同。以胡蘿蔔根浸油法可得β-胡蘿蔔油（含0.2%）及維生素B、C、D、E，具有抗氧化、抗自由基使肌膚回復健康、光嫩的質地，又稱爲「皮膚的救星」，推薦給乾燥、老化、曬傷冬季乾粗皮膚用。

＊可添加5%～10%的胡蘿蔔藥草油於護膚乳霜中，可提升護膚乳霜的回春功效，乾粗皮膚值得一試。

使用法：
深橘紅色的油品，最好稀釋用，易染色在衣服上，10%以下的劑量，效果就很令人滿意。

金絲桃（又名聖約翰草）藥草油 (*Hypericum*)

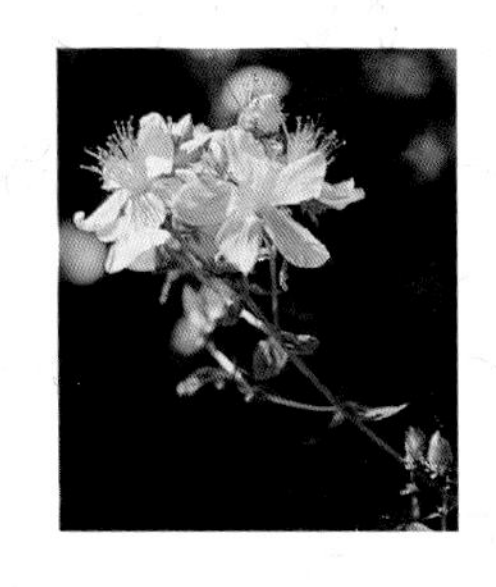

植物學名：Hypericum perforatum

油相：血紅色

主要產區：澳洲

主要功效：*金絲桃花具有較高油量，一般會將花浸泡在甜杏仁中，在澳洲（西元1800年以後）大規模生產。使用歷史可追溯到羅馬時代，羅馬人以金絲桃處理焦慮。可提高神經元代謝，也用在神經痛或肌肉痙攣、風溼痛及抗沮喪、憂鬱的按摩上。

*外用的效果與山金車類似如瘀青，或像是金盞花如處理靜脈曲張、痔瘡、灼傷、潰瘍傷口。最近的研究指出金絲桃素（hypericin）具有抗病毒功效，可對抗AIDS病毒。金絲桃又名聖約翰草，紀念聖經中的聖人—施洗約翰。金絲桃花在施洗約翰生日時盛開，並在他受死日，8月29日，花、莖、葉出現如血般的紅點。

使用法：

以10%稀釋在其他植物中，按摩局部。若以純劑使用，不要立刻日照，預防光敏反應。

乳果木脂 *Shea Butter*

植物學名：Butyrospermum parkii

油相：淺黃或淺淺奶油色

主要產區：非洲

使用法：

隔水加熱使之溶化，可另加入蜂蠟、植物油，製成油膏；或溶化後加入植物油或藥草油及精油，製成滋養油。也適合粗乾的手。自然的護膚效果及使用質地與頂級的名牌護膚乳相比，毫不失色。

主要功效：*芳香療法師應該增添的好「脂」。是非洲人的食用油，也是醫療用油，歐洲人將之作成各種滋養的香皂、面霜、手霜。

*乳果木脂的另一種名稱是樹脂黃油，萃取自酪脂樹的種籽。這乳果木脂的外形就像奶酪一樣。一顆乳果木需要40年才可結好果，一顆樹大約可得20公斤的果實，也就是4公斤的果仁，產出1.5公斤的固態黃油。以冷壓或溶劑萃取法。

*最主要的效果是在軟化、滋養肌膚，使肌膚柔嫩、有彈性，維護彈力蛋白，可抗妊娠紋，具有細胞再生及抗UV的能力，可作曬後霜，療癒乾裂、粗糙腳後跟、乾性皮膚及頭髮。具抗炎成分，醫藥上，用在扭傷、肌肉痛、風溼症上。

精油的使用方法

精油進入人體以嗅覺及皮膚為主，因而衍生許多種使用方法。本章與您分享23種使用法。建議整合各種使用法，以符和個案對自然療癒的需求。另有口服精油及肛門外塗法，並不在此章討論的範圍。若要進行此兩種使用法，必須有嚴格的芳療醫學訓練，才可為個案服務。

善用精油配方三重點

精油的運用，有許多種方法，使用簡單、副作用少，可根據個人的身、心、靈需求，挑選一種使用法，或混合多種使用法，達到最好的感受、效果。調配精油作美容保養、身體保養、心靈保養、急救處理及當作醫療的輔助。建議初學者從低劑量、保養的層面開始，建立你對精油的感受及了解，以下三點，提供你善用你的精油配方。

1. 精油同時作用在你的身、心、靈，以不同的程度向你展現。每一個人的個性、教育、生活環境、身心健康不一，因此一個經典的配方，未必符合你的預期，因此透過學習及使用，建立你和精油的關係，並以言語及文字記錄下來，並標上日期。這練習，可以讓精油眞正成爲你的好朋友、好幫手。
2. 自己調配一個精油配方後，並隨手養成標示的習慣。標示配方目的、調配日期、內容、成分比率。以7-24天的使用期限，觀察並記錄身體或心靈或皮膚或疾病症狀或情緒的改變，給予評語，爲此配方打分數如A⁺，A，A⁻，B⁺或無效。若相當有效，得了A⁺，恭禧你，但也不應長年累月使用同樣配方，一旦你的身心習慣同樣配方，則效果開始下降。其中道理就好像我們提倡均衡多樣的膳食，以保持身體最佳狀態。
3. 許多的文獻、芳療書籍、期刊、化妝保養書籍都給予許多的寶貴意見或理論。但理

精油的各種使用方法

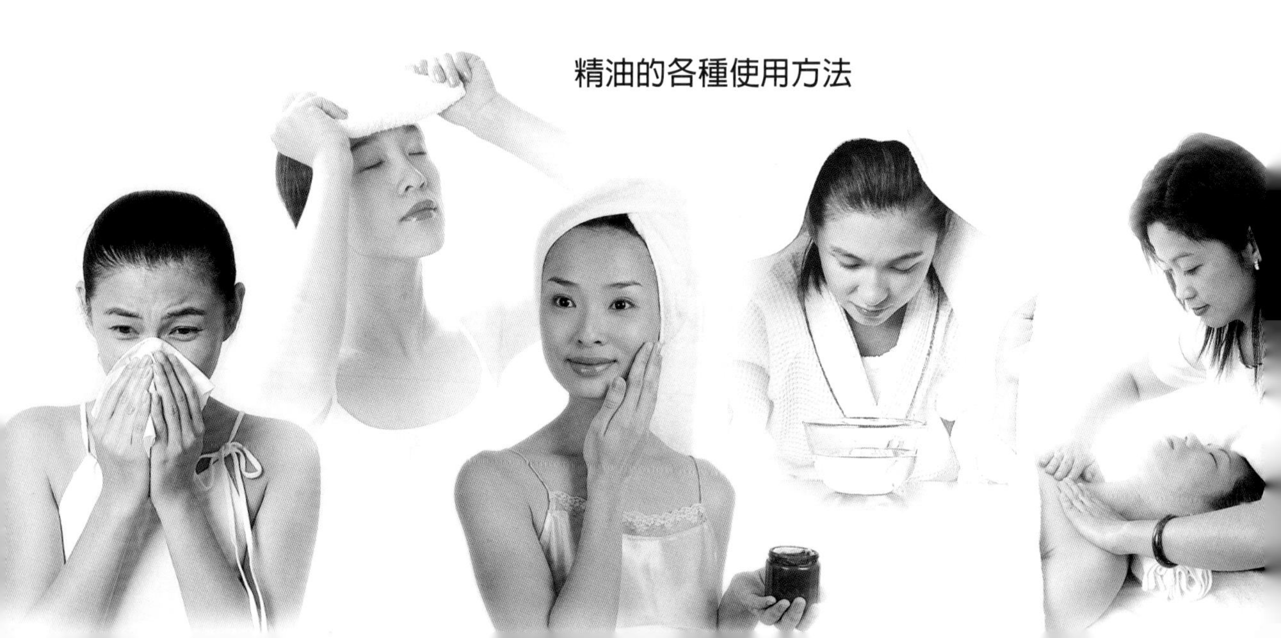

論與實際有時會有一段差距。例如理論上100%純精油是可內服的，法國有內服精油的傳統及制度，但英國、澳洲、美國法律上不允許如此操作。內服精油，就等於內服藥物一樣，所有食入的物品（藥品）都會經過黏膜（消化系統）至肝臟代謝後，才送到該去的組織器官。這一切的代謝合成機轉，並不是我們，甚至醫生、化學家、科學家完全了解及掌控的。精油內服當藥劑，對肝幫助，但也會有累積性的肝毒或腎毒反應，不可不慎。目前不宜以口服精油的方式來處理症狀。若是有使用者願意以自己實驗，如神農嚐百草或李時珍親嚐曼陀羅花的志願，那肯定可以找到內服精油的專書，可依照建議去使用、觀察及記錄。

不具有醫學背景或充分了解精油的藥理動力學，而建議一般民眾內服精油治病，是輕率而不負責任的行爲，請初學者三思。相似的道理也發生在精油的花水（或稱純露或精露）的內服上。內服精露是很安全的使用方法，是新興的芳療運用法之一。但是目前芳香療法的供應商，少有以食用級的標準去生產或包裝精露。若以化妝品級的精露推廣內服之用，其心可議。本章的使用法，著重精油透過嗅覺及皮膚進入人體途徑，提出各種使用原則，請依個人體質、狀況及需要斟酌調整。

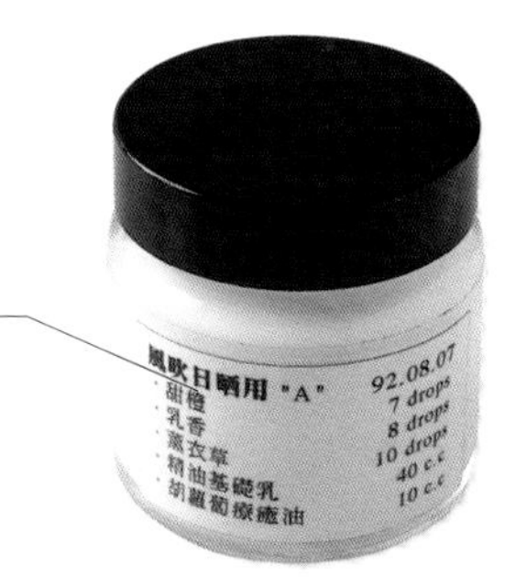

標示出配方內容
調配好的精油配方，請在瓶身標示出品名、日期、使用精油種類。

皮膚吸收法

1. 按摩法（Massage）
2. 局部塗抹法（Friction Rub）
3. 脈輪塗抹法（Chakras Rub）
4. 油膏調配法（Ointment）
5. 霜、乳、膠調配
   （Cream, Lotion, Gel）
6. 泥膏藥調配（Poultice）
7. 敷料調配（Compress）
8. 純劑（Neat）
9. 精油酊劑DIY（Herb Tincture）
10. 優格精油法（Yoghurt Insert）
11. 灌洗法（Douche）
12. 精露DIY（Hydrosol DIY）
13. 精油水療（盆浴，Full Bath）
14. 精油坐浴（臀浴，Sitz Bath）

15、精油手足浴／膝關節以下
（Foot & Hand Baths）

嗅覺吸收

1. 薰香法（Room Vapourisation）
2. 蒸汽吸入法（Steam Inhalation）
3. 手帕吸入法（Tissue）
4. 噴劑（Room Spray）
5. 精油呼吸法
   （Hand Friction Breathe）
6. 能量香水（Energy Perfume）
7. 音樂動作芳療
   （Music Aromatherapy）
8. 冥想芳療
   （Meditation Aromatherapy）

皮膚吸收法

1. 按摩法（Aromatherapy Massage）

全身按摩：30ml植物油＋6～15滴100％純精油（1％～2.5％劑量）

按摩是中國的古老醫療方法，又稱推拿。中國的按摩可分爲按、摩、掐、揉、推、運、搖、搓八法，可配合藥材或代替藥材，防治疾病。在唐代設有按摩博士，教導按摩，是針灸以外，中國的最特殊醫療方式。黃帝時代（2698－2598BC）的首相岐伯留下的按摩十卷爲最早的記錄。

芳療的按摩法結合了古老的按摩優點，搭配精油的治療特質，同時由具有善念的人的正面能量，透過心及手的運作，帶來照顧及療癒的效果。

芳療按摩的精神在重建平衡、紓壓、身心靈的合一，因此按摩的手法及心法與中國的推拿稍有不同，也與瑞典式按摩法、神經肌肉按摩法、指壓式按摩法、足部反射療法不同。

芳療按摩法著重在按摩雙方之間的呼吸及連續不斷的接觸，運用較多的長推按撫，

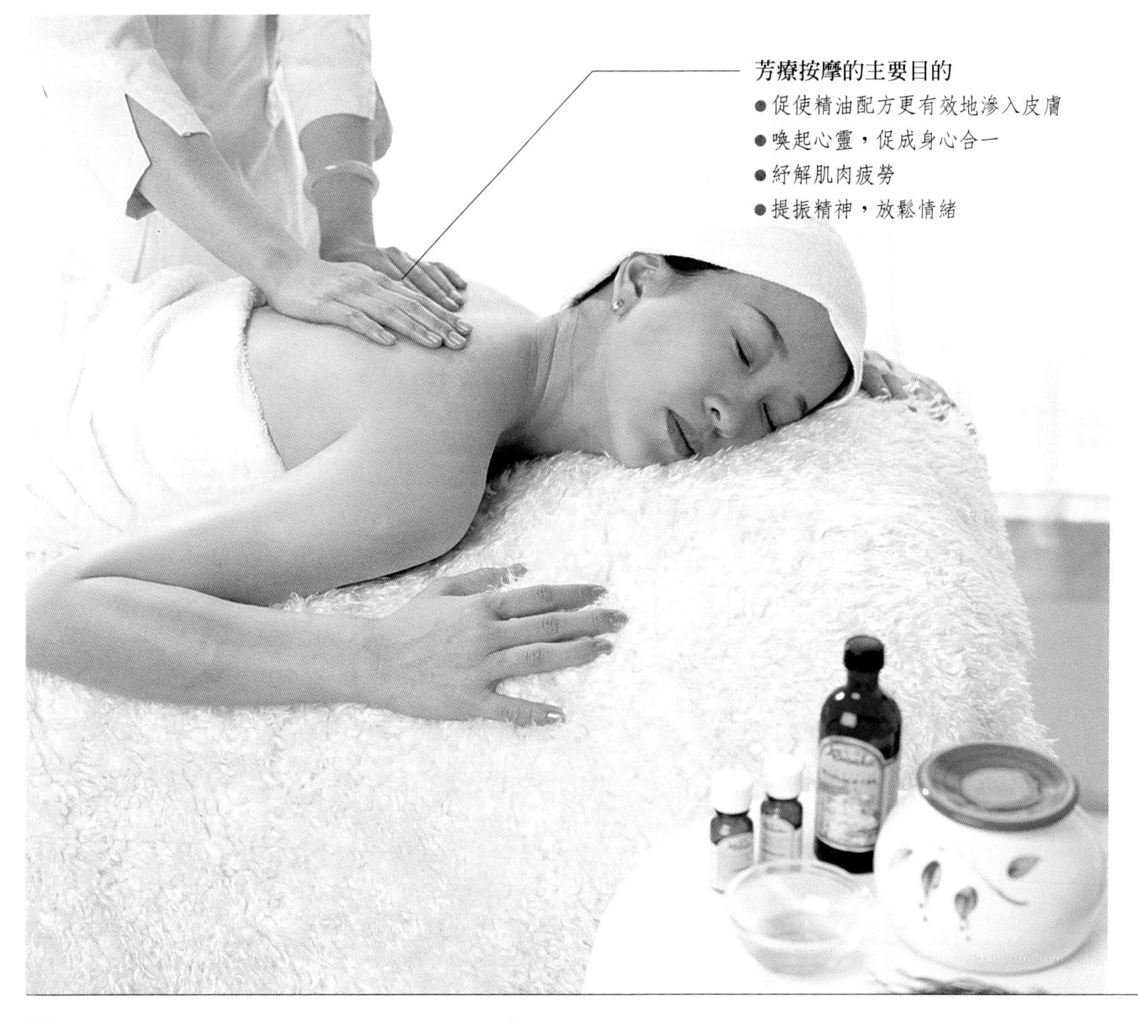

芳療按摩的主要目的
●促使精油配方更有效地滲入皮膚
●喚起心靈，促成身心合一
●紓解肌肉疲勞
●提振精神，放鬆情緒

揉握及大姆指深度的指推。這三個主要動作依肌肉組織紋理、血液、淋巴循環及神經傳導路線做特定的按摩。

體會芳療按摩技法，更重要的是增加不同類型個案的按摩練習，包括男人、女人、小孩、老人、病人，以了解其身體健康的改變，同時與個案有心靈互動達到身心的交流，才是芳療按摩的精髓。

自我芳療按摩，使身心受益，更能建立「感同身受」的經驗，按摩祕訣如下：

- 往心臟方向按摩，幫助血液及淋巴液回流。
- 長而緩的動作，優於急而重的拍打。
- 手杯式的拍打，只用在拍痰時。
- 疲倦或空腹、饑餓、飯後，應避免按摩。
- 身體的各肌肉組織以不同力道感覺，找出最合宜的力道。

練習區

每日以10ml甜杏仁油＋5滴薰衣草按摩連續7天，感覺你的精神及情緒，並記錄。

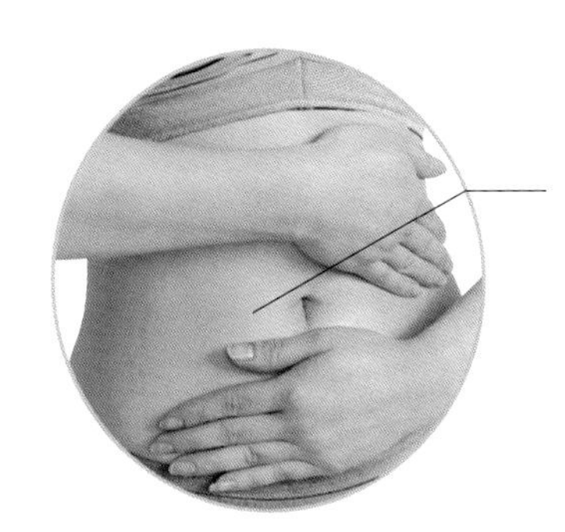

腹部以順時針，沿著結腸的方向走，上行結腸→橫行結腸→下行結腸→直腸走，同時按壓小腸區。

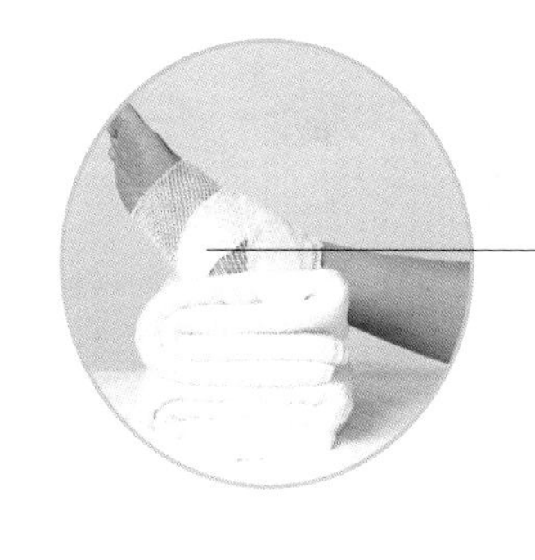

外傷口、剛扭傷、瘀傷或靜脈曲張、腫瘤處，應避免按摩。

腳底按摩，掌握同一方向按壓即可。

- 沐浴後，休息五分鐘，最宜自我按摩，按摩後可休息10～15分鐘。
- 臉部按摩掌握由下往上，由內往外。

2. 局部塗抹法（Friction Rub）

調配方法：

1 5ml酪梨油+5ml精油

2 5ml薰衣草+5ml其他精油

3 5ml的藥草浸油+5ml精油

藥草油如（山金車、金絲桃）

以酪梨油、薰衣草或藥草浸油為基底，再加上同比例的精油，適合肌肉、關節痛及刺激免疫系統的腺體，或運用在足部反射療法。

每次取15滴（或一日量以15滴為限）最好使用2～3天即停止使用，改以一般溫和劑量。使用前，先以皮膚測試，預防配方引起皮膚敏感。

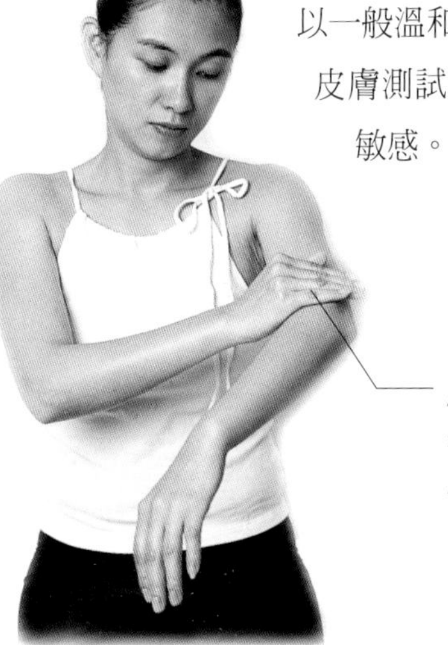

局部塗抹法
適合用在局部的肌肉酸痛

☺叮嚀：

1. 此法應作為救急用，而非一般保養，較敏感的皮膚部位如臉、脖子，最好避用。靜脈曲張及腫瘤處也應避免。
2. 局部塗抹後，最好再以熱敷或布覆蓋，以免精油揮發在空氣中，減少進入皮膚的血液循環。

3. 脈輪塗抹法（Chakras Rub）

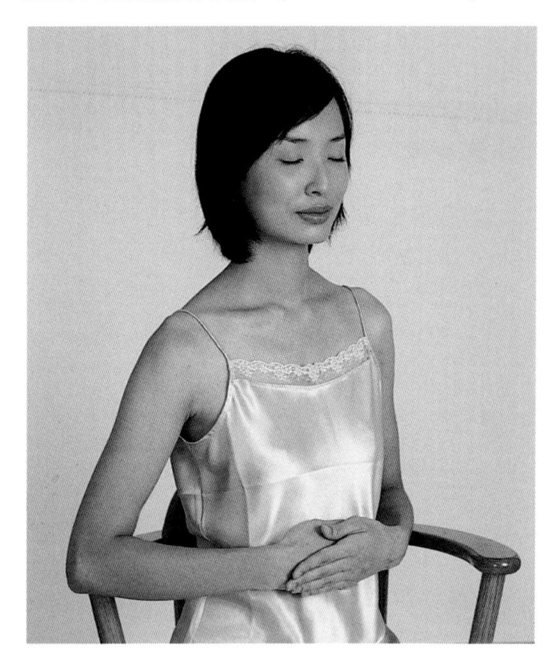

調配方法：

以1滴適合脈輪的精油如杜松子或薑用在第2脈輪，首先滴在右手心上，雙手搓熱，再將右手放在第2脈輪區，左手置於右手上。專注的意念放在第2脈輪區（丹田、下腹），右手可以放著數分鐘，也可以逆時針按摩36次。可增強及修補心靈能量。

練習區

肌肉酸痛（塗抹3日，每日15滴）→ 1ml 薰衣草＋1ml 迷迭香＋1ml山金車藥草油＋1ml 金絲桃藥草油

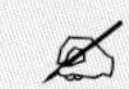

4. 油膏調配法 (Ointment)

調配方法：

1 蜂蠟1cc＋植物油4～5cc＋精油5滴（較硬）

2 蜂蠟1cc＋乳果木脂1cc＋植物油10cc＋精油5滴（較柔硬）

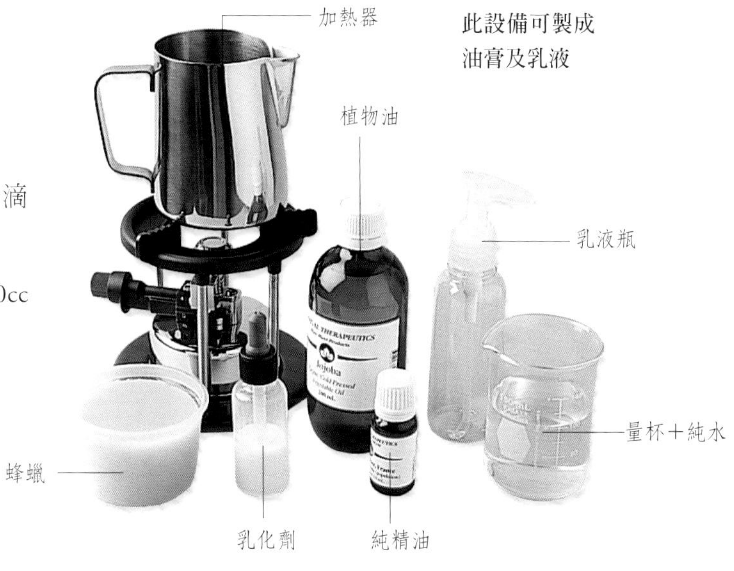
加熱器
此設備可製成油膏及乳液
植物油
乳液瓶
量杯＋純水
蜂蠟
乳化劑
純精油

油膏調配法的DIY示範

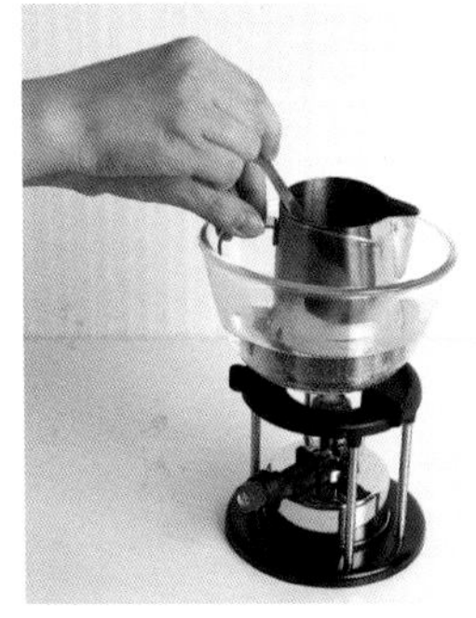

1 水加熱後，將蜂蠟或乳果木脂加上植物油，一起置於不繡鋼耐熱杯中。

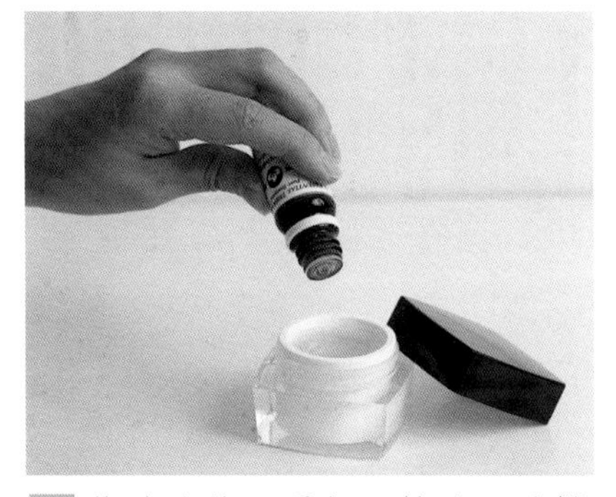

3 待稍涼後，再加入精油，稍攪拌即可。

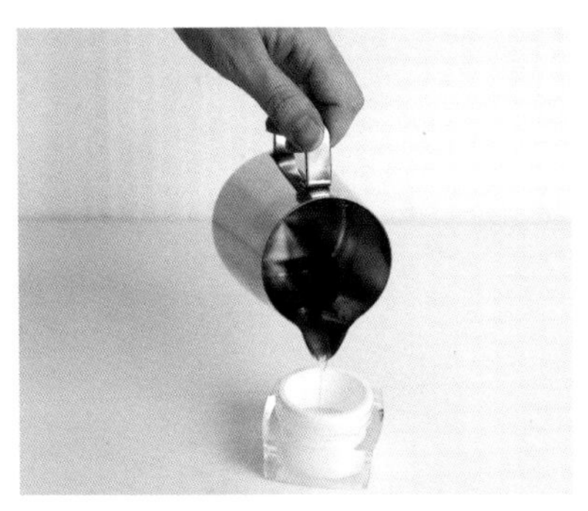

2 全溶化後，倒進玻璃瓶中。

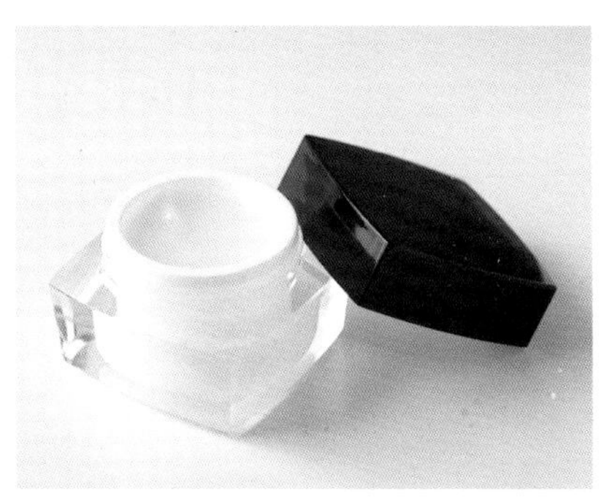

4 將做好的油膏放置冰箱冷卻，就完成了。

聖經中所提的藥油膏紀錄

藥油膏的使用，可追溯到3000年前。在耶穌最後的晚餐，有一段塗油膏的紀錄：

約翰福音12章1～8節

在逾越節前六日，主耶穌來到伯大尼，就是他叫拉撒路從死復活之處，有人在那裡給耶穌預備筵席，馬大，拉撒路也在同耶穌坐席的人中。馬利亞就拿著一斤極貴的真哪達香膏，抹耶穌的腳，又用自己的頭髮去擦，屋內充滿了香氣。有一個門徒就是那將要賣耶穌的加略人猶大說：這香膏為什麼不賣30兩銀子救濟窮人呢？他說這話，並不是掛念窮人，乃因他是個賊，又帶著錢囊，常取其中所存的。耶穌說：由他罷？他是為我安葬之日存留的。因為常有窮人和你們同在，只是你們不常有我。

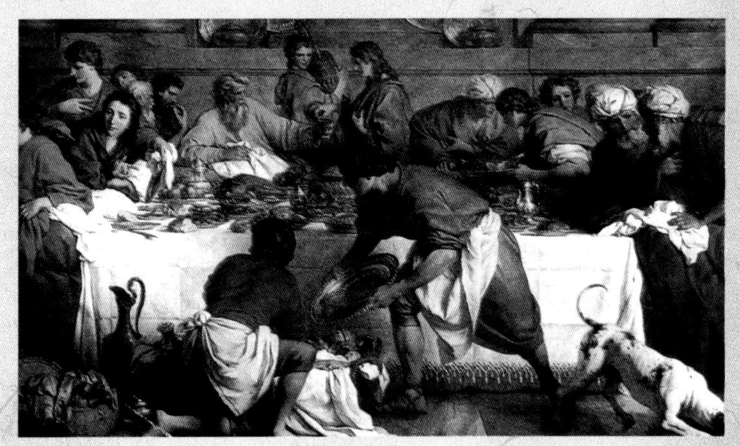

馬利亞以香膏抹耶穌的腳

註解：30兩銀子約等於一個人一年的工資。真哪噠香膏就是以穗甘松 (spikenard) 為主的香藥油膏。

路加福音第10章末段節（25-37節）

有一個律法師問耶穌，該怎麼做，才可以承受永生？耶穌提示律法上寫得很清楚。這位律法師也就明白地說：「你要盡心、盡性、盡力、盡意，愛主你的神；又要愛鄰舍如同自己。」

耶穌舉例說：一個人受到強盜搶劫並被打得半死，躺在路邊，陸續有三個人經過；祭司、利末人及撒馬利亞人。只有撒馬利亞人（在血統上或信仰上是被人憎惡的外國人）以油及酒倒在那可憐的人的傷處，並帶到旅店裡去照應他。

耶穌說只有以行動證明自己，才是個好鄰舍。

以上的經文與你分享撒馬利亞人以心及行動，運用藥油及酒幫助身心受創的人，受到主耶穌的肯定，配得承受永生。

出埃及30章(22～32節)

耶和華曉諭摩西取沒藥、香肉桂、菖蒲及桂皮調和橄欖油，作成聖膏，抹在會幕和法櫃，桌子與一切器具，使這一切物為聖，凡挨著的都成為聖。

註解：這配方的油膏只用來侍奉上帝、上帝的居所及上帝的祭司才可用。一般人是不被准許使用。出埃及記是約西元1400年前的事了。香膏原是屬於神的，後來神准許我們使用，可作為傷藥用，也作為滋養心靈用。

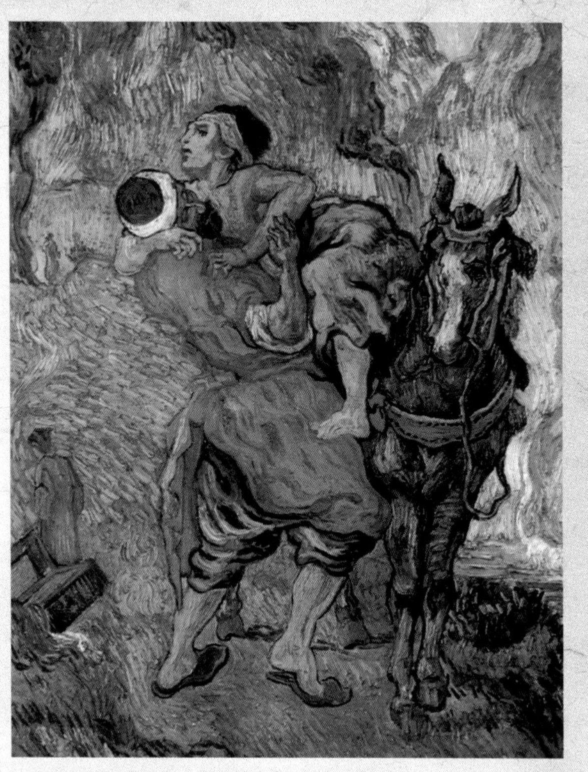

耶穌眼中的好鄰居；善良的撒馬利雅人

我的同事對香膏特別有研究及實驗的精神，經常調配香膏送給親朋好友，分享這有5000年歷史的古老油膏的芳香。以乳果木脂加純淨的黃色蜂蠟，搭配植物油及一點點的維他命E，再加上玫瑰精油，其香氣甜美的令人感動，適合獻給眞正的賢淑女性。可塗抹在脈搏穴點上或抹在髮梢上。

練習區

香油膏自製法：

5克蜂蠟＋20克荷荷芭油＋25滴絲柏

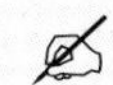

5. 霜、乳、膠調配（Cream, Lotion, Gel）

調配方法：

1 50ml霜＋20～25滴精油

2 50ml乳＋8～12滴精油

3 50ml膠＋6～12滴精油

霜乳膠可將精油稀釋，塗抹在身體或當作臉部及心靈保養用。精油劑量的決定則依油的含量而定。霜是油及水透過乳化劑結合而成，當油的比例越高，就是霜，滋潤度高，適合乾性肌膚；當水的比例較高，就是乳，較清爽，更易吸收。膠是不含油的一種清爽護膚劑，適合油性、痤瘡肌膚，一般會以蘆薈作膠。若霜太濃稠，可用精露（又稱花水、純露）再調入霜中，攪拌稀釋，就變成乳了。若滋養效果不足，可再添加冷壓的小麥胚芽油、酪梨油或藥草浸油如金盞花、胡蘿蔔油。調製霜乳膠的重點在調配適合自己皮膚質地及心靈的需要，最好可以持續使用至少24天，再換配方。

霜乳調配使用的製備有：
純精油、精露、植物油、攪拌器、乳化劑、空瓶

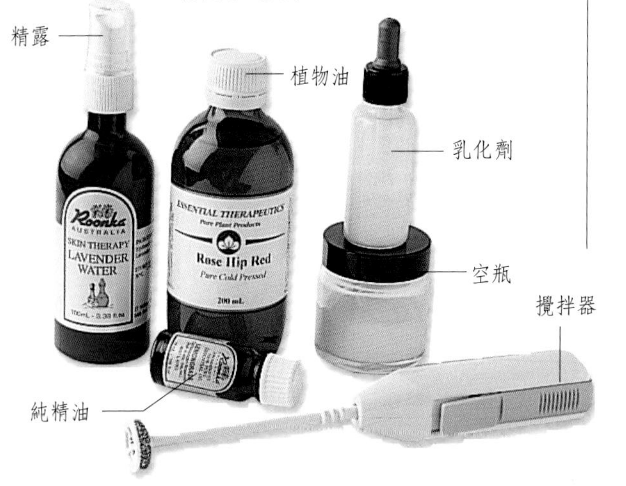

6. 泥膏藥調配（Poultice）

調配方法：

1 綠泥岩粉2湯匙＋精露4茶匙＋精油2～4滴

2 紅皮小的馬泥薯製成泥狀＋精油2～3滴

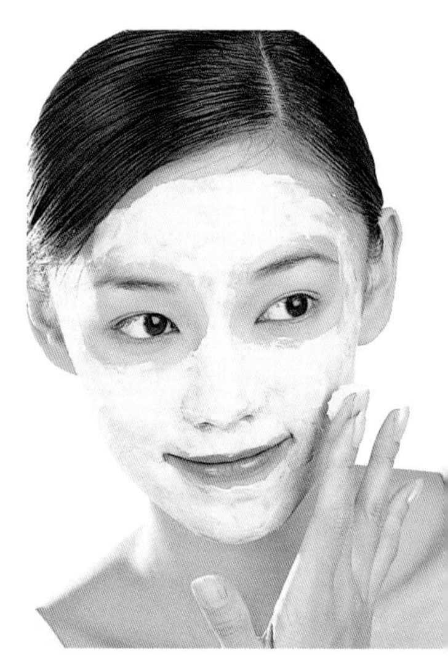
臉部面膜，排毒效果好。

泥膏藥的目的是幫助皮膚排出毒素、抗感染，適合用在水泡上、膿腫或腫脹的淋巴結區域。一般運用在面部皮膚保養最多，以治痤瘡、粉刺、過油肌膚。但精油滴數只需2～3滴。且停留在面部上5～10分鐘。若是用在身上，可敷泥膏1～3小時後再洗掉。

火山泥岩粉尚有高嶺土粉（白色）及紅色、粉紅色。以綠色及白色對油性皮膚改善效果最好，亦可將綠泥岩粉及高嶺土粉調配一起使用。

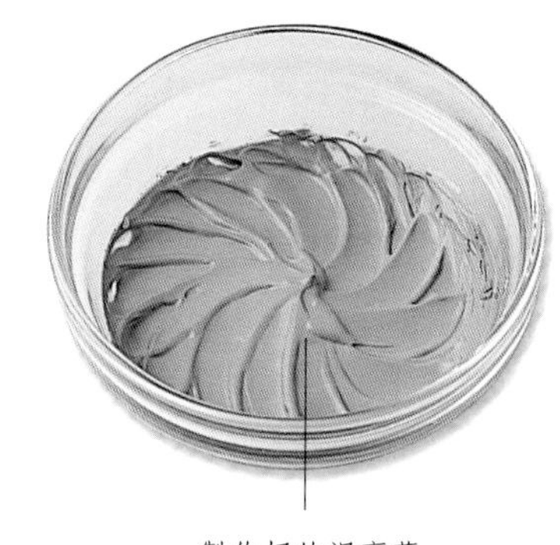
製作好的泥膏藥

製作泥膏藥需準備：
火山泥岩粉（綠色）、高嶺土粉（白色）、精露、純精油

高嶺土粉
精露
純精油
火山泥岩粉

練習區

暗瘡（每次面膜10分鐘，分3次用）→高嶺土粉2湯匙＋薰衣草水4茶匙＋杜松子1滴＋香柏木1滴＋薰衣草1滴

7. 敷料法調配（Compress）

調配方法：

■ 200ml純水＋10～20滴精油（可適度加5cc的醋，效果更好）。將乾淨棉布沾取含精油的水，擰乾，敷在患處。

敷料法可分爲冷敷（或冰敷）及熱敷（熱到可以承受）。精油透過水的介質，達到排毒、止痛、消腫、抗炎。冷敷適合處理急性疼痛如扭傷、頭痛、腫脹及發燒。在患部敷上2～4小時，若敷布不夠冷或冰，應再重新溼敷。或先以塑膠袋及再以乾布覆蓋其上，以保持冷度或熱度。熱敷適合處理慢性疼痛如胃痛、月經痛、關節炎、背痛、痙攣。冷熱交替敷可幫助局部循環改善。日常的皮膚保養可以在按摩皮膚後，再搭配溫熱敷，加速精油滲透到血液循環中。

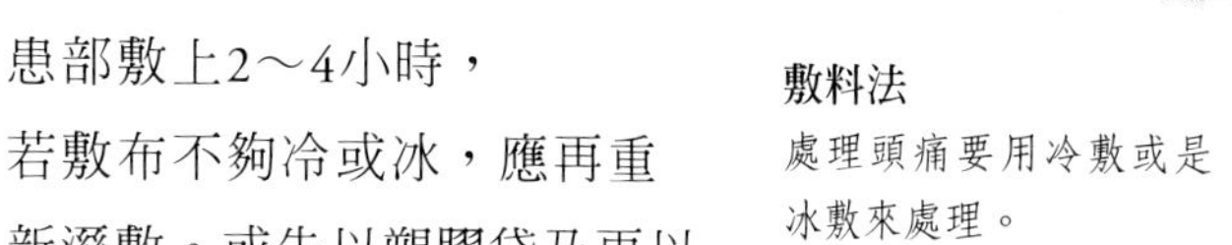

敷料法
處理頭痛要用冷敷或是冰敷來處理。

練習區

腳部酸痛（熱敷20分鐘）→200ml熱水＋5滴迷迭香＋5滴辣薄荷

8. 純劑（Neat）

調配方法：

■ 1滴溫和的純精油滴在患部。

純劑的使用，目的在消炎、抗菌、止痛、止癢（蚊蟲叮咬），一般多以薰衣草、西澳檀香、茶樹及馬丁香爲主。對於膿腫的青春痘，可以薰衣草1滴加茶樹2滴，拭於膿腫區。對於肉疣（Warts）或病毒疱疹，也可嘗試使用此法。大範圍的蚊蟲叮咬，以薰衣草精油6～8滴泡澡效果更好些。

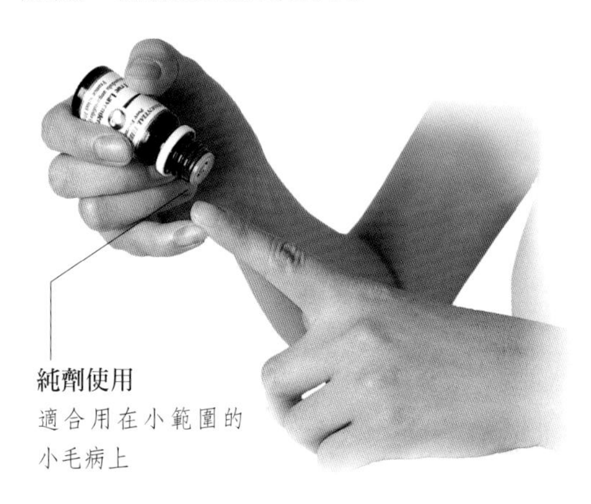

純劑使用
適合用在小範圍的小毛病上

練 習 區

傷口（每日15滴，每隔15分鐘1~2滴）→1滴薰衣草在擦傷處

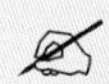

大部分的純劑精油，會促使皮膚過敏，需稀釋使用。

9. 精油酊劑 DIY（Herb Tincture）

調配方法：

■ 30g的乾藥材＋150g的酒或醋。

把乾藥材裝在深色的容器，並標示高度，每天搖10～100下，如果液體高度下降，就補充到原來的高度，6周後，就可發揮藥效了。可將乾藥材過濾出，只保留酊劑，或不取出也可。以酊劑作盆浴、手足浴，每次只需用15cc。記得酊劑要放在陰涼處。

☺叮嚀：

若要用酒，可用穀類酒精、伏特加、琴酒、白蘭地或高粱酒。

練 習 區

止痛、抗菌酊劑→白千層葉（30g）＋醋（150g）

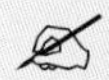

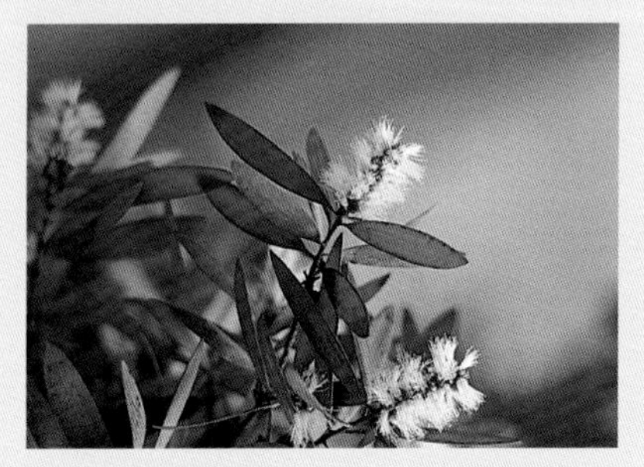

台灣常見的行道樹——白千層

10. 優格精油法（Yoghurt Insert）

調配方法：

■ 100g優格（無糖）＋15滴精油＋衛生棉條

這方法是專爲陰道念珠菌感染所設計，或者較內部的發炎，也可用此方法。將衛生棉條沾取混合好的優格精油，放置於陰道中，最好能1～2小時更換一次。

搭配灌洗法、坐浴法，及提高免疫力的自然療法，補充乳酸菌，以平衡體內正常菌叢。

若是口腔感染，則以茶樹兩滴在一杯溫水中，充分漱口，一日3～4回，飯後及睡前進行。

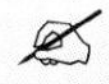叮嚀：

若是症狀持續3天，都沒有改善，應迅速就醫。

練 習 區

陰道感染→優格100g＋薰衣草、德國洋甘菊、茶樹各5滴

搭配補充乳酸菌、蜂膠，改善症狀的時間更快。

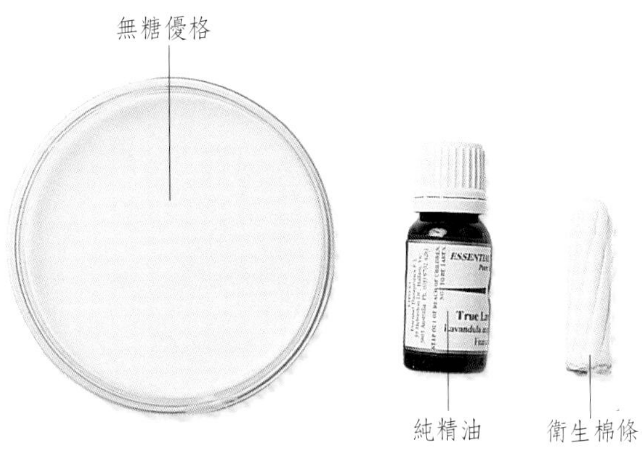

優格精油法

需要準備：市面上買得到的無糖優格、純精油、衛生棉條

11. 灌洗法（Douches）

調配方法：

1 5～10滴精油＋15cc醋＋1公升溫水

或

2 2滴精油＋200cc蒸餾水

灌洗法可以用來清潔淨化外陰部，連續使用7天，適用在處理搔癢、感染初期、抑制臭味，但不應長期使用，以免破壞人體正常菌叢的平衡。建議一個月保養使用一次即可，或免疫力低下時使用。

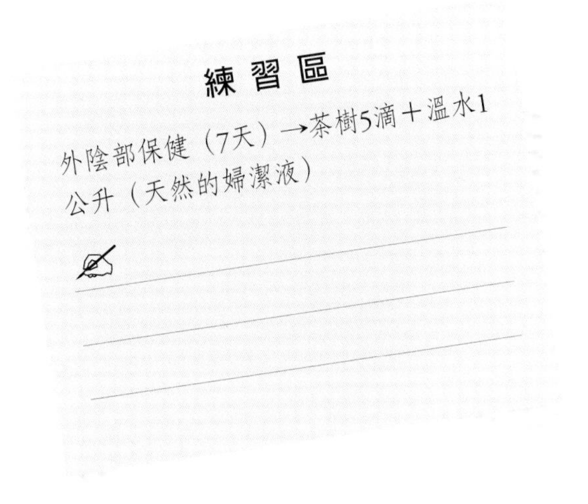

練 習 區
外陰部保健（7天）→茶樹5滴＋溫水1公升（天然的婦潔液）

12. 精露DIY（Hydrosol DIY）

調配方法：

■ 5滴精油＋5cc油水混合劑（保溼用）＋100ml蒸餾水

含有精油的水，稱爲水合物（Hydrosol）在萃取精油的過程時，可獲得眞正的精露。善用手邊的精油，可調配出各式的人工精露，可作化妝水，不僅作皮膚保養、頭髮保養，還可心靈保養。

調和劑，一般會以杏仁油或酒精作媒介，但酒精不宜用在臉部皮膚保養，最好以植物性成分作爲調和劑。

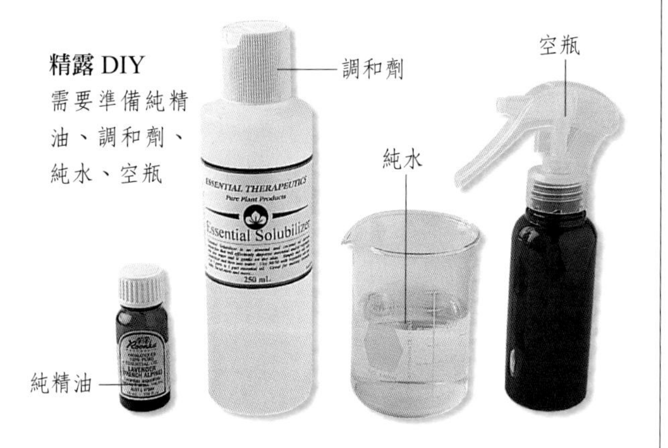

精露 DIY
需要準備純精油、調和劑、純水、空瓶

練習區

平衡身心精露（洗面後使用）→ 2滴西澳檀香＋3滴薰衣草＋5cc調和劑＋100cc蒸餾水

13. 精油水療（盆浴，Full Bath）

調配方法：

1. 6～8滴精油＋1浴盆水（若精油屬刺激性，可先與3個奶球調合）
2. 6～8滴精油＋10ml保溼蜜（調和劑）
3. 6～8滴精油＋1/2杯瀉利鹽＋1浴盆水

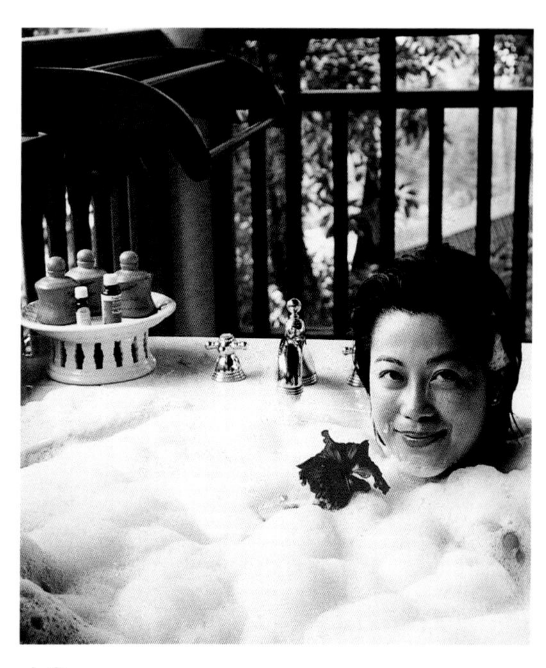

水療
在盆浴中加入精油，即對身心有放鬆的作用。

以全身(脖子以下)浸泡在水中5～10分鐘，對身體的肝、腎、心臟、肌肉組織及神經系統，即產生很大的刺激或放鬆作用。淋浴只能算是清潔，盆浴才有水療的作用。冷水（26℃）或更冷的水屬於刺激、收斂；熱水（36℃～39℃）則有放鬆、止痛的作用。中外歷史都有記錄水療的用處，例如扭痙、痙攣、梅毒、關節炎、痛風、腎結石、水腫、憂鬱症、靜脈炎、肝炎、傷寒、天花、高血壓等。

水療盆浴加入精油，就有大地精華的能量，一起產生協同作用（1＋1大於2的意思）；加入瀉利鹽更可平衡皮膚PH值，促進發汗，促進局部循環，改善疲勞、精神差、壓力大、毒素累積多、循環差、肥胖、手腳冰冷及月事不調者，因此精油的瀉利鹽水療，會產生協同作用，發揮更棒的治療力量。不僅幫助大，且是很棒的享受。

盆浴前，先喝1～2杯水，盆浴後的水療，可促使全身循環代謝提高，透過尿液排出身體的廢物及毒素。

練 習 區

身心疲勞（一周2～3次，每次5～10分鐘）→瀉利鹽1/2杯＋6滴薑精油＋2滴茶樹精油＋1盆浴

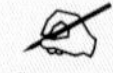

註：先將精油調製在瀉利鹽中，再一起到入浴盆中。

14. 精油坐浴（臀浴Sitz Bath）

調配方法：

■ 5滴精油加在坐浴盆中
（水位至少至腰腹區）

坐浴適合泌尿道或生殖器官的保養及治療。可用涼水（26℃）或用冷水。溫水可坐10～15分鐘，涼冷水以5分鐘爲限。溫水坐浴適用在痔瘡、便秘、月經不調、下背痛、白帶。冷水浴較適合內部出血或催產。涼溫交替用，可助泌尿生殖系統的循環。

☺叮嚀：

可先坐浴後，再進行淋浴，不失爲保健又有效率的方案。坐浴的水，可再添加精油作足浴，此法適合家中無浴缸設備者，但有嬰兒浴盆設備者。

練 習 區

泌尿道清潔（涼水，5分鐘）→杜松子5滴＋坐浴盆

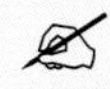

15. 手足浴（Foot & Hand Baths）

調配方法：

1 5滴精油＋1臉盆水

2 5ml酪梨油＋5滴精油，按摩後，再浸泡水中10～15分鐘。

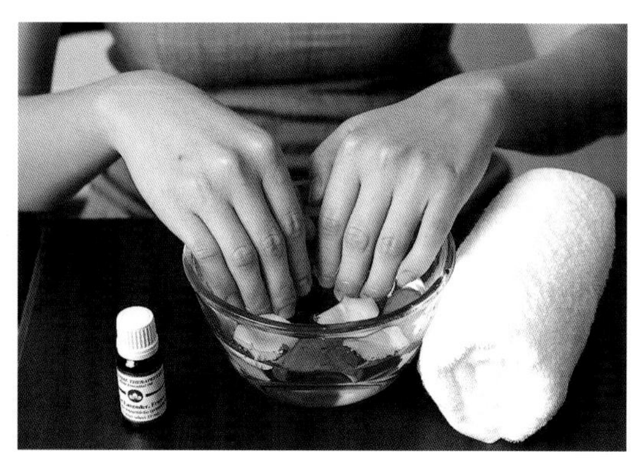

精油手浴
不僅能促進手部末梢循環，改善手腳冰冷，同時還能美化指甲。

精油手浴，以溫水或涼水進行（26℃）可紓解緊張疲倦的手部肌肉，同時美化指甲，促進末稍循環，預防老人皮膚粗乾，還可緩和關節炎或是因痛風疼痛的關節。也可先按摩雙手10分鐘後，再浸泡到涼水中。酪梨油滲透最快；檸檬精油強化指甲最好。精油足浴與手浴類似，可另添加瀉利鹽1/2杯及玻璃珠（可刺激穴點），適合香港腳、腳汗症、或小腿酸痛、水腫的情況。足浴的水位最好可至膝關節以下。建議足浴後，再進行淋浴，也相當可行。

練習區

1. 關節炎的手（涼水10分鐘）
   →迷迭香2滴＋杜松子1滴＋薑2滴＋涼水一盆
2. 腳汗、酸痛（熱水10分鐘）
   →辣薄荷2滴＋絲柏2滴＋迷迭香1滴＋熱水一盆

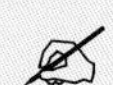

嗅覺吸收

1. 薰香法（Room Vapourisation）

調配方法：

1 蠟燭式薰台：6～8滴精油於溫熱水中。
2 薰香燈：6～8滴於溫熱水中。
3 薰香器：6～8滴於熱平台上。
4 車用薰香器：2～3滴於熱平台上。
5 超音波精油水氧機：2～3滴於溫涼水中。

薰香精油，以熱度或超音波振盪方式，提供一個足夠的能量，將精油自液態轉爲氣態，釋放在空氣中。其化學分子釋放在空氣中，足以發揮殺菌，抑制微生物增生的能力，因而降低人體感染致病菌。例如茶樹、西澳檀香、丁香、尤加利、百里香、肉桂等抗菌性佳。

嗅吸進人體的精油香氣，會進入肺循環再送到全身。主要影響肺部的健康，處理呼吸道症狀，最常用在呼吸道的保健及防治上，如尤加利、檸檬、桃金孃、白千層、西澳檀香、茶樹、絲柏、松、牛膝草、薰衣草、馬努卡（又稱紐西蘭茶樹）。

在遭受壓力、心力疲勞或緊張性頭痛時，以薰香來緩和症狀的效果較好。精油獨特的香氣，透過嗅覺直接傳送訊息至大腦邊緣系統（limbic system），引起荷爾蒙及情緒的改變。研究指出，透過嗅吸，香氣對情緒的影響，效果直接且副作用少，可彌補內服的情緒性藥物的缺點。如薰衣草、天竺葵、佛手柑、西澳檀香、玫瑰、橙花、茉莉，這些精油有明顯的舒壓效果。

超音波精油水氧機是目前最新的薰香設備，可100%完全低溫釋放精油至空氣中，香氣、殺菌效果較傳統薰燈好，又兼具護膚保溼及淨化喉部感染，值得芳療專家及業餘者選購。

薰香好處的數據資料

1. 研究指出，抗菌性精油可在3小時內殺死90%空氣中的致病菌。
2. 0.2%檸檬可在20分鐘內殺死白喉桿菌（Diphtheria bacilli）。
3. Dr. Jean Valnet（瓦涅醫生）研究指出2%的尤加利可殺死70%的葡萄球菌，同時增加細胞的含氧量。
4. 傳統澳洲文化以尤加利舒緩感冒、氣喘、支氣管炎、流行感冒、喉嚨感染及鼻竇炎。

練習區

防治感冒→尤加利3滴＋茶樹3滴＋丁香2滴＋精油水氧機

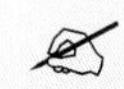

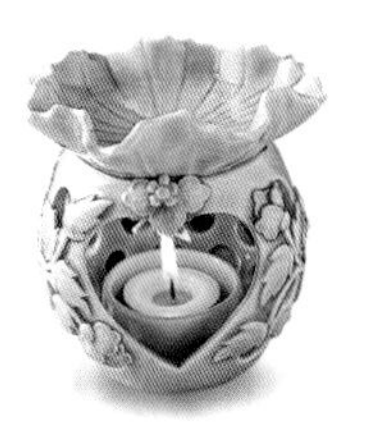

蠟燭式薰台

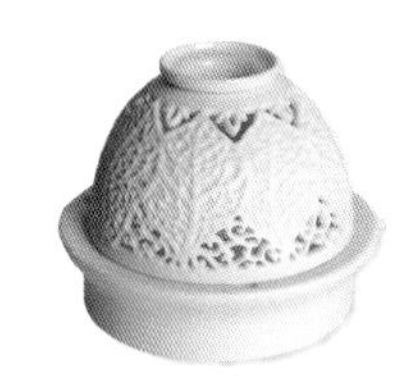

插電式的薰香器

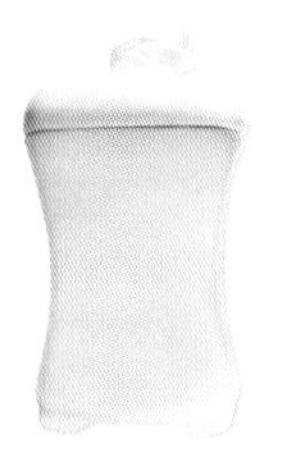

超音波水氧機

2. 蒸汽吸入法（Steam Inhalation）

調配方法：

1 2～3滴精油＋1熱臉盆水

2 1～2滴精油＋1杯熱開水

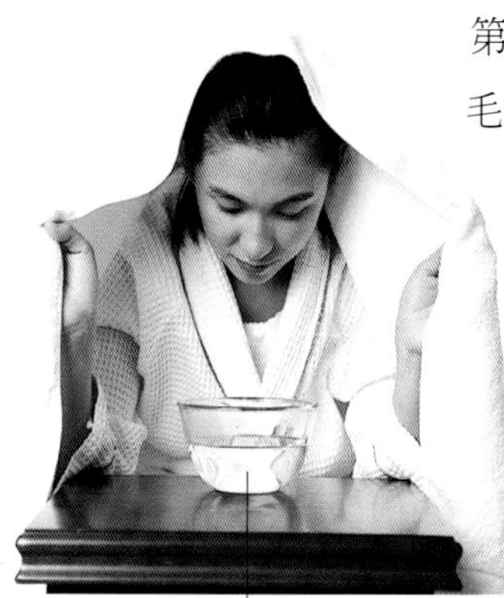

以大毛巾蓋住頭部進行蒸汽吸入

第一種使用法，可以取大毛巾蓋住頭及臉盆，使熱蒸汽不致外露，同時可以打開皮膚毛細孔，深層清潔面部肌膚。之後再搭配淨化面膜，更是事半功倍，一舉兩得。

吸入精油蒸汽，可以迅速幫助上呼吸道對抗病菌，提高身體免疫力，此法屬於澳洲祖母時代的民俗療法之一。若是鼻喉感染，則由鼻子吸入，口部呼出。若是支氣管感染，則以口吸入，由鼻子呼出。氣喘患者不宜以此法紓解，以免引發氣喘。兒童使用則將精油降到1滴。

練習區

淨化肺部（3～5分鐘）→絲柏1滴＋薰衣草或茶樹1滴，熱蒸氣吸入

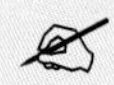

3. 手帕吸入法（Tissue）

調配方法：

■ 2～3滴精油＋棉質或絲質手帕一條

手帕吸入，方法簡單，隨時隨地都可進行，具有保養心靈、紓壓、治頭痛、治鼻竇炎、花粉熱、預防氣喘。買一條你喜歡的花色手帕，甚至大到可當領巾，滴2～3滴精油在領巾上，嗅吸後，繫在脖子上或放在車上，都可使周圍好聞極了。快開始和別人分享你的香味吧！

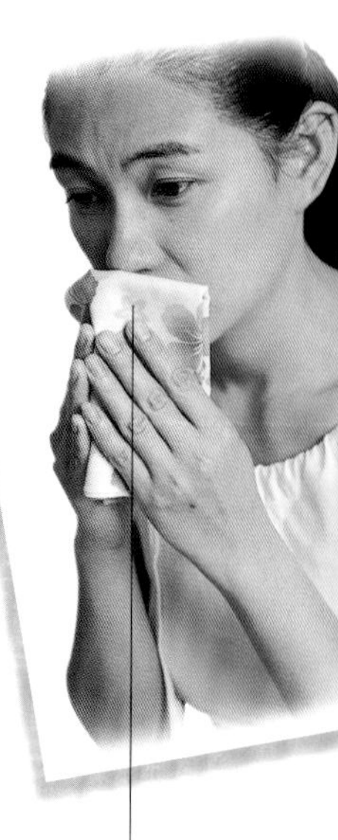

手帕吸入法

練習區

止咳、除臭、使情感及能量流動→絲柏2滴＋絲質領巾

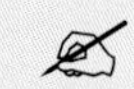

4. 噴劑（Room Spray）

調配方法：

■ 精油20～40滴＋油水混合劑5ml＋蒸餾水100ml

噴劑的用途很廣，可以當擦澡用，可以清洗傷口、可以除煙臭、殺菌（特別是小空間如玄關、車內或病床的四周）、喚醒覺知、清潔脈輪、衣物清香、頭皮SPA、酸痛噴霧劑……。

練習區

抗菌、提神的車用噴劑（使用前搖一搖）→辣薄荷6滴＋甜橙10滴＋迷迭香6滴＋尤加利8滴＋蒸餾水100ml

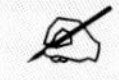

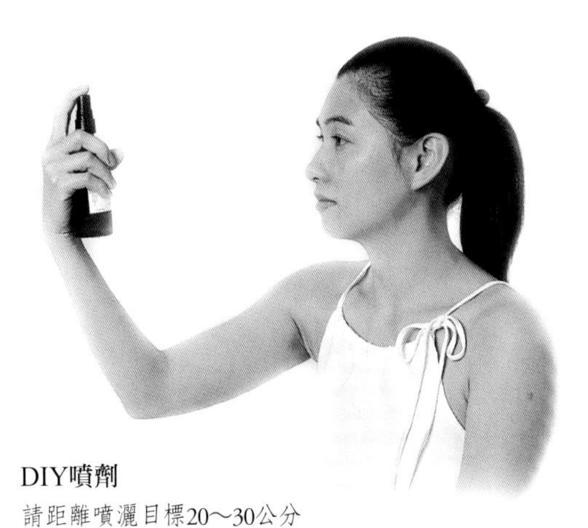

DIY噴劑
請距離噴灑目標20～30公分
每回按壓5～8次。

5. 精油呼吸法（Hand Friction Breathe）

調配方法：

■ 1～2滴精油於手心上，搓熱、嗅吸。

精油呼吸法是將大地植物的能量，導引人體氣血，使身體細胞活絡起來，調節身體功能。藉呼吸吸入屬肺氣的精油，補肺氣，皮膚也會透明、紅潤、有朝氣。最佳呼吸時刻是早上五點到七點，會賴床者，可在床上，不急著起床時練習。

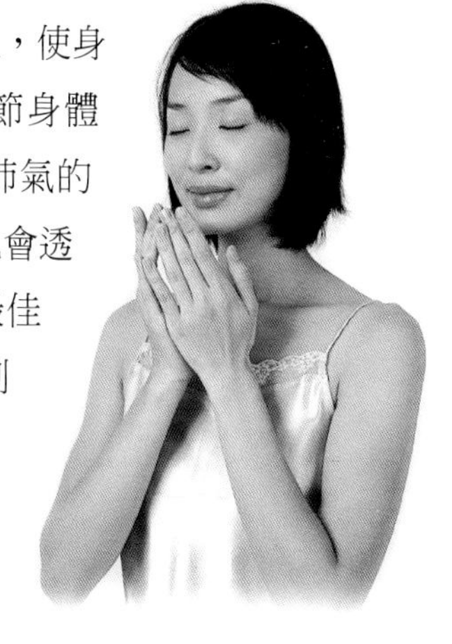

精油呼吸法
這是最快速、最方便的精油使用法。

☺叮嚀：

若不喜歡尤加利的香氣，可自行調配肺部用的複方精油，每次只用1滴。

練習區

1滴尤加利精油滴在手心上搓熱，雙掌並排，置於鼻前，可聞到精油香氣，深深的吸，慢慢的吸，使小腹丹田有氣。停5～10秒，雙掌翻轉往外推，慢慢吐，小腹稍內縮，進行7次，14次或21次。只用鼻呼吸，吸較呼長，若能配合音樂進行更好。

6. 能量香水（Energy Perfume）

調配方法：

■ 精油2.7cc＋酒精6.3cc＋純水1cc

能量香水，具有大地草木的生命能量，透過酒精及水的介質波動，影響人及空間的能量。能量香水的香氣表達你的心情、個性、偏好、甚至你的深度。讓我們與大自然一起互動，同時邀請別人一起分享，感受這精微的生命力。重新建立與大自然的關係。

製作能量香水需準備
純精油、酒精、純水、噴劑空瓶

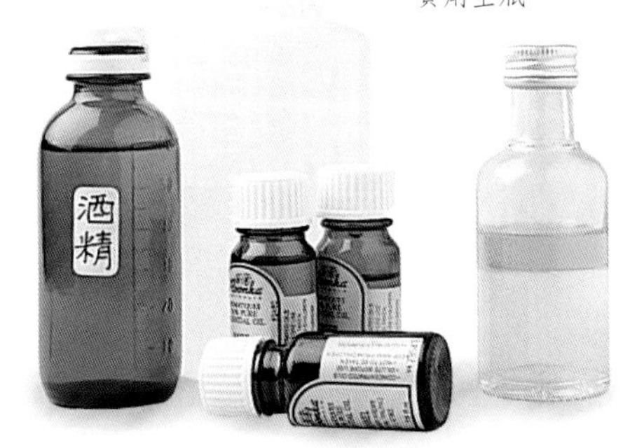

練習區

可根據個人的濃度偏好，調整精油、酒精及水的比例。先將酒精及精油充分調勻放兩周後，再加入純水放2周。每日都以善心、希望及愛的意念搖動它。4周後即可使用，放得越久，酒精的嗆味越淡。請挑出具高、中、低三種不同揮發的精油調配，想像你是位頂尖的調香師，與個案討論後，調配一瓶你個案可能喜歡的能量香水。多練習不同身心特質的個案，對於精準掌握精油處方將會有幫助。

7. 音樂動作芳療（Music Movement Aromatherapy）

調配方法：

■ 精油3～5滴＋超音波精油水氧＋播放心靈音樂

音樂動作芳療是藉音樂的旋律，讓身體忘記思考的舞動，隨著音樂並專注的以肢體動作，緩慢或快速的跟著音樂變化。可選擇完全緩慢的音樂，或混合快、慢旋律的音樂。挑選紓壓的能量精油（特別是作用在心靈上），配合音樂呼吸、運動。進行有益身心靈氣的吐故納新修練，可調動人體經脈氣血，增強人體自癒力，可養身、祛邪，同時舒壓止痛（特別是壓力性頭痛）。

練習區

天竺葵3滴＋薰衣草3滴＋超音波精油水氧機＋靈氣音樂

每日早晨5~7點或晚上9~11點，進行30分鐘。皮膚次日會充滿朝氣、有光彩。試試看。

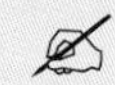

8. 冥想芳療
(Meditation Aromatherapy)

冥想芳療很深奧，可以幫助我們察覺身體細部的存在，找出緊張、疼痛或病根的地方。結合了呼吸、具象化的神遊及大自然的生命力——精油。冥想芳療可放鬆身心、減輕疼痛、恢復免疫機制、管理情緒。每日起床後及睡前進行20分鐘，效果很好，或是當感覺需要放鬆時，就可進行冥想的芳療。

大腦新皮質儲存了觸覺、聽覺及視覺的感官經驗。當我們以具象化的神遊想像一個美麗、令你放鬆的場景，那麼大腦新皮質便會認為這是真的，體內的荷爾蒙受到大腦的刺激，就會改變，釋放出快樂荷爾蒙。當你在想像檸檬的滋味時，唾液是否已經產生了呢？現在就開始練習你的想像力，如果真想不出畫面，取一張你喜歡的景物畫報，認真的融入其中，也有冥想的效果。

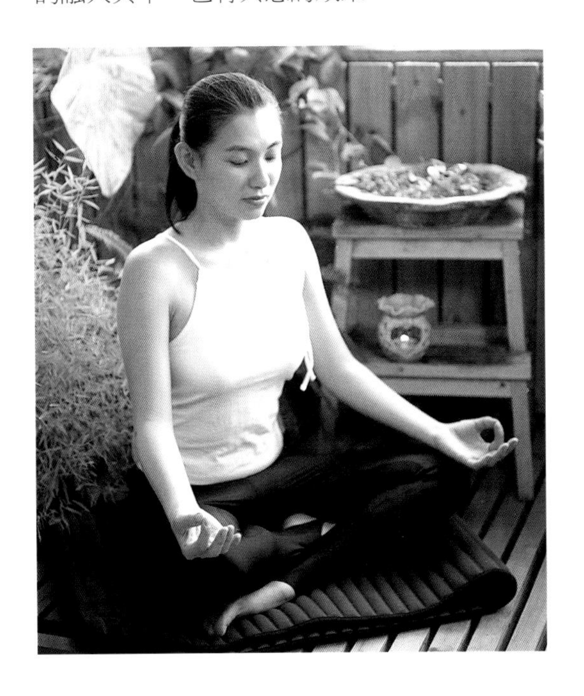

冥想芳療的方法

1. 選擇一個安靜，不被電話或其他事物干擾的環境。
2. 播放大自然音樂及使用大自然的精油，挑選鎮定或你喜歡的香氣。
3. 採取一個舒服的姿勢，坐或站或躺都可，只要不會太累而酸痛，或舒服到睡著。
4. 深深而緩慢的以鼻子吸氣，吸入大自然的香氣，同時想像、感覺一道溫暖的光自頭頂進入身體每一角落、每一個細胞。停止呼吸5～10秒。讓光繼續在身體的每一部位流動。慢慢的呼氣，同時讓光自腳底流出。每一次的吸一停一呼，都讓光及香氣一起進行清潔淨化的工作。重覆7次或14次，直到專注為止。
5. 進入讓你放鬆的畫面，你在那有美好的回憶，有快樂的時光，想到就感到很溫馨，很快活，讓自己重遊情境中，想像越真實，幫助越大，療效越好。同時想像自己很放鬆，身體很健康，且很年輕。
6. 想像並感覺彩虹的溫暖與光。讓彩虹的光由腳底進入身體的每個組織、細胞，最後自頭頂流出。當你覺得暖和又舒適，準備好時，便可以張開雙眼，重新迎接更健康、更平衡、更放鬆的你。

你已用心靈的方法治療身心靈。感受身心合一就是獲取健康的開始。快開始練習吧！

精油的安全性

植物的精油是天然的，但並不代表它是100%安全，錯誤的調配、不良的品質、錯誤的使用法及個案的獨特性，皆可以影響芳療的效用及安全性。為獲得精油對身心最大的幫助，因此探討精油的各種使用注意事項，是本章與讀者分享的重點。

精油到底安不安全？

精油是天然的物質，但這並不表示它是100％安全，不會造成人體的危險或不適。只要熟悉精油的可能危險性及遵守安全的使用規範，精油使用者或操作者，都可自精油獲得最大效果及最小的危險。

精油的潛在副作用可能被以下的因素以及變數所左右：

1. 包裝說明

標籤上應清楚標示植物名稱、濃度、日期、批號或萃取部位或化學成分。提供清楚的使用方法（一般以外用爲原則），若不小心誤食精油，應盡快喝水或喝兩茶匙植物油，避免自行催吐。若有身體不適如暈眩，應迅速送醫，並將誤食的精油交予醫生，幫助醫生分析。另外避免幼兒拿取精油；避免未稀釋的精油直接接觸皮膚及眼部；若純精油接觸皮膚，可用植物油稀釋或大量清水沖洗；若純精油接觸眼睛可用大量清水沖洗。

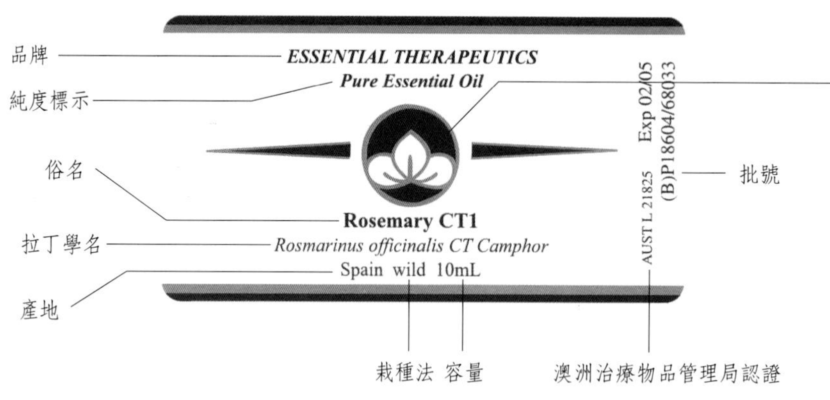

商標圖騰

大部分的精油，是以100%純劑的狀態銷售，精油具高揮發性的特質，不宜以大瓶子裝少量的精油，以免自然揮發掉，因此較適合以小容量如10ml、15ml或25ml等深色瓶裝精油。同時附有控油孔，以免倒出過多的精油。

2. 品質

一瓶優良的100%純精油，有時會因外在環境因素而變質，進而引起皮膚敏感或其他副作用，例如，氧化後的茶樹，易使皮膚過敏。引起精油氧化變質的因素有：氧氣、熱度、光線。

將精油放在深色如咖啡或深藍色瓶中，並存放在低溫且恆溫的環境，預防光線直射，可避免精油過早變質。

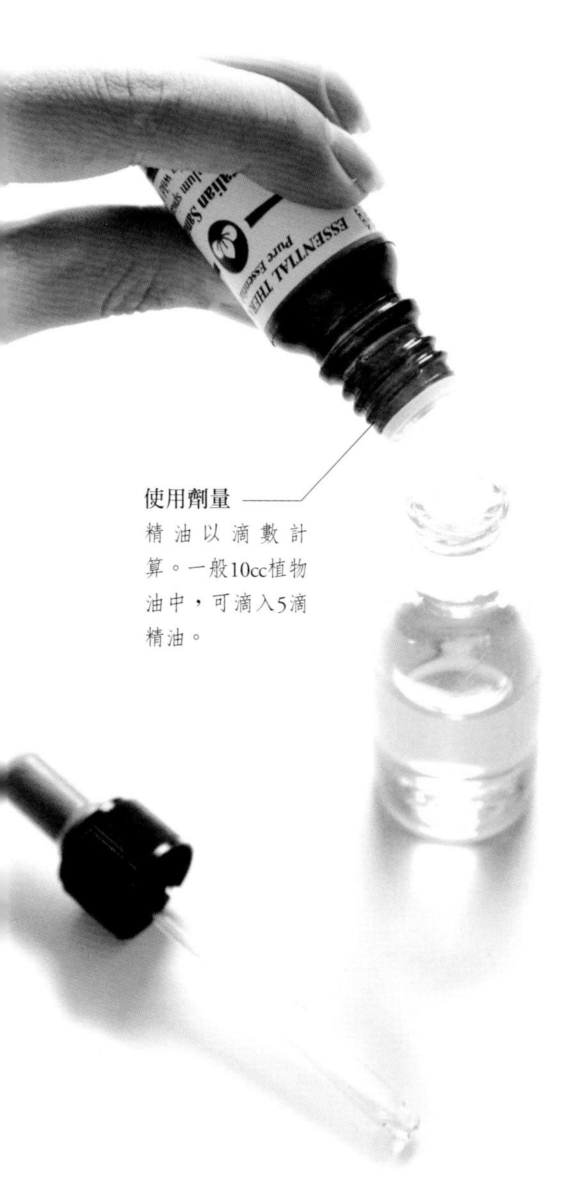

使用劑量
精油以滴數計算。一般10cc植物油中，可滴入5滴精油。

3. 使用劑量

精油是藥草植物濃縮的精華，需要大量的藥草，才能萃取出一小量的精油。例如薰衣草萃取量是0.5%；玫瑰則是5000公斤萃取1公斤的精油。因此一點點的劑量就可以發揮很大的效果。超過建議劑量，可能引起反效果。

長期使用某一種精油可能使身體對該項精油的反應遲鈍；但經常更換配方（劑量）也可能使身體無法適從。一般而言，酸痛、疲勞會使用稍高劑量，若運用在心靈上，低劑量反而有更好的效果。

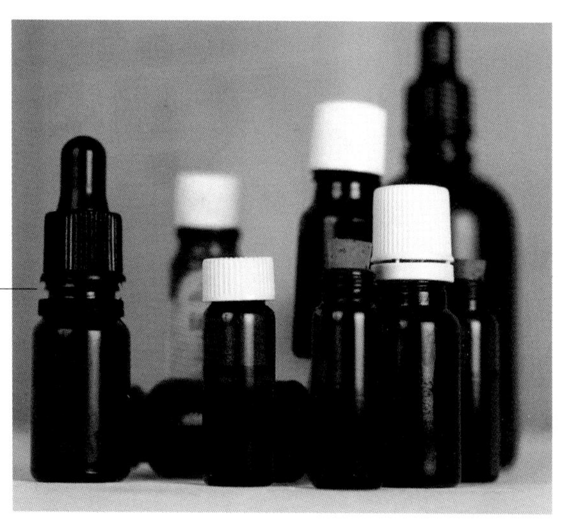

芳香療法業者，大約使用全球精油產量的5%，其他95%產量則由化妝保養品、香水、食品、製藥等行業所運用。各個產業對精油的品質，要求有所差別。芳香療法所要求的精油，則是100%原植物的精華，並不採用人工合成或人工調整後的精油。

4. 使用者

精油的使用劑量及方法有一定的習慣準則。對於特殊體質，如過敏體質者，特殊疾病如癌症、癲癇症、肝病、腎病；年齡差別如嬰、幼童、青少年、成年、老人；性別差異如男性、女性；體重差異如50公斤或80公斤等；特殊情況如孕婦、產婦等等，對精油的劑量或使用法有不同的要求。這些因素彼此交錯，劑量的拿捏不僅影響芳香治療的成功與否，更重要的是預防副作用的發生。

＊特殊疾病

癌症患者可藉芳香療法提高生活品質，紓解諸多不適如淋巴水腫、失眠、瘀痛、皮膚炎、惡臭、心靈照顧等。特別是按摩法，必須注意避免按壓在腫瘤部位，時間也不宜過長。力道的拿捏，會影響芳香療法的療護品質。癲癇症患者必須避免使用含酮精油，例如辣薄荷、牛膝草、迷迭香、鼠尾草、樟腦等，以免引起抽搐的發生。其他含酮的精油對癲癇症患者較爲安全，例如茉莉（含茉莉酮）、茴香（含茴香酮），依然可使用。腎臟病患者，排泄精油能力減弱，必須以較低的劑量，或避免某些精油，例如杜松子對一般人是很好的腎補劑，但對腎臟病患卻是一個很大的負擔。肝病患者的肝代謝過濾毒素功能大減，因此以外用精油法爲佳，劑量宜低。若是以口服精油方式，可能導致肝的負擔重或中毒，特別是含有醛（如肉桂皮）、酮（如胡薄荷Pennyroyal），酚（如丁香、肉桂葉）。

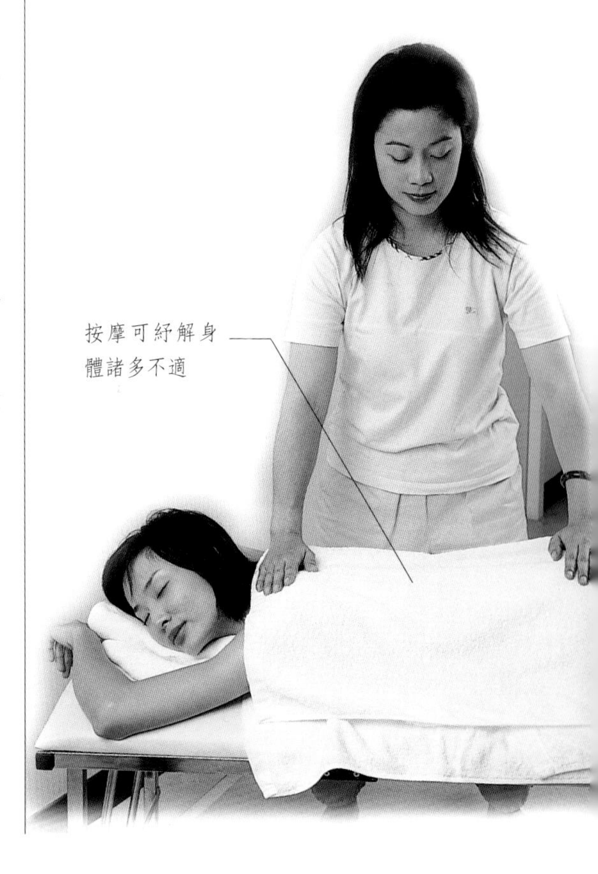

按摩可紓解身體諸多不適

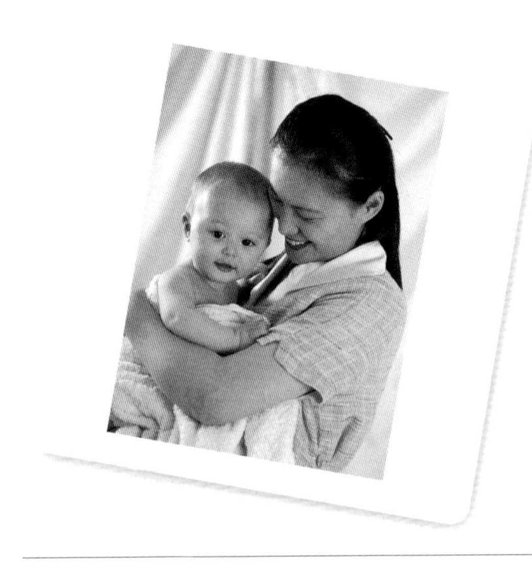

＊年齡差別

嬰兒（0～12個月）劑量應是正常劑量的1/4，(以正常劑量10ml植物油+5滴精油爲標準)，嬰兒用量則是10ml加1滴精油左右；幼兒（1～5歲）劑量可提高到10ml加2-3滴；幼童（6～12歲）劑量可更提高到10ml加3-4滴；12歲以上即可使用一般正常劑量；老人（65或70歲以上）劑量應比照嬰幼童用法。

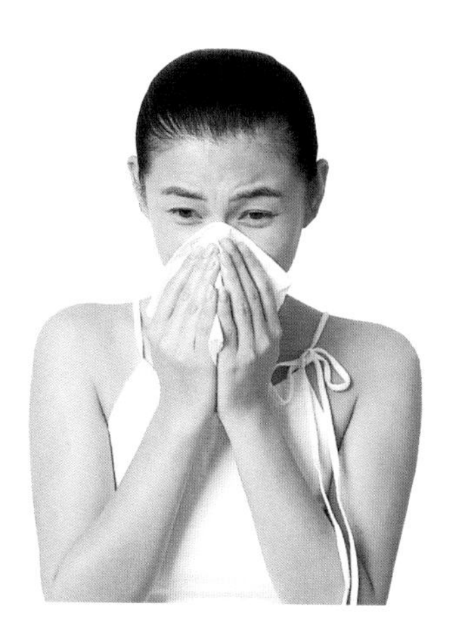

＊特殊體質

特別是過敏體質者，必須慎選精油及植物油（例有些人對小麥過敏），甚至對某些使用法也會引起過敏。例如氣喘患者使用芳香療法，可減少氣喘發生次數，減輕症狀，但不宜以大毛巾蓋頭的蒸汽嗅吸法，此法易引起氣喘發作。

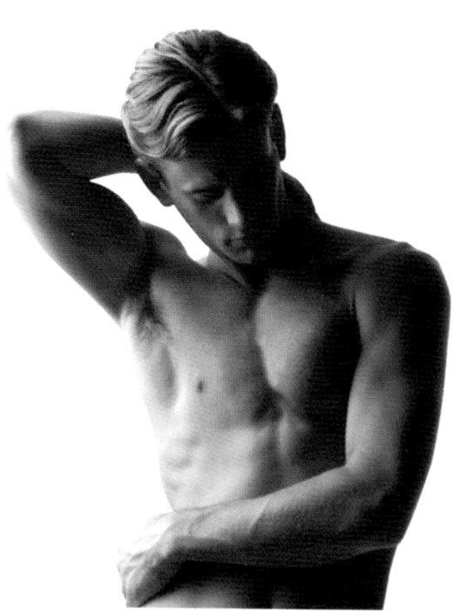

＊性別差異

根據日本的Toho大學醫學系對「皮膚敏感測試」，結論是男性的皮膚比女性敏感2.5倍。若以體型、肌肉或體重而論，男性可承受較高劑量的精油。

＊體重差異

體重越重或脂肪越多，越肥胖者，對精油的反應及代謝較差。使用的次數或劑量可稍提高，以達到預期效果。

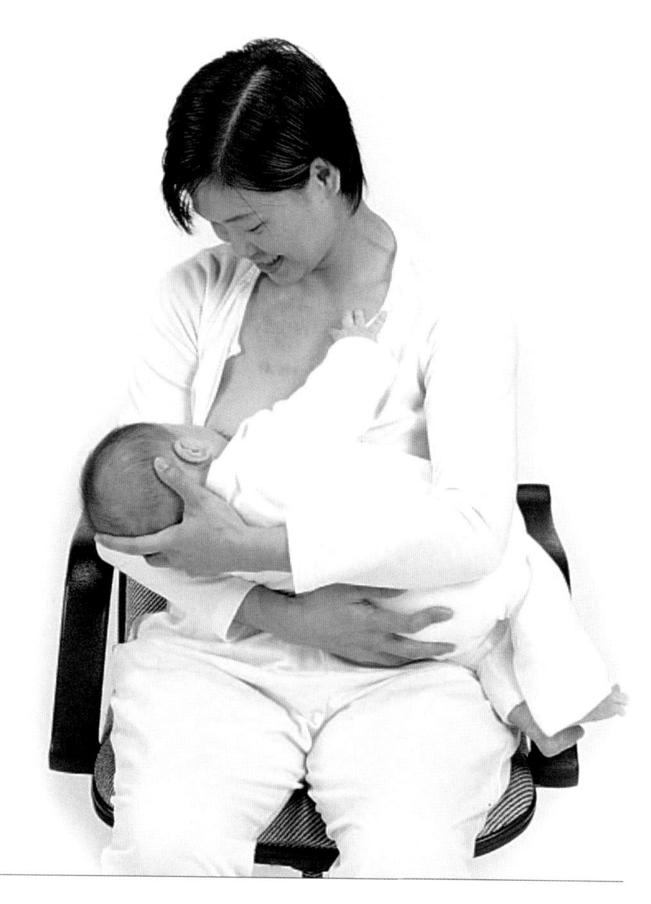

＊ 特殊情況

孕婦或產婦由於體質改變，必須慎選精油。孕婦的注意事項是避免使用通經性質的精油，例如茴香及洋茴香。劑量比照嬰幼兒用法。

產婦體質虛，特別又擔負哺乳的責任，因此劑量應比照嬰幼兒用法；避免刺激性精油（含酚、酮、醛）塗抹在胸部區，或哺乳前必須擦拭乾淨，預防被嬰兒誤食。

5. 使用方法

精油主要透過嗅覺黏膜、口服及皮膚爲人體所吸收；使用法根據使用者的需要及創意可變化多端，但必須注意個人體質的特殊性及精油的化學屬性，避免不必要的危害。例如氣喘病人不以蒸汽嗅吸法；開放性傷口、腫瘤處不予按摩。高血壓患者進行水療時，必須注意水溫及不用升高血壓性質的精油如迷迭香。酚、醛類精油較易引起黏膜或皮膚敏感不適，如百里酚、丁香酚、肉桂醛。因此百里香、肉桂、丁香較不適合塗抹在皮膚上，以薰香法使用較好。

內服精油的道理是將精油視爲藥物的一種，屬於生藥。食用精油，會有較高劑量的精油進入肝臟分解後，再進入血液循環，最後到腎臟排泄，或自皮膚、呼吸排出體外。內服精油會使精油在體內與處方藥物容易一起反應，必須謹慎。澳洲規定必須由醫生或合格藥草師執行口服精油的使用法。

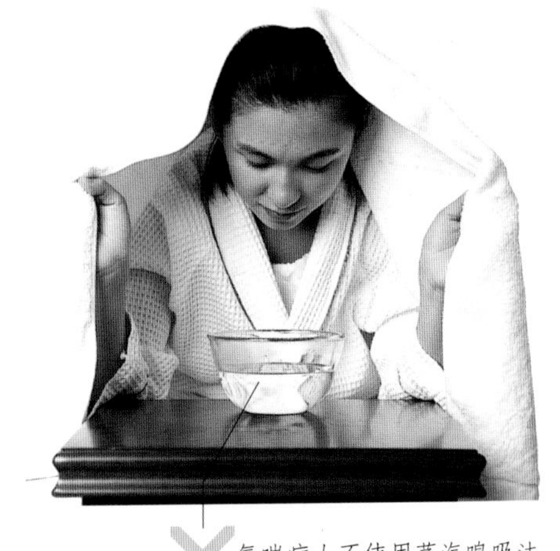

氣喘病人不使用蒸汽嗅吸法

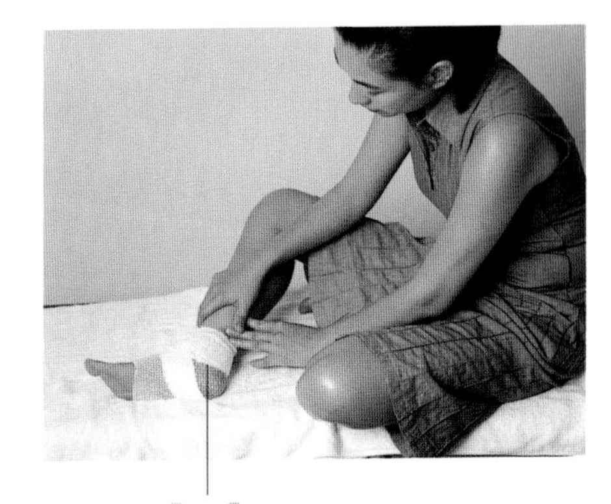

開放性傷口、腫瘤處不予按摩

6. 精油化學

精油中的化學成分屬於複雜的天然有機化學，只挑選單一化學成分來按抹時，可能具有很強的毒性。例如百里香酚、丁香酚、胡薄荷酮，易造成肝及神經的破壞。呋喃香豆素易引起皮膚光敏反應（意即皮膚色素沈澱，不易白回來，甚至得皮膚癌）。以上的成分在其他天然有機化學成分的共同協調運作下，其毒性並不至於造成大害。例如佛手柑雖含有0.44%的呋喃香豆素，在使用1%的劑量兩小時後，給予日照，並不會引起光敏反應。

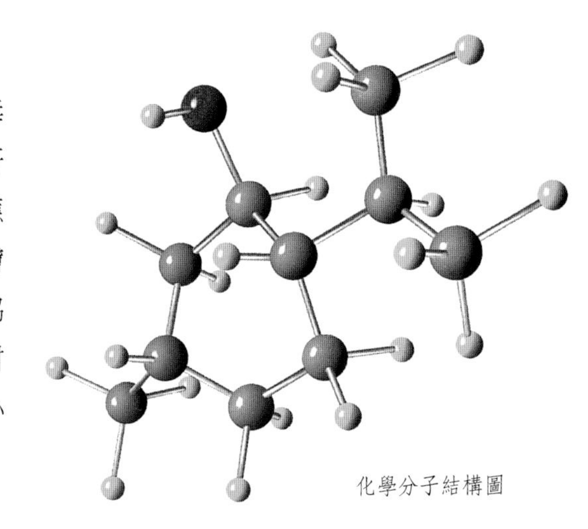

化學分子結構圖

易引起神經中毒性或癲癇者應避免

迷迭香

化學成分	精油
松樟酮 (pino-camphone)	牛膝草
樟腦 (camphor)	樟腦、穗狀薰衣草、迷迭香、鼠尾草
側柏酮 (thujone)	鼠尾草、側柏、艾菊(Tansy)、苦艾(wormwood)

易引起肝中毒，肝病患者應避免

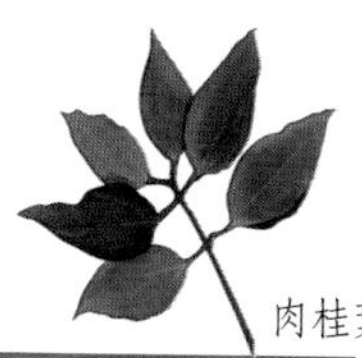

化學成分	精油
肉桂醛 (cinnam aldehyde)	肉桂皮、桂樹 (cassia)
洋茴香酚 (trans-anethole)	洋茴香、茴香
甲基蔞葉酚 (methyl chavicol)	羅勒、龍艾
丁香酚 (eugenol)	肉桂葉、丁香、西印度月桂
黃樟酚 (safrole)	樟樹、黃樟(sassafras)

與光敏反應有關的呋喃香豆素

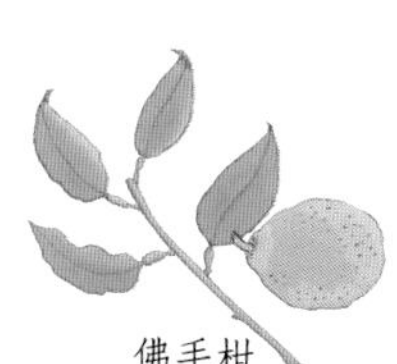

精油	呋喃香豆素含量	建議劑量以避免光敏
佛手柑	0.44%	1%
萊姆	0.25%	2%
苦橙	0.072%	6%
檸檬	0.0032%	10%
葡萄柚	0.0012%	20%
甜橙	0.00005%	無限制
紅柑	0.00005%	無限制
橘子	微量	無限制

孕婦應避免或謹慎使用

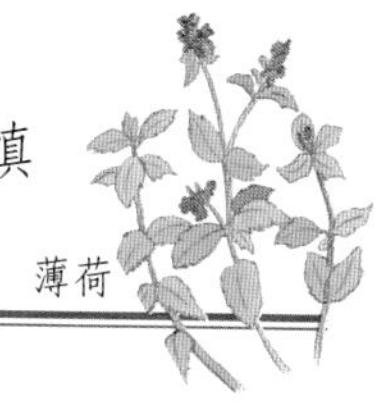

危險原因	精油
流產及毒性	辣薄荷、艾草、鼠尾草、艾菊、苦艾、側柏、芸香(rue)、鉛筆柏(savin)
似雌激素	洋茴香、茴香、羅勒
中度毒性	丁香、牛膝草、百里香、冬青樹
通經劑	香柏木、快樂鼠尾草、茉莉、杜松、馬鬱蘭、沒藥、辣薄荷、玫瑰、迷迭香、香薄荷(Savory)

芳療與能量中心概念

能量中心理論，一直是最近十幾年來，自然療法的核心議題。能量的觀念逐漸受到更多大眾的認同，更體悟到人體的能量不僅受環境影響，也會感應植物精油的能量。本章為您介紹能量脈輪的基本觀念，及為您介紹最宜強化脈輪的精油，歡迎親自體驗。

什麼是能量中心

能量中心的理論在這十幾年來一直很流行，焦點放在印度能量脈輪的學習與開發。每一個能量中心有獨特性質，牽涉社會、群已、自我與神性之間的關聯。這些關聯，是我們從未思考及注意的，剛接觸能量中心理論時，可能會觸動你的情感與心靈，你也可能完全無法理解、接受。

某一天，等到有適當的時機，或者遇上了奇人異士，將扭轉你對自已與世界的看法，你會以新的角度，檢視自己心靈的健康。透過能量輪的認識，你將有機會更透徹地剖析人類心靈、理解人的精神層面。你要有心理準備，將人體的解剖學概念給打散，打散肉眼只見物質存在，卻不見能量的影響，要重新找回能量，認識它，因為物與能量相互依存，能量推動物質，你必須「放空」心思，準備接受能量理論，並且慢慢察覺它的存在。

本章的能量理論，以印度七個脈輪中心為主軸，其能量由下而上，分別是：

人體的七個主要能量中心

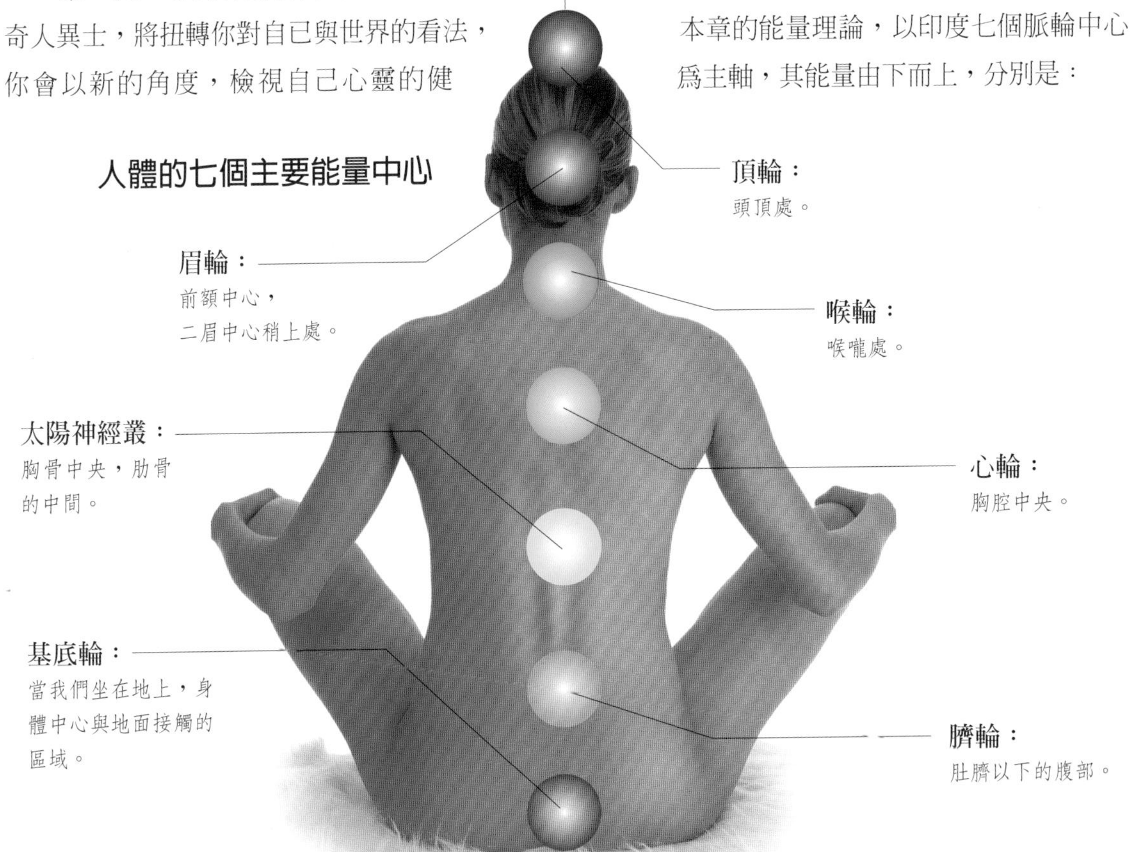

印度脈輪觀

印度的脈輪觀，是古老的心靈傳統，讓我們用全新的角度認識人類的心靈如何牽動肉體的健康。在可見的疾病未發病之前，便可清楚的體察能量中毒、流失、阻塞的痛感。現代醫學因爲著重診斷及治療表徵在外的疾病，查不出快要生病時的病灶，對於疾病的根源，也就是能量的失衡，無從辨識，也就沒有具體的防治之道。能量的治療方法有很多，包括芳香療法、按摩、針灸、順勢療法、音樂療法、呼吸養生功法、瑜珈導引療法、整脊療法、花藥療法、采光療法等。不過心靈能量的轉換與治療，需要病患本人的實際行動及積極參與，只有透過實際地參與，才可以幫助能量中心活躍起來，獲得治療。

能量脈輪垂直排列由脊椎底部向上至頭頂，每個能量中心都含有一個人類共同的心靈生命課題，當這課題受到阻塞、機能障礙，或不圓滿時，與生理疾病會互相表裡反應出病兆。身心之間的界線不再一分爲二，身就是心。透過能量脈輪的認識，我希望大家更能感受自己的能量，如同認識自己身體一樣。關心自己的心靈如關心身體一樣，建立身心合一的健康基礎。

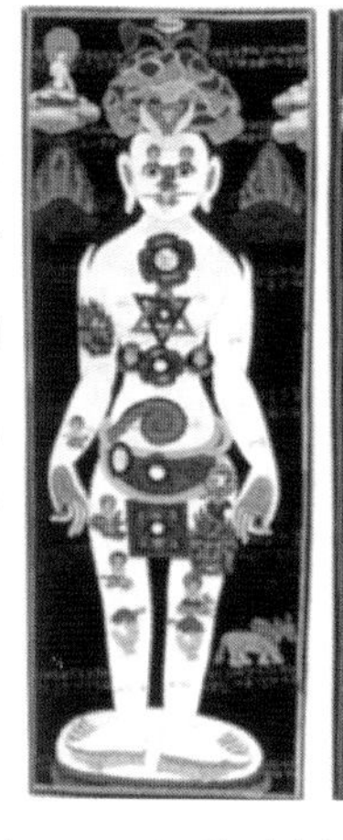

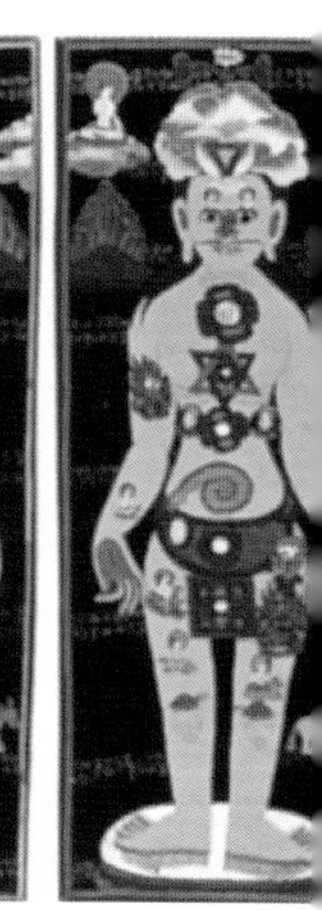

七個能量中心（Chakras）

在印度梵文中，能量中心（Chakra）的意思是「輪子」，每一輪子有自己的速度及強度在旋轉，它是身體的天線，可以接收外來的能量，在身體內部蛻變、轉化、聚合。每一個能量中心是互相連結的，如同珍珠項鍊，相互之間都有連結，由看不見的能量傳導。每一個能量脈輪中心反應不同人生的課題，也與特定的器官、腺體有關。彩虹顏色的振動頻率及植物的精油所攜帶的力量，可以使對應的能量中心一一活躍起來。

脈輪	第一脈輪	第二脈輪	第三脈輪	第四脈輪	第五脈輪	第六脈輪	第七脈輪
顏色							
器官與腺體	脊椎底部、坐骨神經、雙腿、直腸、免疫機能、性腺。	子宮、生殖系統、腸子、骨盆、膀胱、脊椎下段。腺體是胰與脾。	胃、胰、肝、膽、腎、腸的上段，脊椎中段。腺體是腎上腺。	心、肺、橫隔膜、乳房、雙手。胸腺。	頸椎、喉嚨、氣管、食道。甲狀腺。	雙眼、耳、鼻、臉部。腺體是下丘腦及腦下垂體。	神經系統、肌肉系統、皮膚。松果腺。
失調	下背痛、坐骨神經痛、直腸癌、靜脈曲張、便祕、性功能障礙。	性能力、消化吸收不足，婦科問題、下背痛、骨盆痛、坐骨神經痛。	消化機能器官病變、情緒失控、身心症。	心、肺、氣管疾病、乳癌、肩部、手部不適。	喉嚨沙啞、疼痛、甲狀腺問題。	頭痛、眼痛、鼻子、耳朵不適、學習障礙、腦部疾病。	沒有目的性的生存、隨波逐流、心慌意亂、憂鬱症、精神上的疾病、身心交疲。
精油	岩蘭草、廣藿香、白檀木、乳香。	杜松子、茴香、佛手柑、薑、黑胡椒、玫瑰、茉莉。	天竺葵、橙花、茉莉、迷迭香、香柏木、百里香、杜松子、岩蘭草。	玫瑰、茉莉、橙花、天竺葵、香水樹、回青橙、胡蘿蔔種子。	德國甘菊、黑胡椒、薑、茴香。	迷迭香、羅勒、杜松子、黑胡椒。	薰衣草、乳香、玫瑰、茉莉、白檀木、花梨木。

第一脈輪（基底輪）

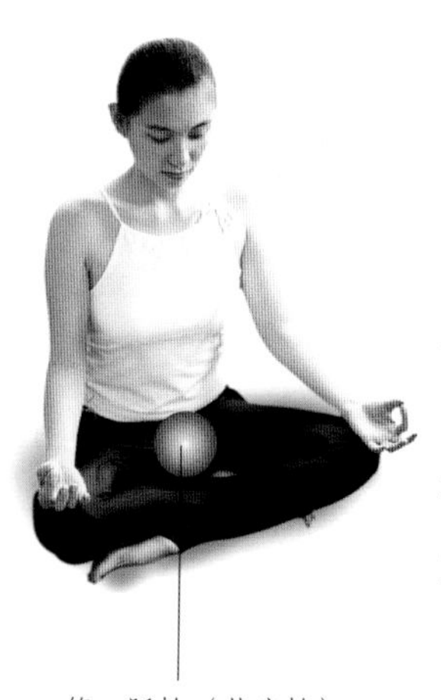

第一脈輪（基底輪）

心靈人生課題：

了解族群的力量，產生獨特的族群歸屬感，並發展出生命共同體的眞理，在族群中付出，同時依賴族群的供給，包含食、衣、住、行。維持基底輪的健康在於有效處理自己與族群的關係。負面的感覺與能量，反應在生理失調的症狀上。

主要功能：生存、腳踏實地、豐沛熱情、跟入於地、社會秩序與家族習慣文化。

脈輪精油運用法：

1. 以精油輔助靜坐、冥想，利用薰香器將香氣四溢在靜坐的空間。
2. 或將1滴的精油，滴在所屬的能量中心上，並以右手逆時按摩。
3. 或將1滴的精油，滴在手心上，並溫柔搓熱，拍打在身體的肢體上。此方法特別適合用在淨化、清潔能量。

第二脈輪（臍輪）

心靈人生課題：

建立關係的能量，從7歲開始或開始上幼稚園時，脈動較爲明顯，小孩的個性更增添豐富性，逐漸發展自己的人際關係模式。每一段與他人的互動關係，讓我們意識更清楚。與第一脈輪同樣追求生存，差別的是第二脈輪與「人性」的生存價値關係更直接，例如權力、金錢。第一脈輪與「動物性」的生存如食物、性、戰鬥較有關連。正面的能量以「尊重彼此」爲起點。

主要功能：打擊、驚嚇的吸收、性的喜悅、權力、控制、人際關係的倫理。

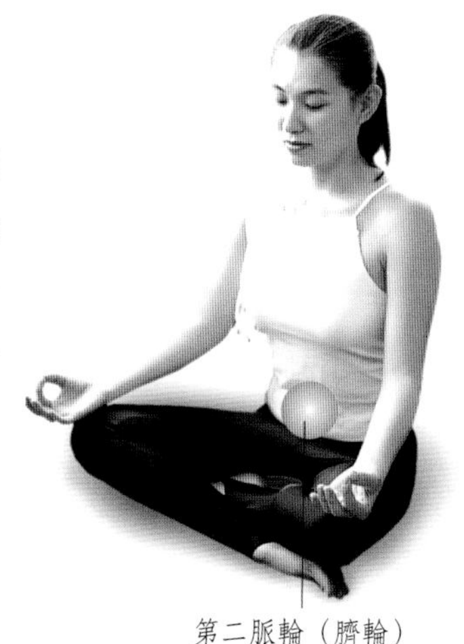

第二脈輪（臍輪）

第三脈輪（太陽神經叢）

心靈人生課題：

是發展個人力量的中心，也是情緒、人格自我的中心。在青少年階段，除了必須在人際互動上成功，更重要的是了解自己，接受自己，找到自己的價値觀，並學習獨立自主的照顧自己。正面的能量以自我尊重爲起點。

主要功能：消化及吸收作用、知識、自尊、自信、照顧自己，情緒的穩定度。

第三脈輪（太陽神經叢）

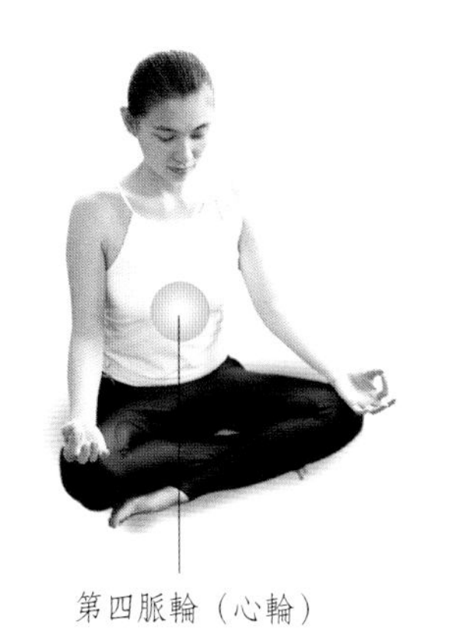
第四脈輪（心輪）

第四脈輪（心輪）

心靈人生課題：

是天地能量交匯之處，也就是平衡身體與心靈的能量之後，轉化爲愛的力量，將對人及萬物的憐憫化爲行動。並以同理心來做事。由第三脈輪的「愛自己」延伸到「愛鄰人」的第四脈輪。正面的能量是了解「神就是愛」的眞理，以不同的愛的強度與形式去展現神對人的規劃，如寬恕、憐憫、慷慨、照顧他人。

主要功能：愛、慈悲、付出與接受。

第五脈輪（喉輪）

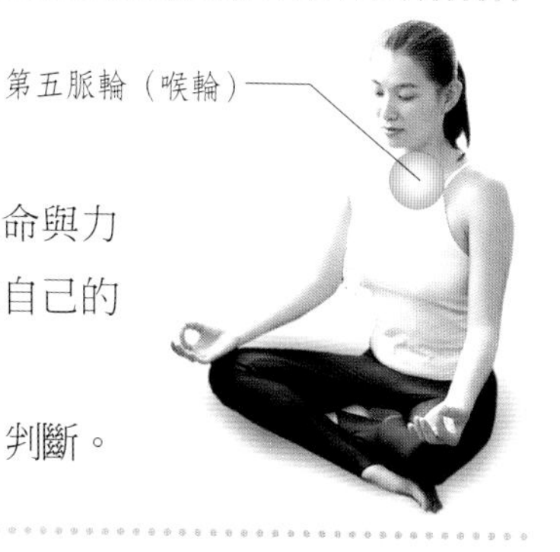
第五脈輪（喉輪）

心靈人生課題：

表現出個人的意志力，並與神結合，眞正體悟到神控制我們的生命與力量，將自己的主權交託給神，尋求神的道。信任神的指引，並強化在自己的信念上，引發行動。

主要功能：表達、溝通、意志的表現、創造力、自我實踐的能力、信心、判斷。

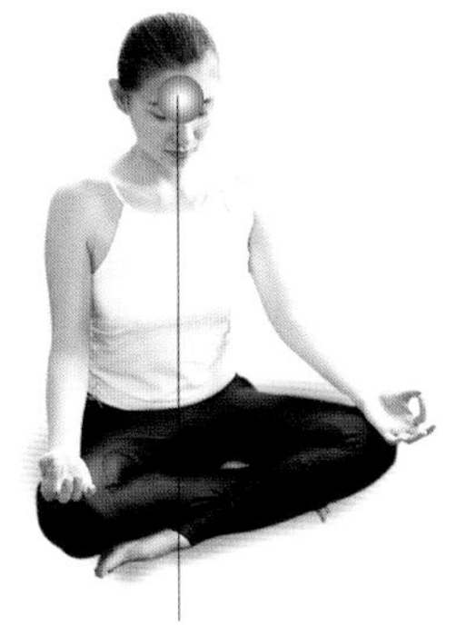
第六脈輪（眉輪）

第六脈輪（眉輪）

心靈人生課題：

開啓思想、溝通意識與潛意識，發揮無限潛能的腦力，東方心靈研究指出此區是第三隻眼，是「心靈」的中心，思想和精神交流、互動的所在。透過學習及生活經驗，獲得智慧，正面的能量是透過不斷追求眞理，並轉化思想爲行動，外在的不利評斷也無法影響成熟的智慧。達到心智清明，無所不動的狀態。

主要功能：智慧、自我評量、可見到表象背後的能力。

第七脈輪（頂輪）

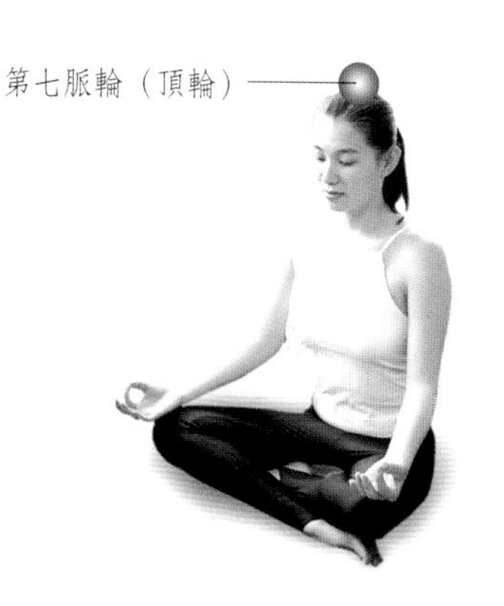
第七脈輪（頂輪）

心靈人生課題：

此能量中心是意識與超意識的聯繫，透過信仰與祈禱，建立與神溝通的管道，讓我們更能接觸到以及了解靈性。將仁愛、美善、眞誠、信義的思想種子化爲行爲，所儲存的正面能量，安置在這屬神的恩典能量中。同時也是心靈視見的能量中心，具有超越常人的直覺力及敏銳度。

主要功能：與神聯結、認眞人生目標、無私奉獻。

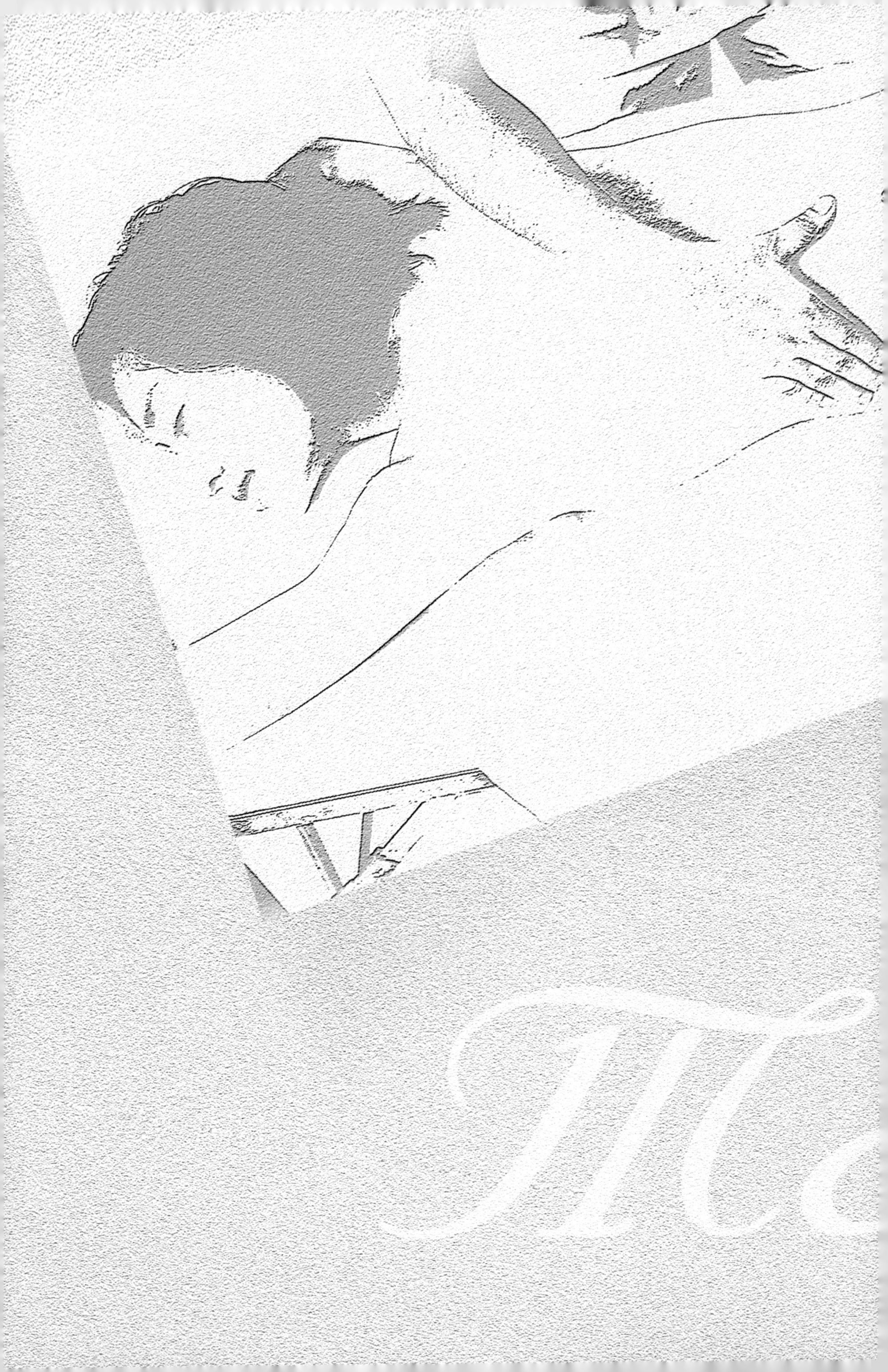

3 芳香療法按摩

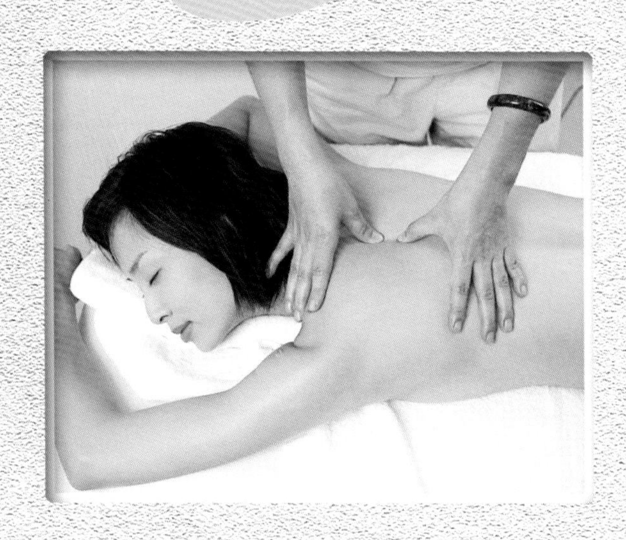

按摩，是使精油進入人體最快的途徑，透過按摩進而使我們身心放鬆，達到療癒身體病痛的目的。本章圖解芳療按摩step by step，透過作者詳細示範動作，讓讀者一目瞭然認識芳療按摩，並規劃出適合自己的芳療工作室，是提供個人學習與輔助教學的最佳捷徑。

芳香療法按摩

按摩，是使精油進入人體最重要的途徑之一，透過按摩，進而使我們身心放鬆，達到療癒身體病痛的目的。透過作者詳細示範動作，讓讀者一目瞭然認識芳療按摩，是提供個人學習與輔助教學的最佳捷徑。

按摩是什麼

按摩是一項療癒的藝術，一切的可能，發生在治療師與患者之間的互動。治療師的手「看見」患者的需要，發現肌肉緊繃、節瘤、能量阻塞區，也了解他們的皮膚紋理、肌肉組織健康。雙手也發現身體腫脹、充血。雙手更能讓治療師了解他們的生活方式、壓力及患者許多的事情。

當治療師的雙手探測出許多的訊息時，「治療」已經自動開始。這「治療」源自治療師雙手的能量，當這能量是正面的、關愛的、了解的、放鬆的，患者也會清楚地在意識或潛意識收到這樣的治療；若雙手的能量是負面的，治療師個人處在壓力、不悅、輕忽、疲倦的狀態，那麼按摩則讓患者感到更疲倦，心靈更沮喪，身體的痛及不適，依然無法消除。

芳香療法按摩的目標

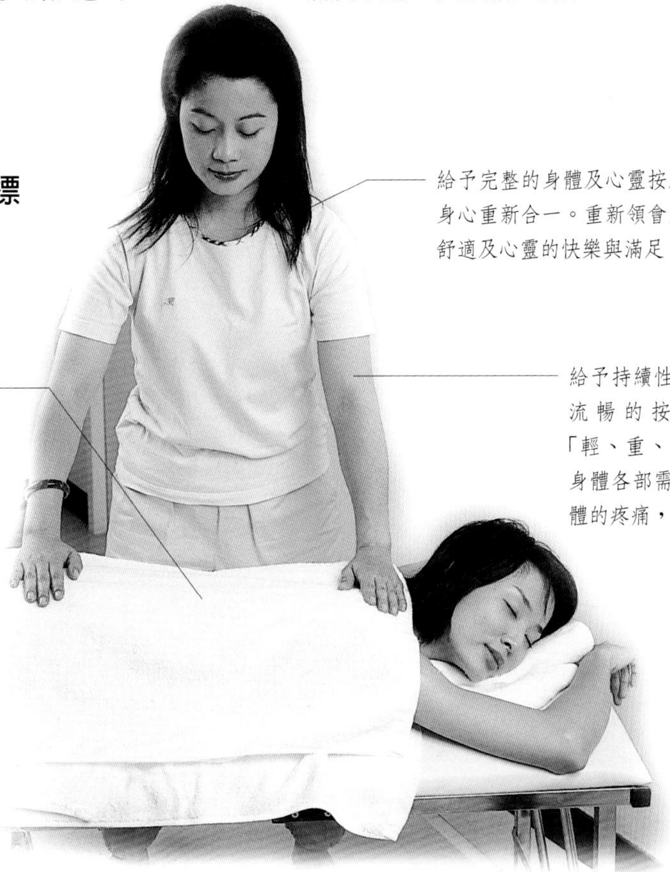

給予完整的身體及心靈按摩，使身心重新合一。重新領會身體的舒適及心靈的快樂與滿足。

給予安全性、信賴的靈氣（或氣氛）、照顧、安撫、放鬆患者（或受按者）的心靈。對於受創、沮喪、能量阻塞的心靈效果特別好。

給予持續性的不間斷、流暢的按摩，了解「輕、重、緩、急」的身體各部需要。減輕身體的疼痛，恢復活力。

芳香療法按摩結合了瑞典式按摩、神經肌肉按摩及指壓的按摩法。是一個特殊的按摩法，可與芳香植物精油作完美結合，達到深度放鬆、休息。按摩後的效果有如充足睡眠後的神清氣爽，心境平和而快樂，更可以有一夫當關，萬夫莫敵的抗壓能力。

因此在施予芳香療法按摩時，治療師務必心持善念、身心放鬆條件下，確認了解芳療按摩是屬於身、心、靈的整體按摩，是患者與治療師之間「身心靈」的交流。治療師的雙手帶著意念在患者的深層組織、循環系統，及自主神經系統的身體部位創造健康的新平衡，給予在情緒、心靈上的感受是放鬆、信賴、支持、安撫、快樂、平衡及價值感。

芳療按摩的成功秘訣

1. 治療師的指甲必須短而不利。
2. 開始時，輕放你的雙手在受按者身上。
3. 使用足夠、適量的油，以免過度拉扯皮膚。
4. 以下盤（肚臍以下）定位，順著節奏（音樂、呼吸）進行，不是以手或上半身進行推拉。
5. 深呼吸，同時與受按者同步，當受按者呼氣時，背部是由下往上推，而吸氣時，是輕而緩的來回雙手。
6. 不中斷按摩程序，隨時維持雙手或一雙手在受按者身上，除非是律動自然的終止如音樂的休止符，應停止時，就停了。
7. 讓雙手包裹並順著身體的曲線。如同具有彈性的麵糰，而不是硬硬的木片。
8. 全心注意受按者的身體、能量狀況，給予適當的關懷(透過雙手)。
9. 如果忘了下一步或恍神了，就用「推撫」法，直到接著下一步。勿中斷按摩，猶豫不決，因而破壞與對方的交流及信任感。
10. 按摩的力度有一定的調整及節奏，以「輕」、「稍深入」、「確認」、「專注」、「放輕些」、「輕」為一個完整的六部曲。
11. 除非受按者想要談話，否則按摩時，以不談話為原則，按摩進行以一小時或更多些。
12. 每次的按摩法、節奏，都會因不同人、不同狀況有所調整，當然也要搭配合宜的精油。

芳香療法按摩室的設備

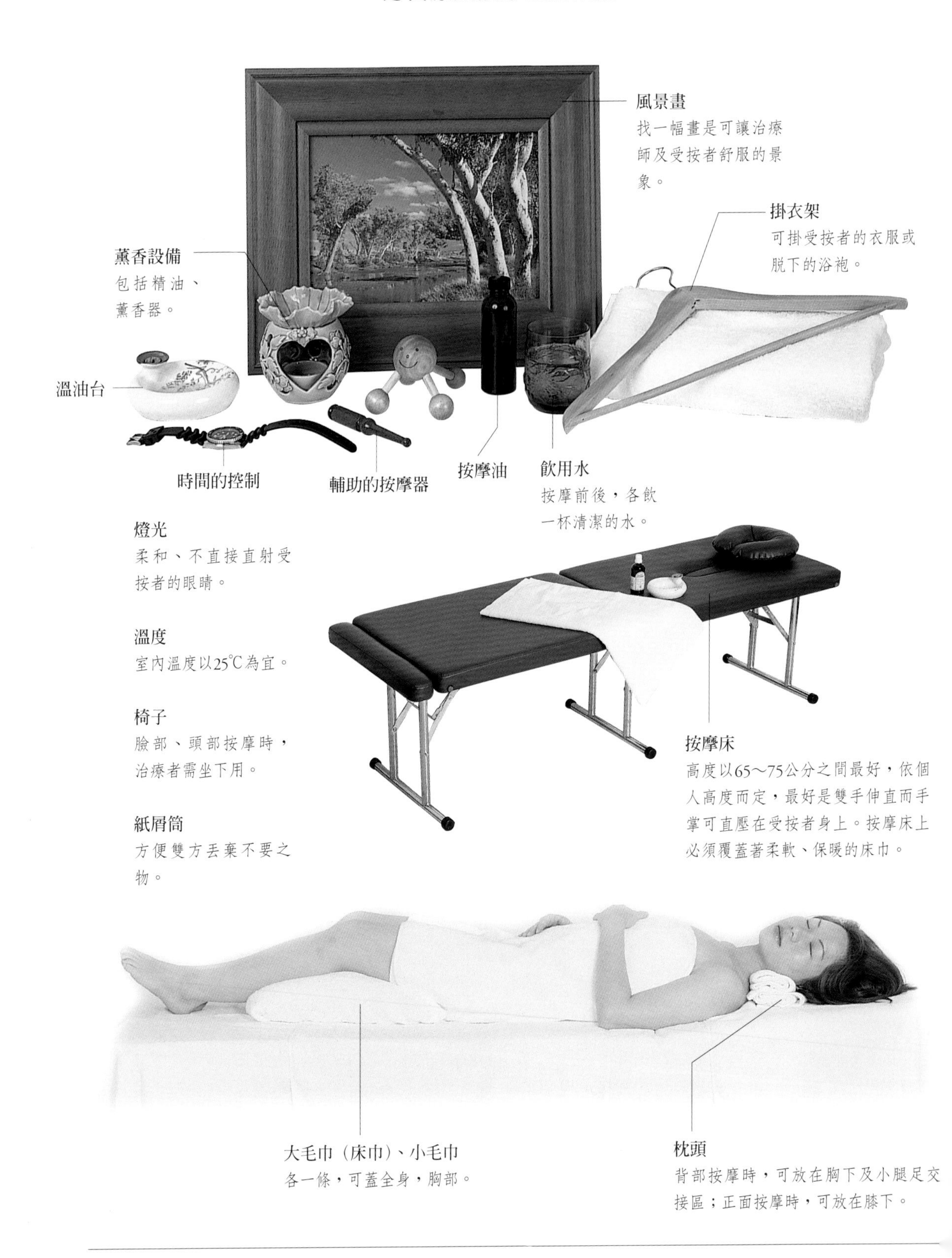

風景畫
找一幅畫是可讓治療師及受按者舒服的景象。
掛衣架
可掛受按者的衣服或脫下的浴袍。
薰香設備
包括精油、薰香器。
溫油台
時間的控制
輔助的按摩器
按摩油
飲用水
按摩前後，各飲一杯清潔的水。
燈光
柔和、不直接直射受按者的眼睛。
溫度
室內溫度以25℃為宜。
椅子
臉部、頭部按摩時，治療者需坐下用。
紙屑筒
方便雙方丟棄不要之物。
按摩床
高度以65～75公分之間最好，依個人高度而定，最好是雙手伸直而手掌可直壓在受按者身上。按摩床上必須覆蓋著柔軟、保暖的床巾。
大毛巾（床巾）、小毛巾
各一條，可蓋全身，胸部。
枕頭
背部按摩時，可放在胸下及小腿足交接區；正面按摩時，可放在膝下。

按摩治療的個案紀錄

按摩紀錄卡：記載受按者個人生活資料，身心狀況、皮膚狀況、膳食、運動偏好、睡眠狀況。按摩日期、精油配方、按摩治療重點……幫助治療者及受按者了解成效。同時必須確保這份資料是保密，不外露他人。

姓名：A君　婚姻狀況：已婚□　未婚　□　性別：男□　女□

地址：

電話：　行動電話：　email：

職業：　休閒方式：

飲食偏好：素食□　肉食□　甜食□　其他：

選擇按摩的理由：

是否有被按摩的經驗：

你／妳覺得自己身體狀況：

你／妳覺得自己心理狀況：

你／妳是否有就醫或使用自然療法的記錄：

醫生或自然療法師的資料：

名字：　電話：　地址：

身體經常疼痛或異樣區：　服務所：

睡眠習慣：

運動習慣：

月事周期：

排泄習慣：

實施芳香療法按摩重點：

以上資料牽涉個人隱私，身爲治療師必須了解並尊重不與他人討論患者隱私的約定，除非在患者的同意下。

簽名：　日期：

按摩記錄卡

名字：A君　電話：　Email：

地址：

日期	按摩治療重點	精油配方	效果

治療師的按摩前預備

1. 身心放鬆的冥想深呼吸，將自己準備好，可搭配補充能量、保護用的香膏，塗抹在太陽神經叢區。
2. 了解、觀察受按者的「身體語言」，例如行走姿態、聲音、衣著的整齊或顏色、頭髮的狀況、皮膚質地、手掌腳掌的情況、肩、頸、手、腳的姿態、眼神、身體的線條。
3. 活動身體主要關節處，如頭頸、肩、手腕、手指、手肘、腰、膝、足踝處，讓自己溫暖起來，預防不必要的「運動」傷害。

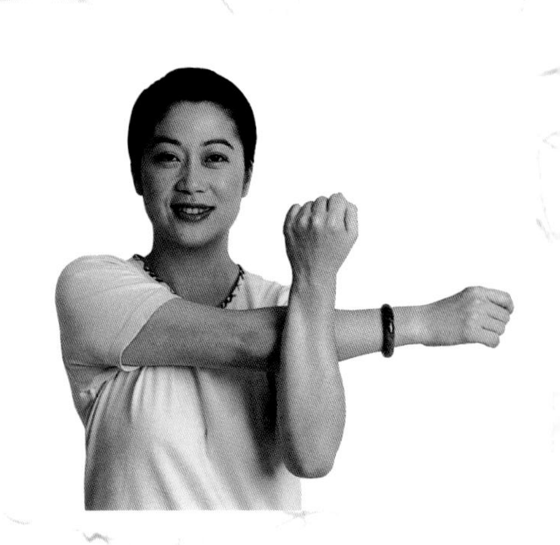

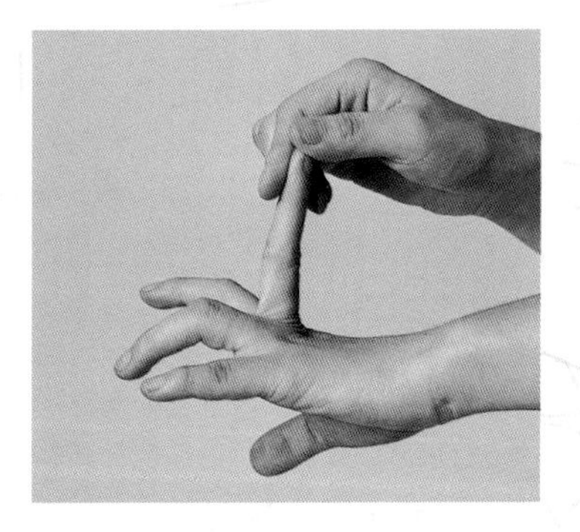

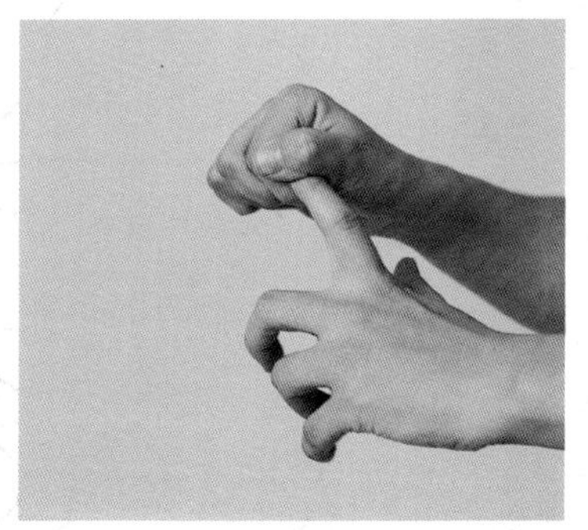

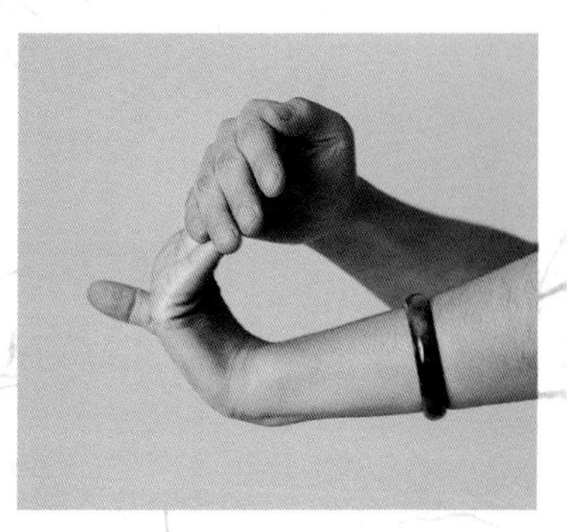

伸展身體各肌肉

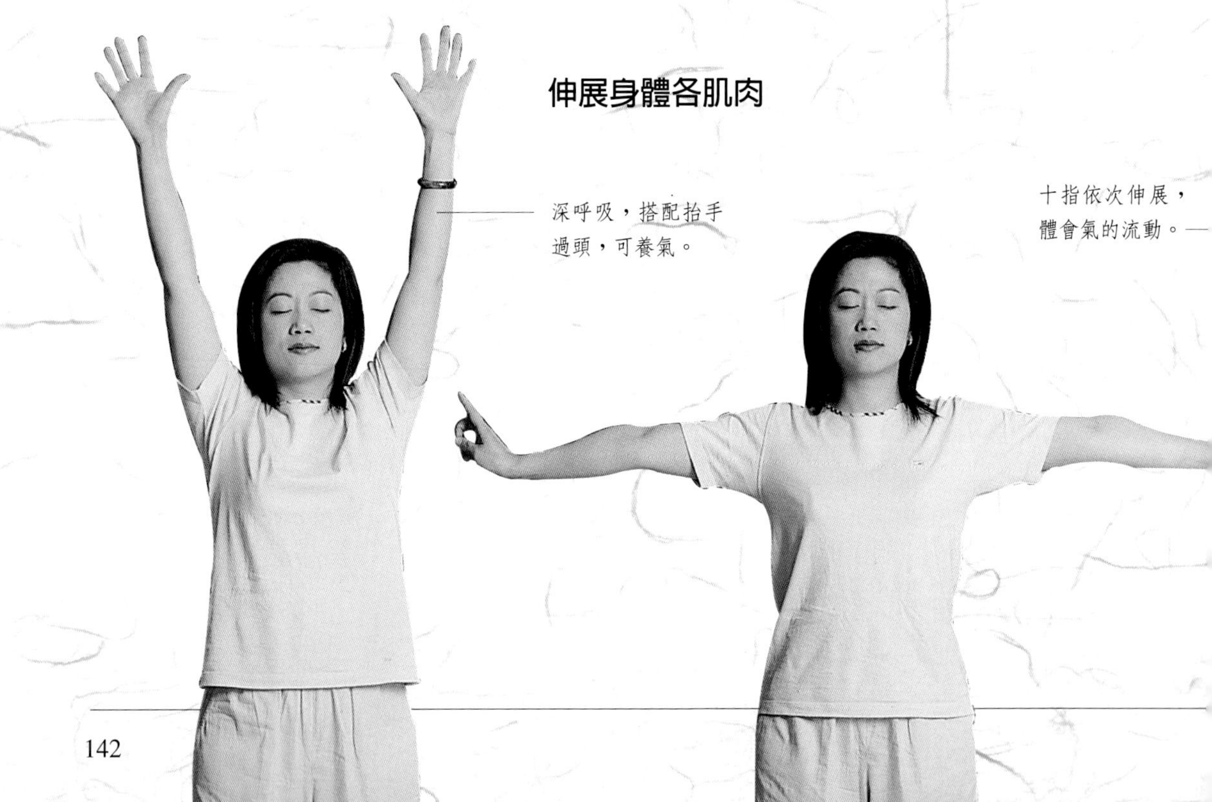

深呼吸，搭配抬手過頭，可養氣。

十指依次伸展，體會氣的流動。

治療師的按摩後準備

1. 身心放鬆的深呼吸，將負面能量呼出，可搭配淨化、清潔身心的精油香膏，塗抹在主要穴點區，或拍打在身上。
2. 活動關節、伸展肌肉、讓自己能量重新調整。
3. 與受按者諮商、懇談你的發現及了解對方的感受，並記錄在按摩紀錄卡上。若有必要，可指導受按者在家進行芳香療法的「身心保養」，以提高療效。

☺叮嚀：

按摩治療師應在肌肉紋理、神經系統的解剖學下功夫。同時多練習按摩在不同體形、個性的人們身上，更有不可言喻的體會。

應避免按摩的情況

1. 急性的扭傷、拉傷。
2. 癌症腫瘤（必須徵得主治醫生同意）。
3. 發燒。
4. 高、低血壓。
5. AIDS
6. 骨頭損傷、骨折。
7. 開放性傷口。
8. 瘀傷、靜脈曲張處。
9. 皮膚炎、曬傷、灼傷。
10. 餐前、飯後一小時。
11. 若是不確定，就不應提供按摩。

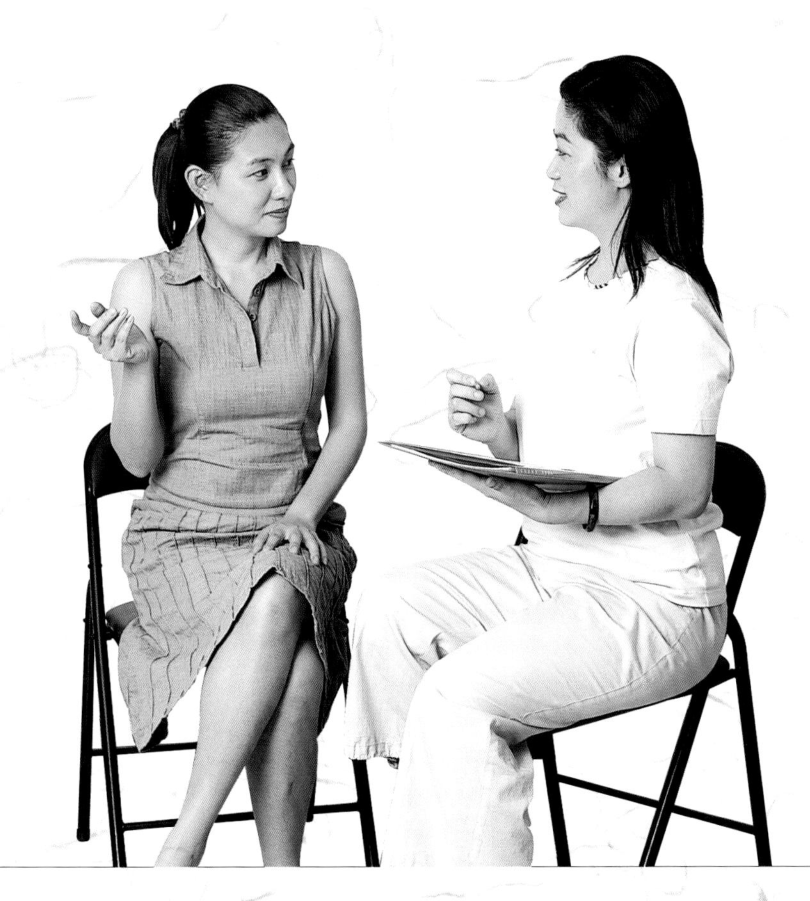

芳療按摩主要技法

1 推撫法（Effleurage）

源自於瑞典式按摩技法。是一種緩慢、溫和、具韻律感的手法，通常用在按摩開始及結束時。在大範圍區以雙手進行，小範圍區如手臂，則以單手進行。以背部按摩爲例，雙手放在肩的中間的區域，由上往下推，力度稍重，到薦椎區，再由下往上回來時，力度稍輕。推撫法的力度大時，可促進循環，放鬆肌肉、細胞新陳代謝。力度輕時，對自主神經的作用，照顧效果較好，可藉此照顧內臟及平衡神經內分泌。推撫法也具有抹油於身上的功能。

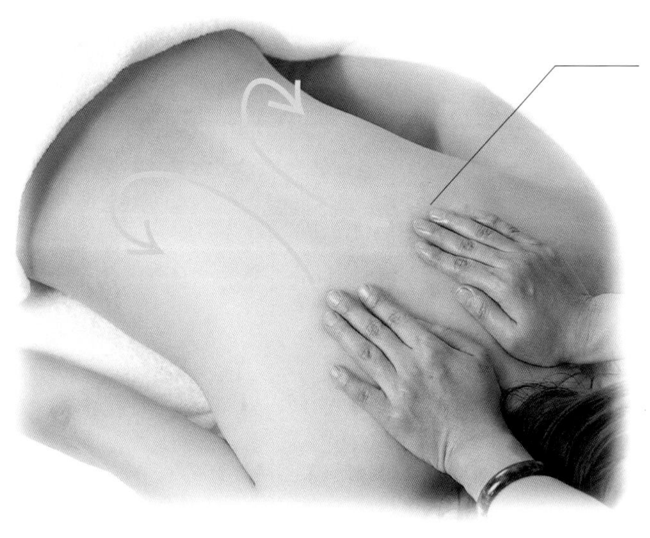

1. 雙手放在左肩的中間區域，由上往下推，力度稍重。

推撫法優點：

1. 刺激循環（血液及能量）。
2. 增加淋巴循環的代謝機能。
3. 放鬆緊繃肌肉。
4. 平衡神經系統。
5. 幫助消化吸收機能，提高全身排泄機能。

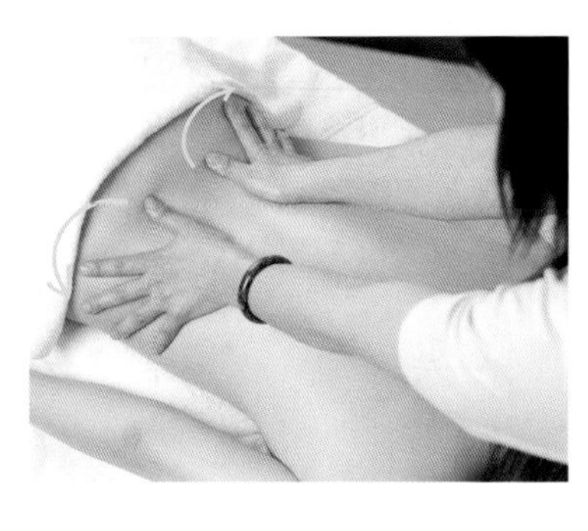

2. 由上往下推至薦椎區，再由下往上回來時，力度稍輕。

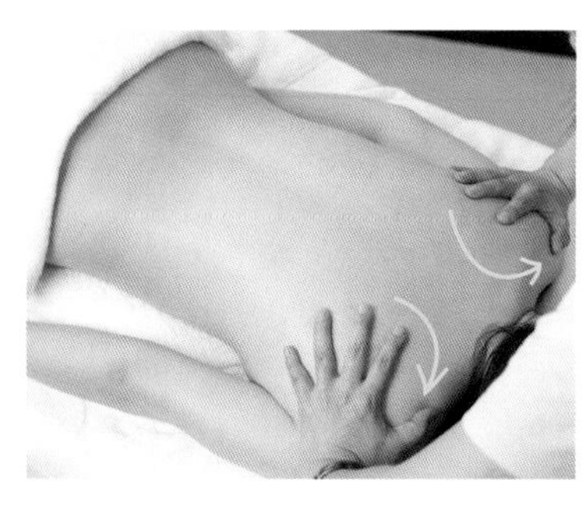

3. 由下往上回肩區時，左右兩手張開，回到肩的中間區域。

2 揉握法（Kneading）

同樣是瑞典按摩法中，相當重要的技法之一。對於緊繃的局部肌肉如肩頸、小腿，具有很大的改善。以四指、大拇指及手掌協調「握住」需按摩的部位，再以兩手交替的「搓揉」。酸痛部位是乳酸（肌肉消耗熱能時的副產品）集中的區域。

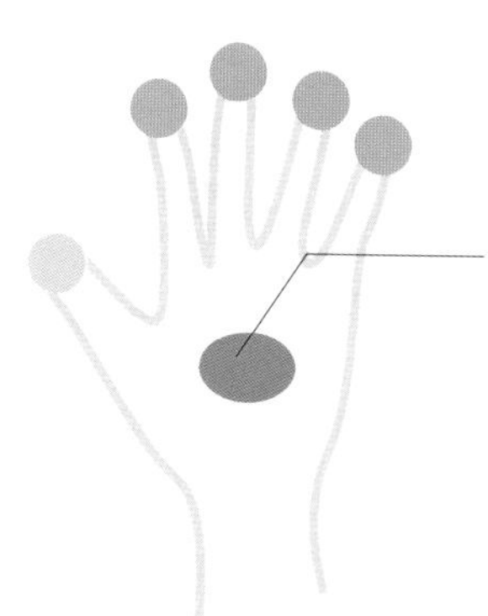

操作技巧：

以四指、大拇指、手掌3區協調握住要按摩部位

超過肌張力時，血循及淋巴循環來不及處理這些乳酸，造成局部的肌肉酸痛，這是身體告訴我們必須加強照顧的地方。透過揉握法可以分解及代謝乳酸，消除酸痛，同時增加肌張力。檸檬草、迷迭香是最好的選擇。進行揉握法必須注意該部位的皮膚、肌肉已事先「溫熱」了。在皮膚冰冷的狀況時，進行揉握法，容易引起不必要的疼痛。

揉握法優點：

1. 擴張血管，增加血流。
2. 幫助血循及淋巴循環。
3. 增加肌肉張力、彈性。
4. 降低肌肉緊繃、酸痛。
5. 預防組織纖維化。

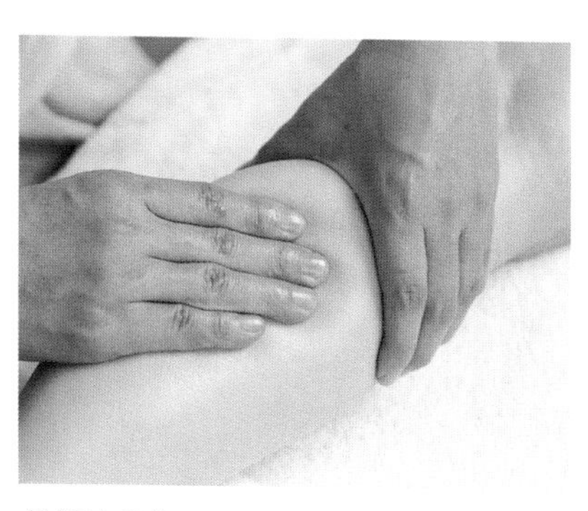

揉握法示範

3 指推法（Friction）

適用在指壓法及神經肌肉的指推法，以大姆指按壓或畫小圓圈的動作。這種手法對深層組織有很大的幫助，在相同區域進行不會超過20秒，以免造成瘀青、不適。指推法適合用在背部的脊神經，引起自主神經的反射作用，或用在膀胱經上，也用在足底的反射區。對於更細節的小區域，例如手掌、臉部，指推法更是重要的技法。力度依區域或個人狀況有輕重調整。

指推法優點：

1. 局部發紅，增加血流於表面皮膚。
2. 分離乳酸。
3. 降低痛及發炎。
4. 刺激內臟及內分泌反射區。
5. 激勵肌肉組織。
6. 提高自癒力、縮短恢復期。

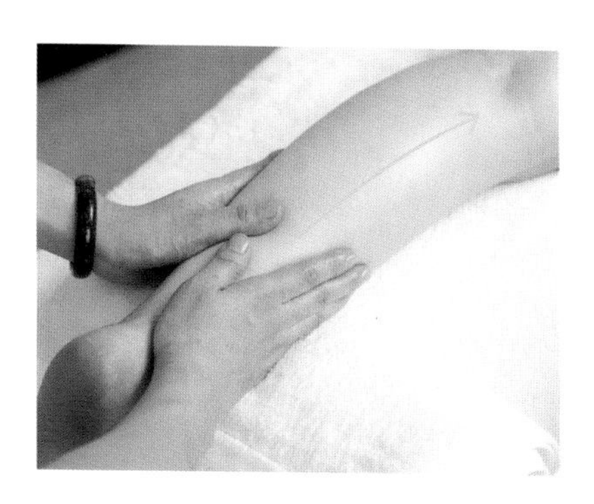

指推法示範

芳香療法按摩步驟

背部

準備動作：

站在左側與受按者連結，左手在頸椎（C5，第5頸椎），右手在骶骨區。

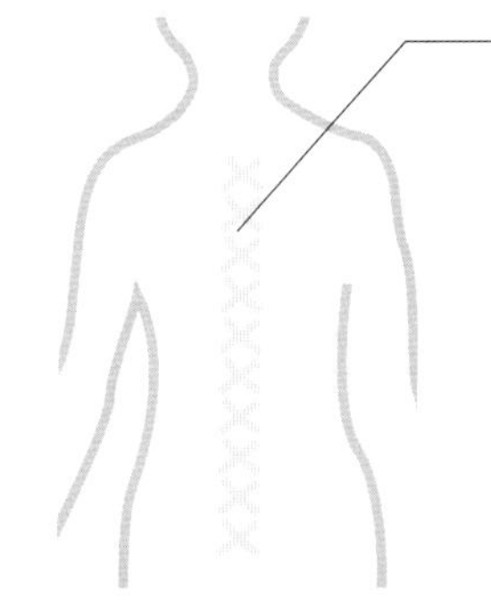

按摩特色：

背部的按摩在於放鬆、安撫，通常受按者在此時會進入睡眠狀態。

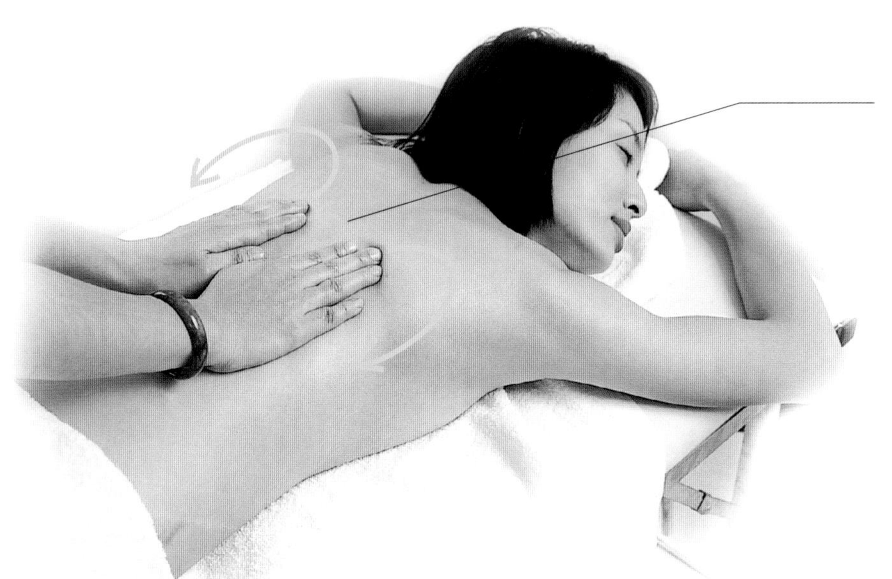

1. 抹油後，做推撫法三次。
2. 單手推撫，先右邊，再換左邊。
3. 推撫法三次，以八字法由下往上，停在頸椎。

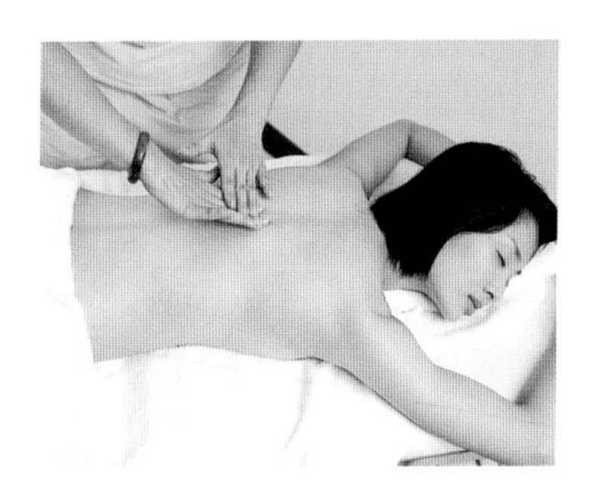

4. 以食指及中指同時按摩脊椎兩側，自頸椎到尾椎。

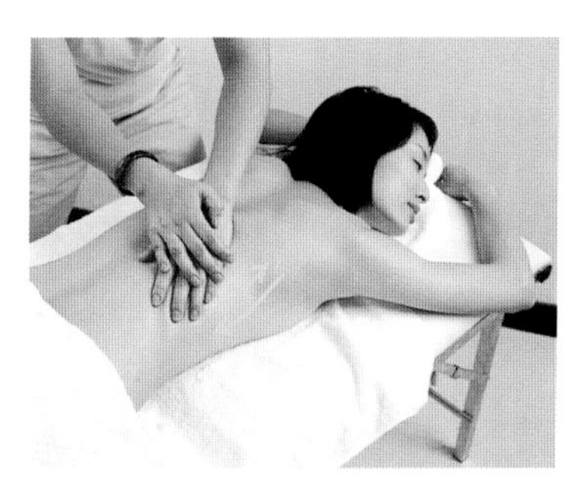

5. 以左右二手滑行對側肌肉，使之暖化；先右手再左手，左右交替。

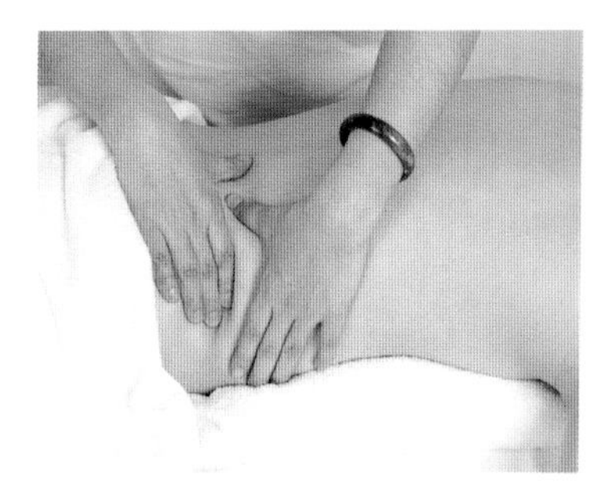

6. 自腰部揉握到肩區，最後停在腰部區。

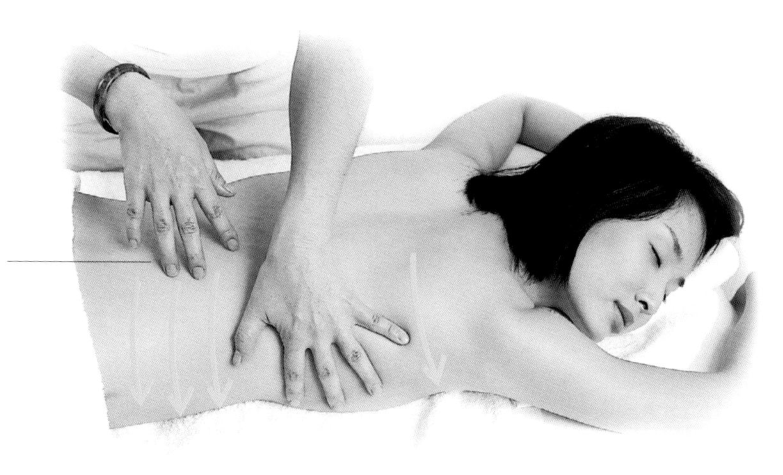

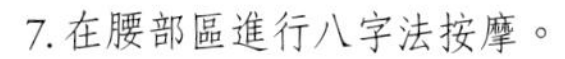

7. 在腰部區進行八字法按摩。

8. 以五指張開左右手交替，自脊椎的另一側肌肉，向腹部區推滑，由腰部進行到肩頸，並結束在肩頸區。

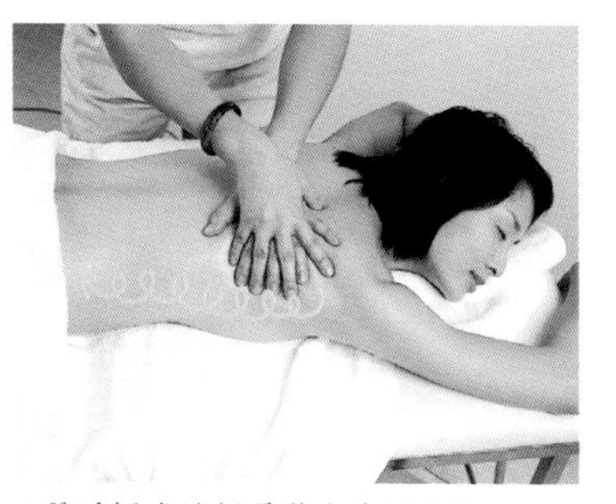

9 雙手擺成螃蟹疊狀由肩區至腰區，按摩數次，停留在腰區。

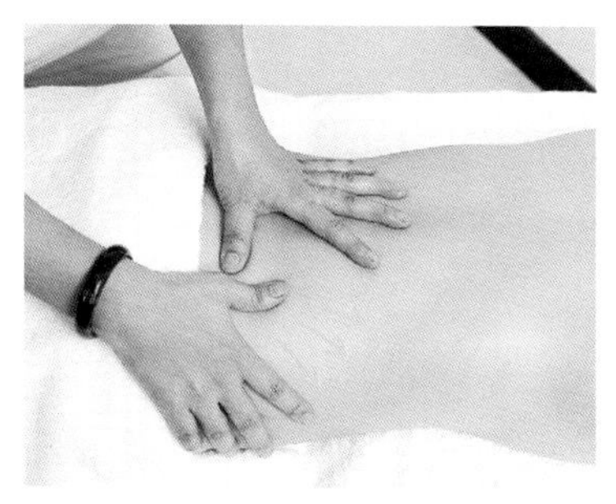

10. 二指以指推法按壓在骶椎區，進行30秒的指推法。

11. 八字法按摩腰部，同時往頭部去。
12. 停在頸椎區。
13. 站在受按者頭前，推撫法，由上往下，再拉回，三次。
14 右手放在頸椎區，走到受按者另一側（右側）
15. 重覆步驟5～10。
16. 在腰部進行八字按摩法。
17. 推撫法到頸椎區。

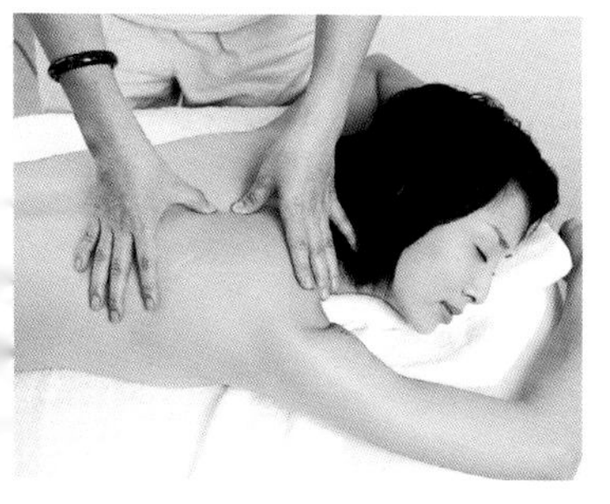

18. 以指推法自頸椎區（C5）一步一步的往下移，至尾椎區，先進行左側脊椎，然後以推撫法回到頸椎區。

19. 換右側脊椎，重覆18。
20. 指推按摩在骶骨區(有倒三角形的腫起)。
21. 深度的「推撫法」自腰椎到頸椎，深層推撫，以許多小型的推撫法，集合而成。如湧泉。

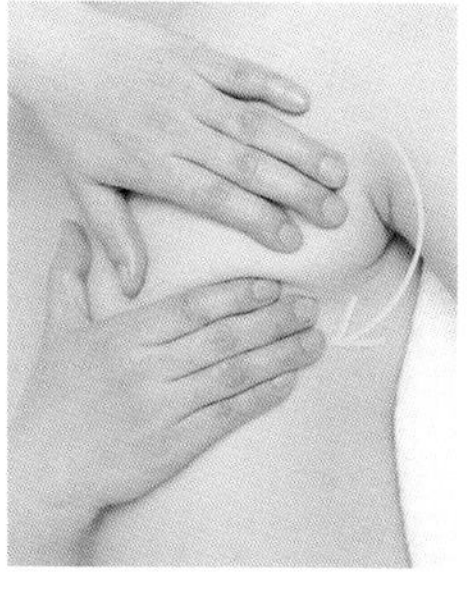

22 將受按者右手垂放在床邊下，並使其肩區以「揉握」法暖化。

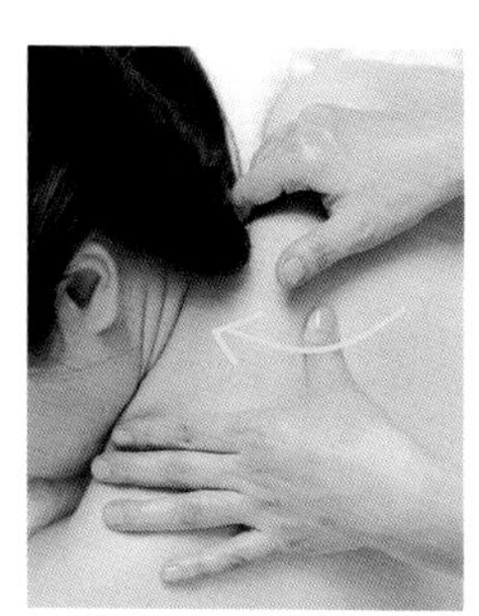

23. 「指推」右肩胛骨，並搭配「揉握」肩部。

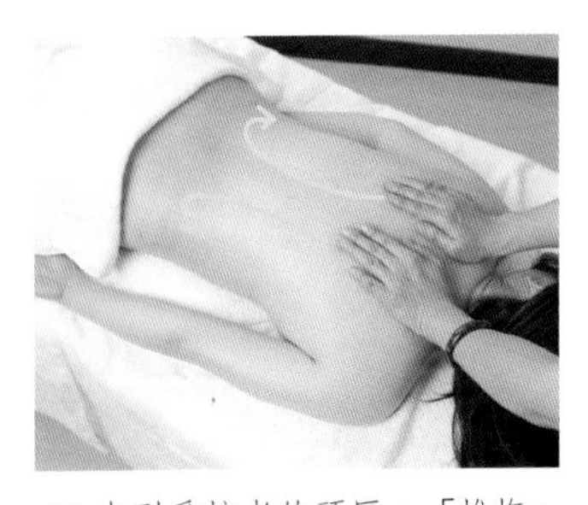

24. 走到受按者頭部，繼續以「指推法」按壓肩胛骨區，並以姆指拉回肩區。

25. 「揉握」肩區並走回右側。

26. 將受按者的手放回身側。

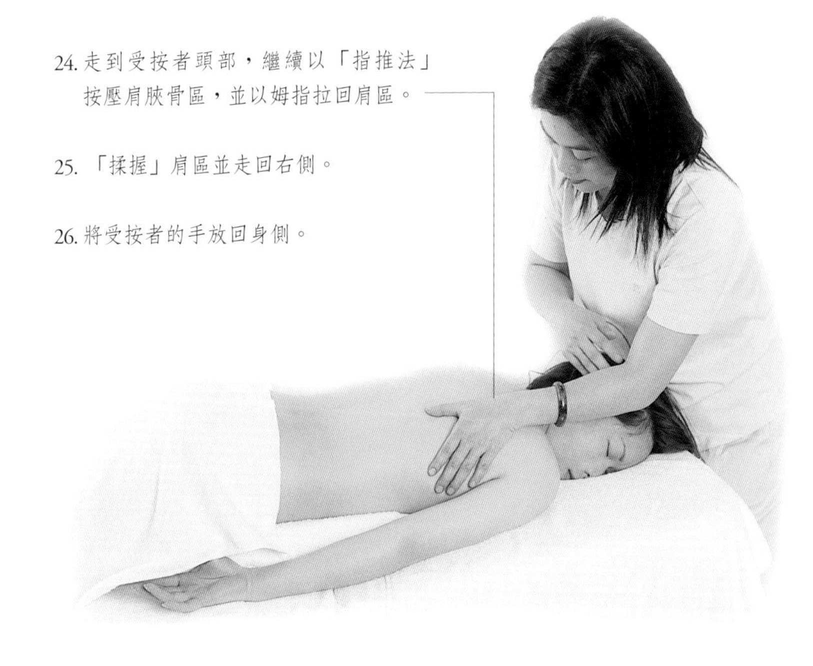

27. 走到受按者的頭區，「推撫」由上往下，3次，並以左手放在頸椎，走到受按者的左邊。

28. 重覆動作20～26。

29. 在腰間及肩區做「八字法」按摩。

30. 「推撫法」由下往上，3次。

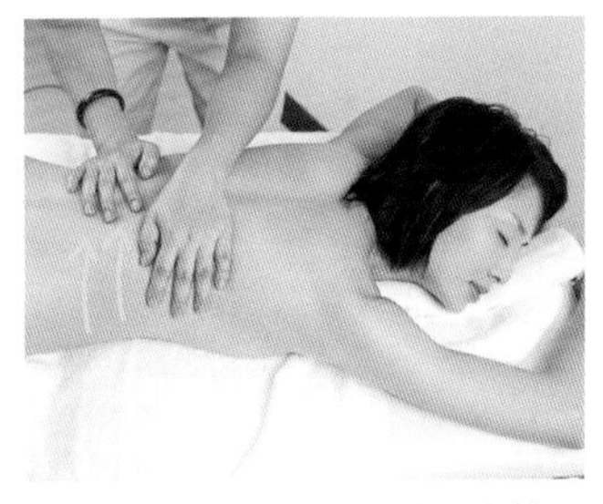

31. 左右手交替在整個背部交錯橫行，最後停在胸椎。

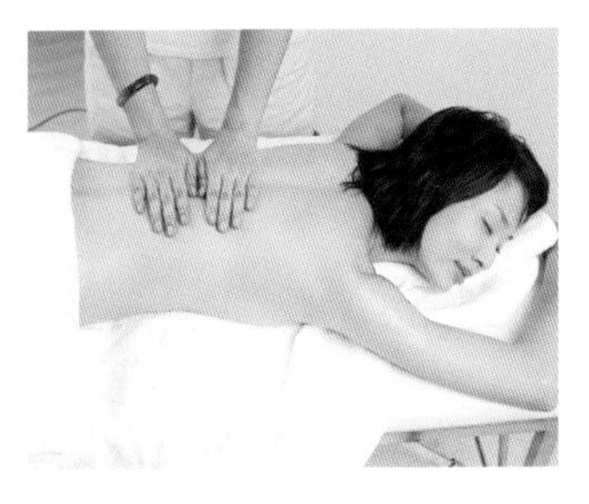

32. 停在胸椎雙手平放約30秒，慢慢輕輕滑開。

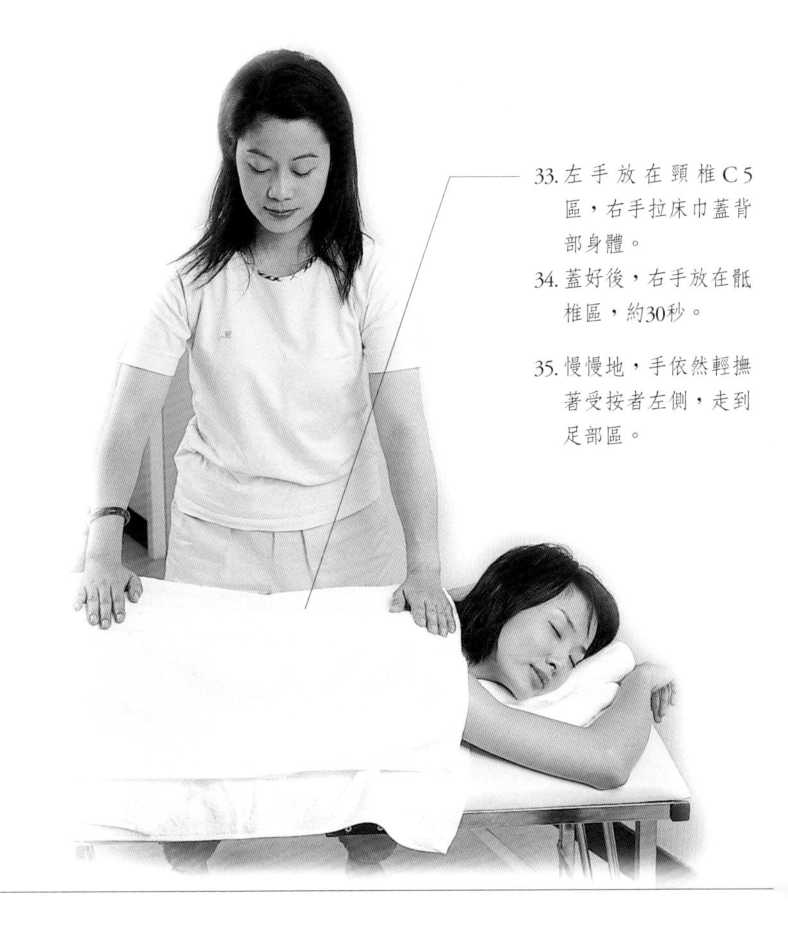

33. 左手放在頸椎C5區，右手拉床巾蓋背部身體。

34. 蓋好後，右手放在骶椎區，約30秒。

35. 慢慢地，手依然輕撫著受按者左側，走到足部區。

腿的背部

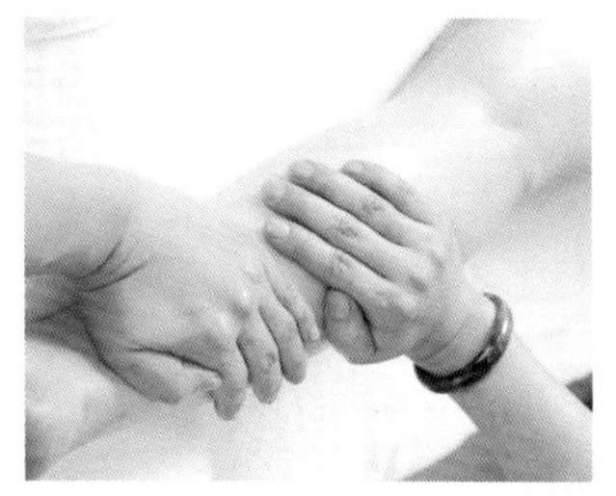

1. 將毛巾掀開至膝蓋區後，將雙腳分開。蓋上右邊的腳，使左腳完全外露出來。　抹油在左腳，包括足底，以推撫法按摩整個腿的背部。

按摩特色：
紓解酸痛、促進淋巴、血液循環。

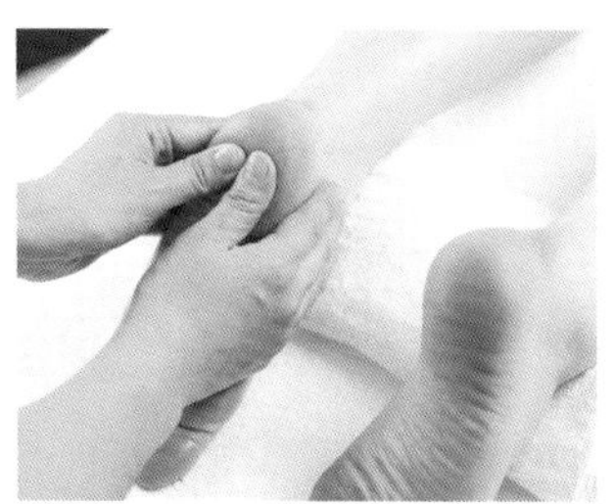

2. 以拇指按壓足底

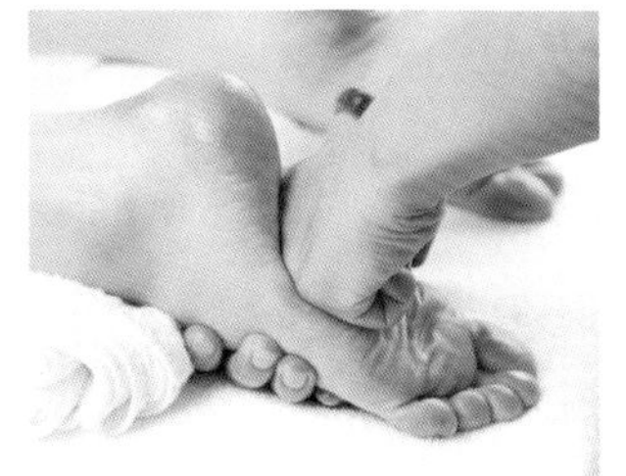

3. 以拳頭按撫足踝。

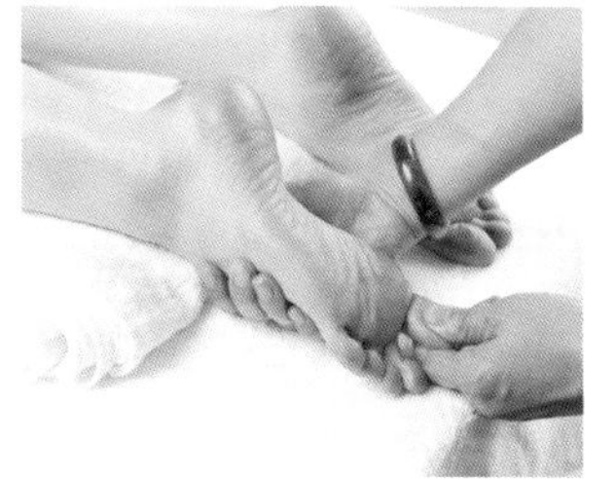

4. 以右手捧足底，拉指頭。

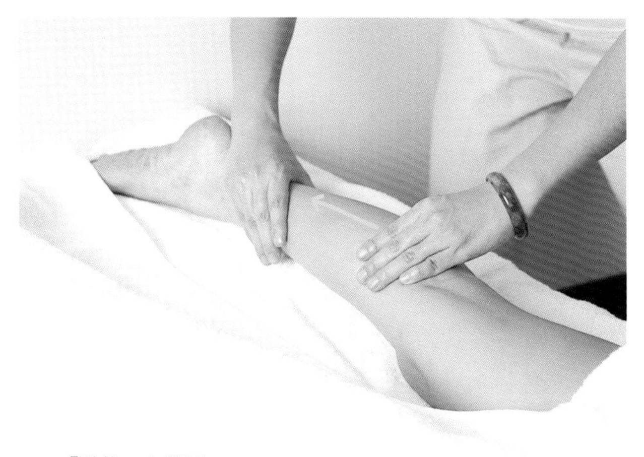

5. 「滑按」小腿區。

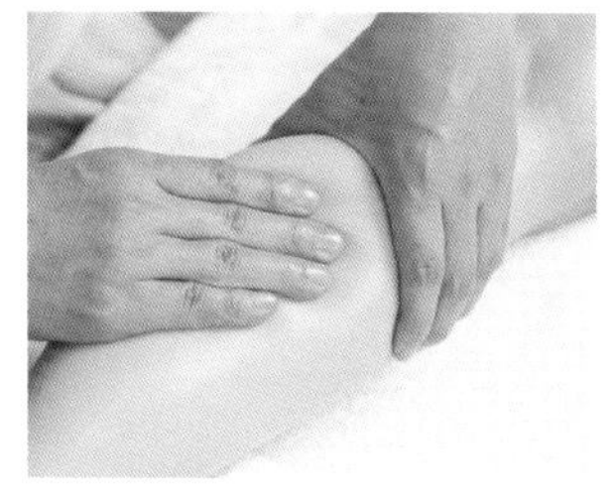

6. 「揉握」小腿區。

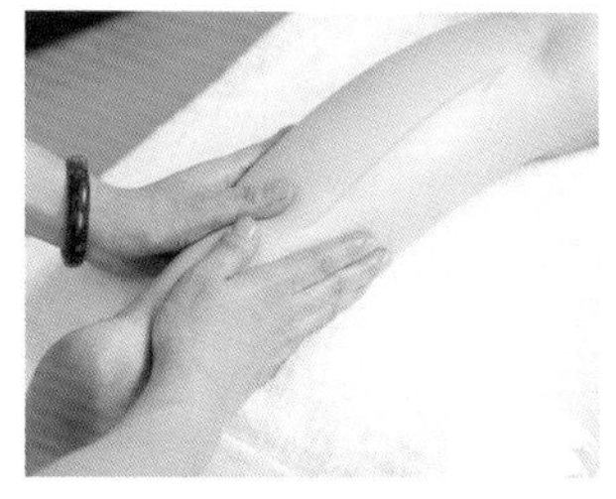

7. 將小腿背分三區指推。
8. 推撫整個腳背，使之暖化。

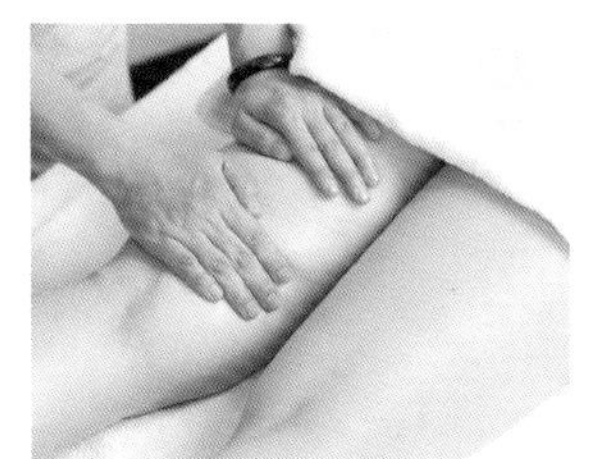

9. 加強暖化大腿區。然後「揉握」大腿到臀部。

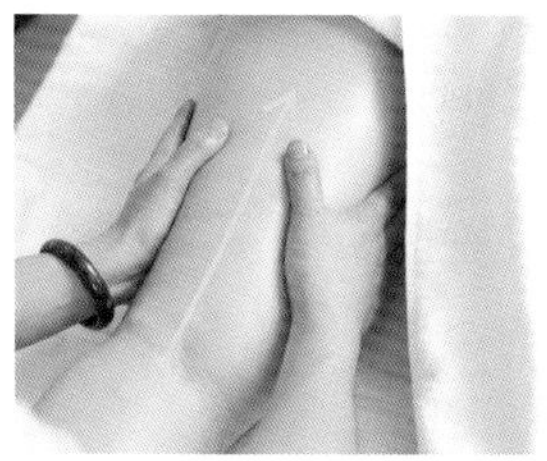

10. 指推大腿淋巴區至臀部；推撫整個腿背。

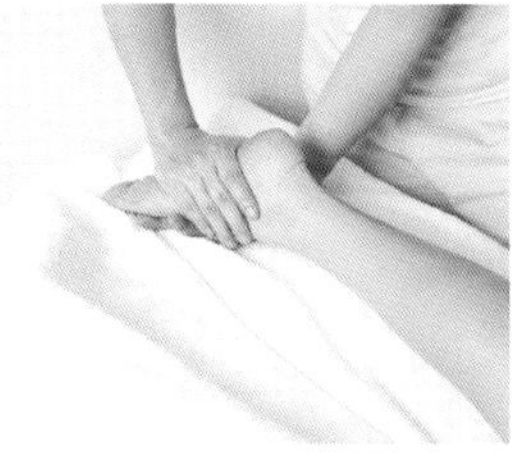

11. 用雙手握住足底；然後左手握住足底，右手拉毛巾蓋足底，並掀開右腳毛巾。

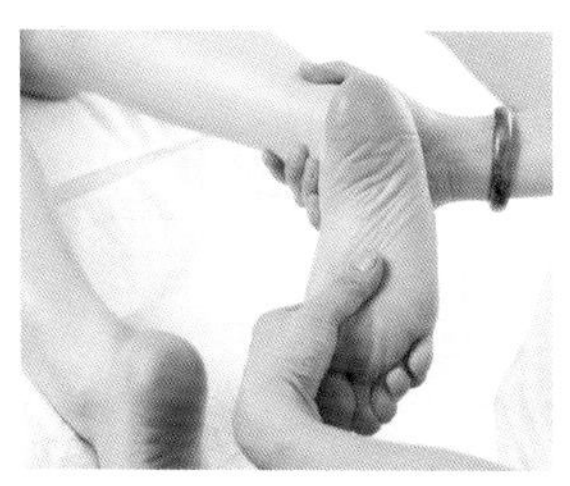

12. 握住右腳，並開始進行右腳按摩，重覆前面的步驟1～10。右手握右足底，並以左手拉毛巾蓋住整個右腿。結束，進行翻身，準備進行腿的正面。

腿的正面：右腿示範

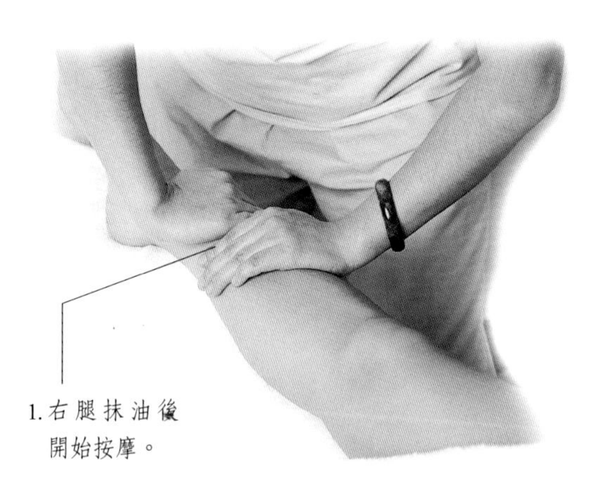

1. 右腿抹油後開始按摩。

右腿正面→右腳底

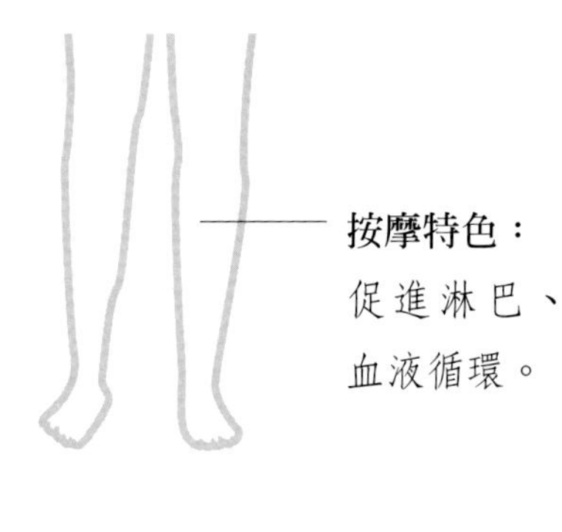

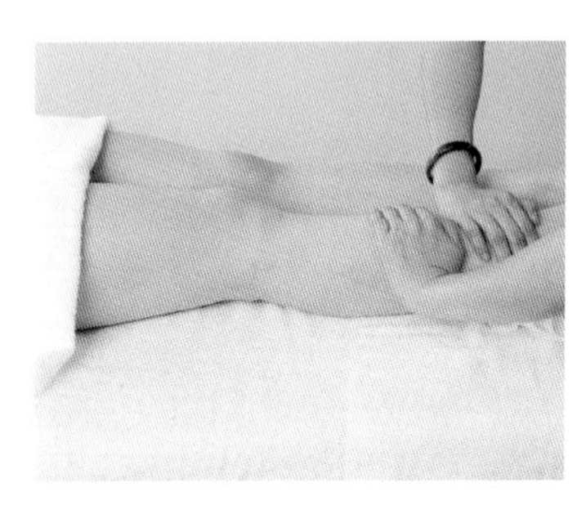

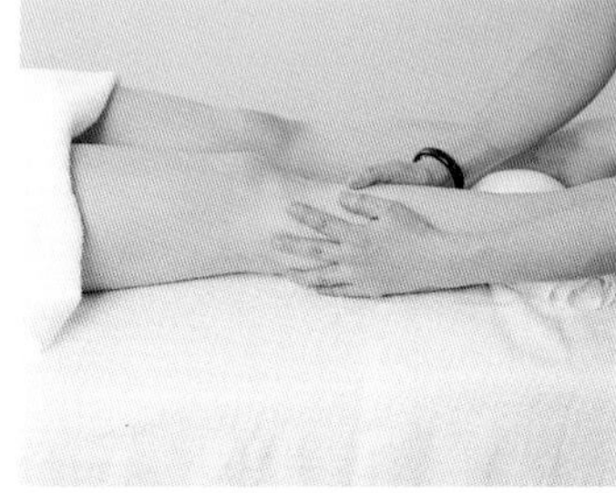

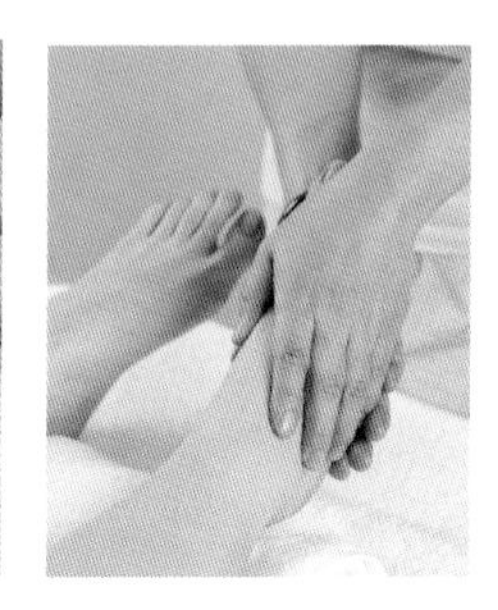

2. 推撫按摩整條腿，包含大腿和足底。

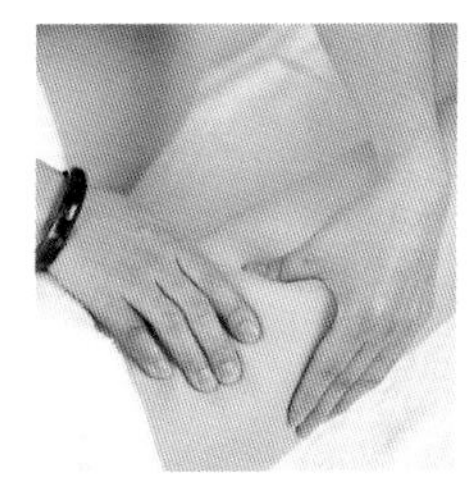

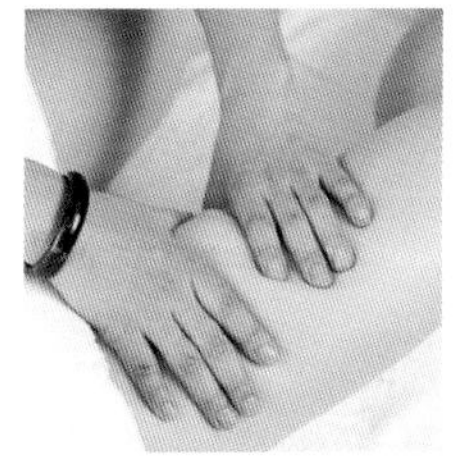

3. 揉握大腿，指推大腿，促進淋巴循環。

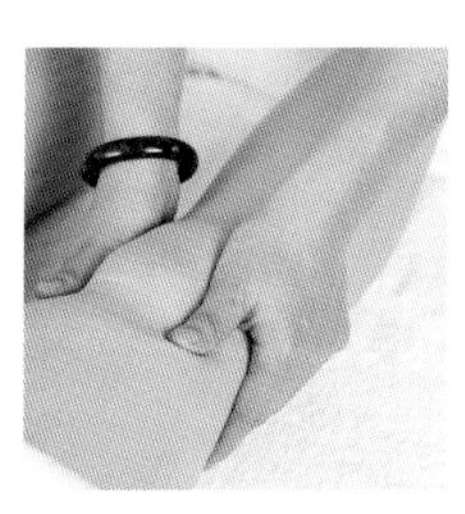

4. 指推膝蓋區。
5. 腳踝至膝蓋區以「滑行」法暖化

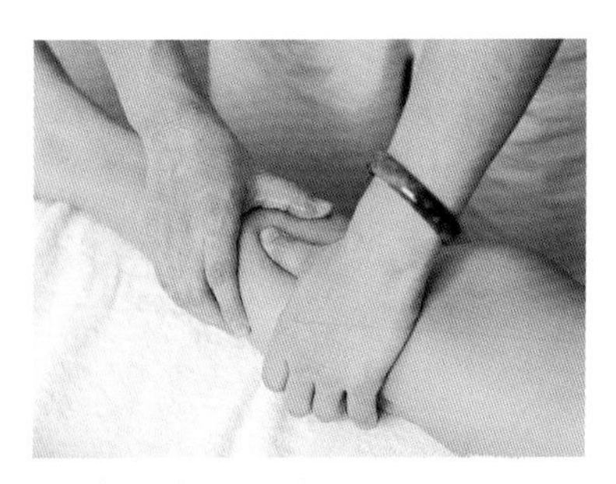

6. 揉握脛骨下的肌肉。

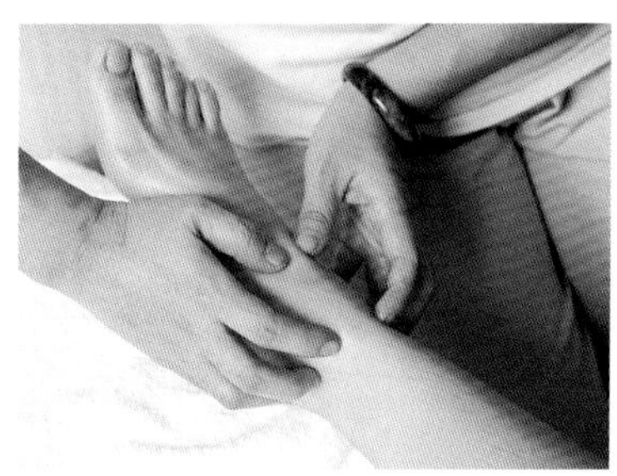

7. V字形引流踝部到膝部的循環。

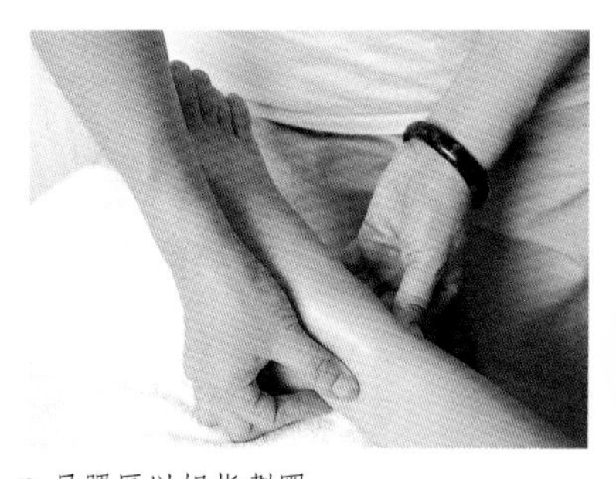

8. 足踝區以姆指劃圈
9. 四指交替劃圈按摩。

仰躺的足底：左腳底

左腿正面→左腳底

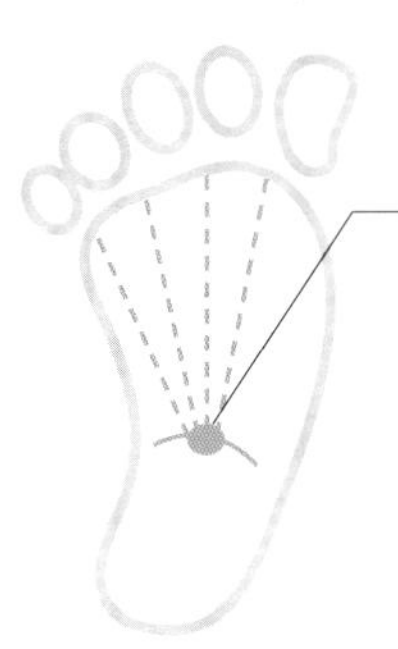

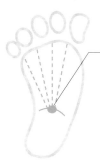

按摩特色：
進行足底的反射按摩療程，促進內臟健康。

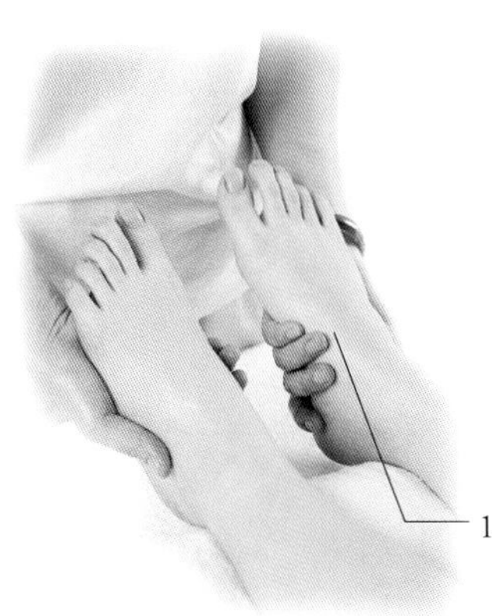

1. 暖化足底後，拉一拉鬆筋理氣。

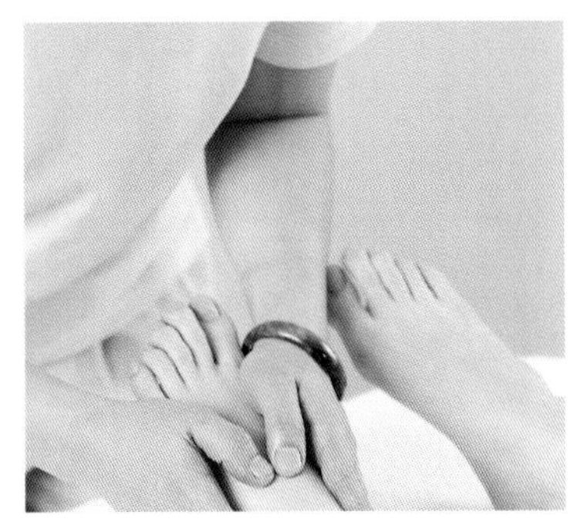

2. 以大姆指在足底指推。共四線，在指縫區。

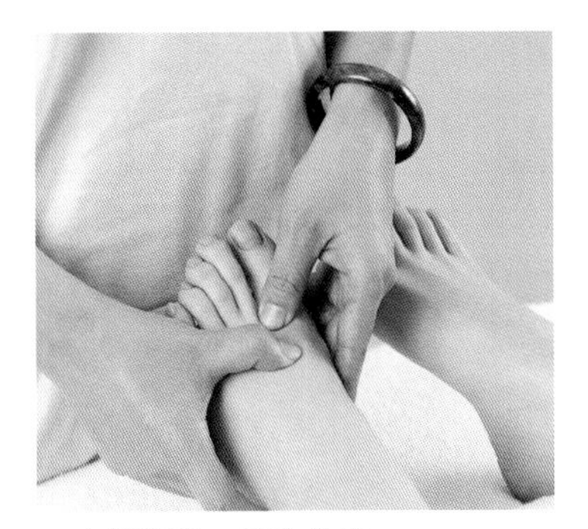

3. 分開指縫，引流肌腱區。

4. 拉腳指。

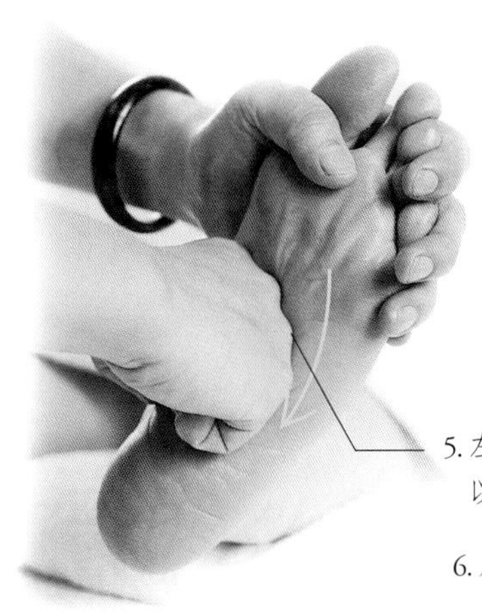

5. 左手握住腳跟，以右手按撫足底。

6. 足踝繞圈五次。

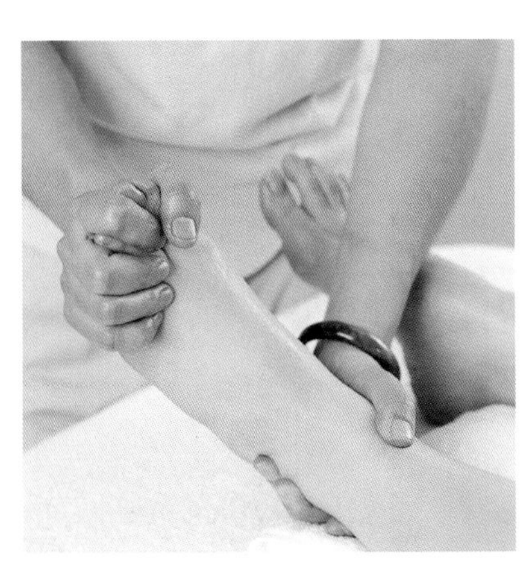

7. 然後按撫整個腿，包含足底。

8. 蓋住左腿。

腹部的按摩

按摩的重點區域包括：

1. 太陽神經叢區（胸骨的中心區。胸骨底部，3個姆指寬之上）
2. 上腹部區
3. 下腹部區
4. 臀側區

按摩特色：

促進消化、代謝、放鬆情緒。

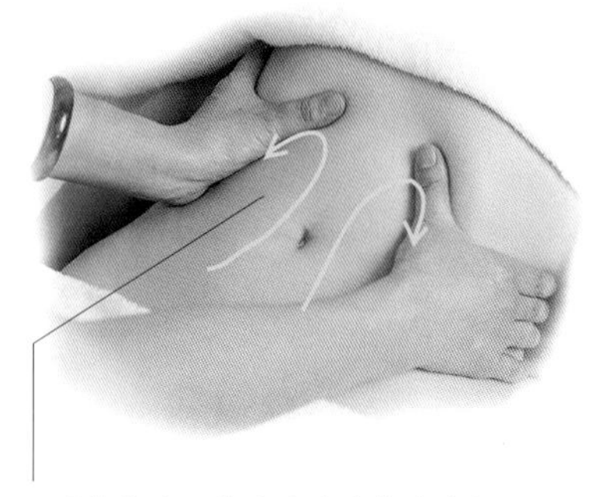

1. 以推撫法，將油充分塗抹在腹部區。
2. 以右手放在左手上，按在太陽神經叢區，逆時針方向按摩。

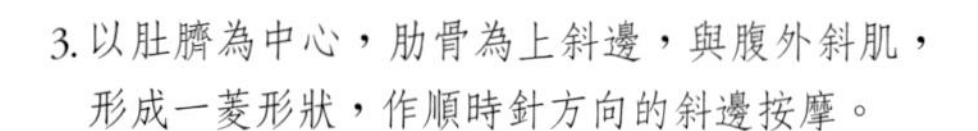

3. 以肚臍為中心，肋骨為上斜邊，與腹外斜肌，形成一菱形狀，作順時針方向的斜邊按摩。

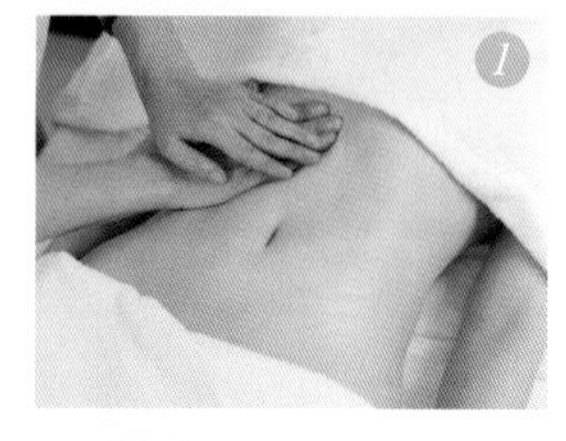

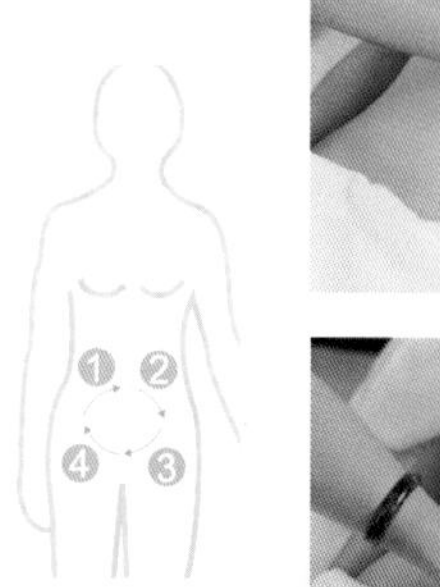

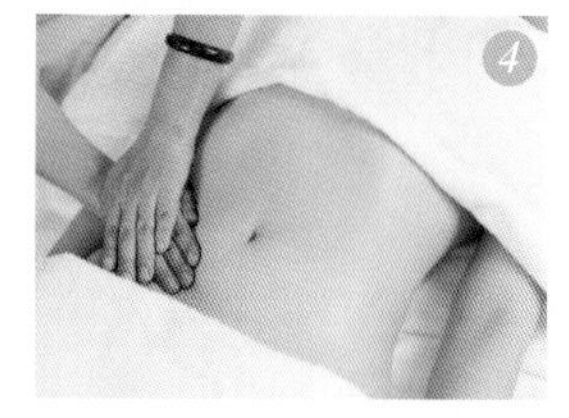

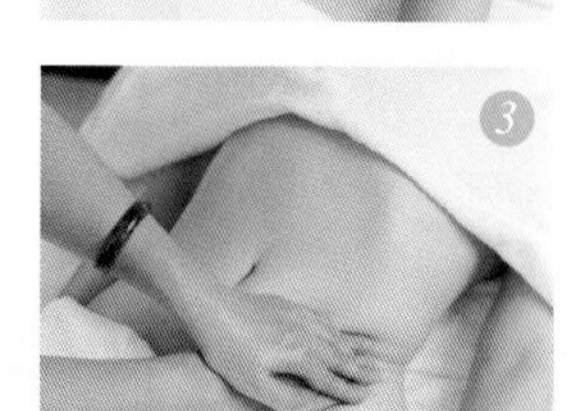

4. 雙手平放在肚臍兩邊，交替順時針方向按摩。

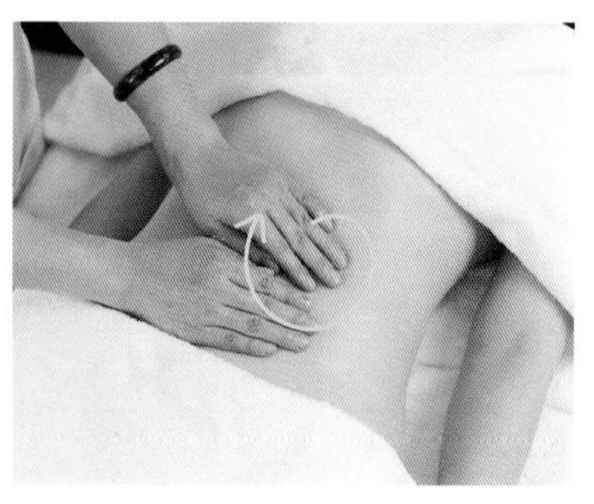

5. 揉握受按者的左側腹斜肌。
6. 兩手交替拉引左側腹斜肌。

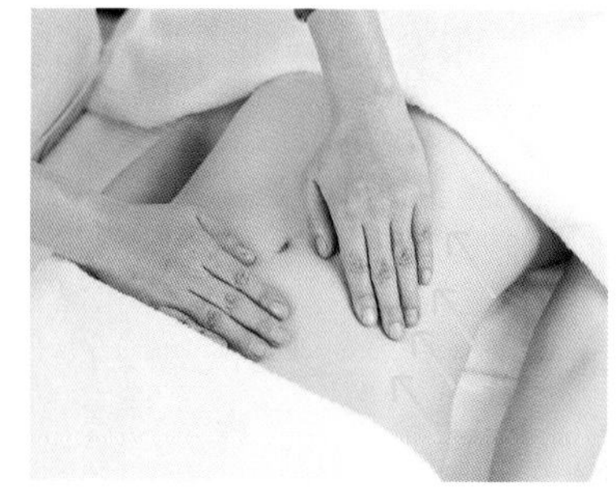

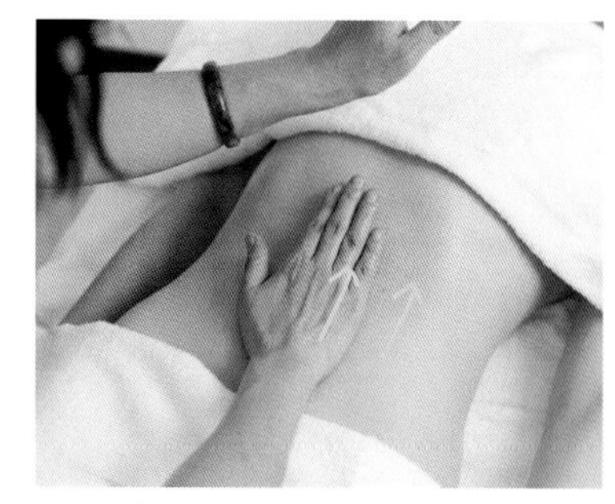

13. 兩手輕輕向上「羽化」結束。

7. 右手放在太陽神經叢區，並走到另一側（受按者的左手）
8. 重覆步驟「揉握受按者的左側腹斜肌」、「兩手交替拉引左側腹斜肌」
9. 左手放在太陽神經叢區，並走回原側。
10. 在「菱形」區以「推撫」2～3次。
11. 兩手交疊，慢慢自太陽神經叢區往下腹部區移動。
12. 停在氣海穴（自肚臍往下的三個指頭寬處），並以中指下壓10秒，慢慢縮回中指。

手臂的按摩

按摩的重點區包括：

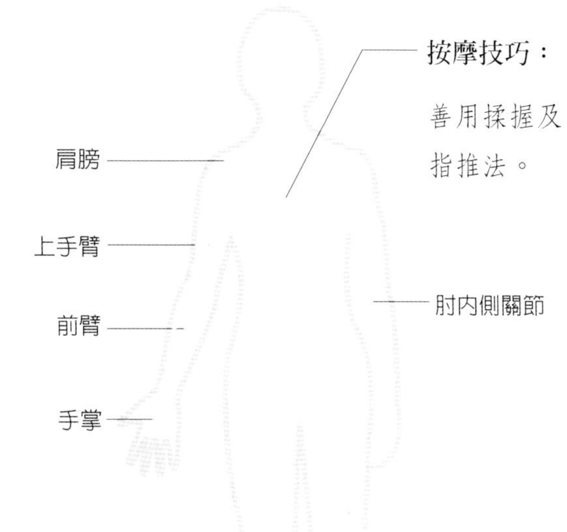

1. 以右手握住受按者的右手手腕關節處，以另一手（左手）進行推撫抹油。然後整個手臂揉握（裡裡外外都要）。

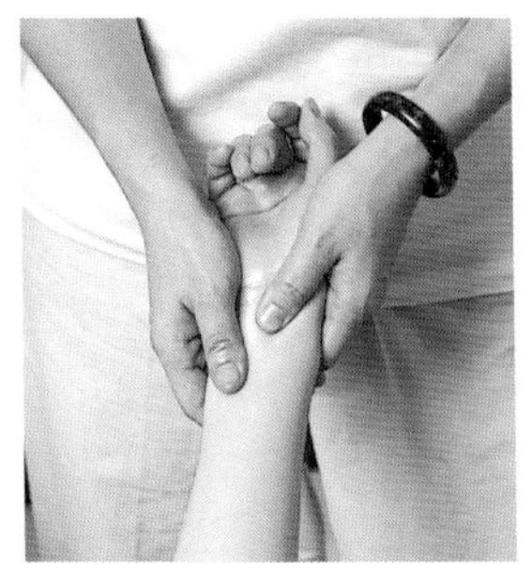

2. 將手臂內側翻轉向上，指推手腕關節到手肘關節（內側）。
3. 引流手腕至肩窩處理。

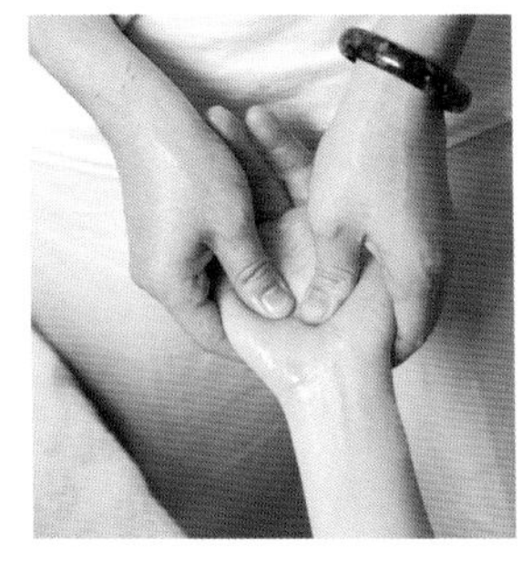

4. 指推手腕關節處後，捧著手掌，指推內手掌。

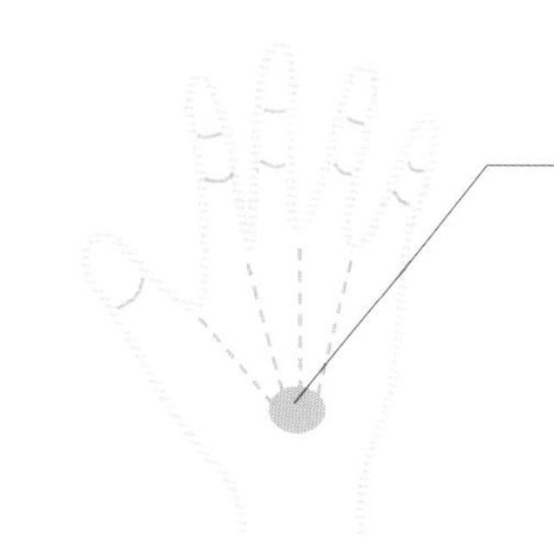

按摩特色：
以大拇指指推
手指的掌心、
掌背、骨縫的
位置，共4線。

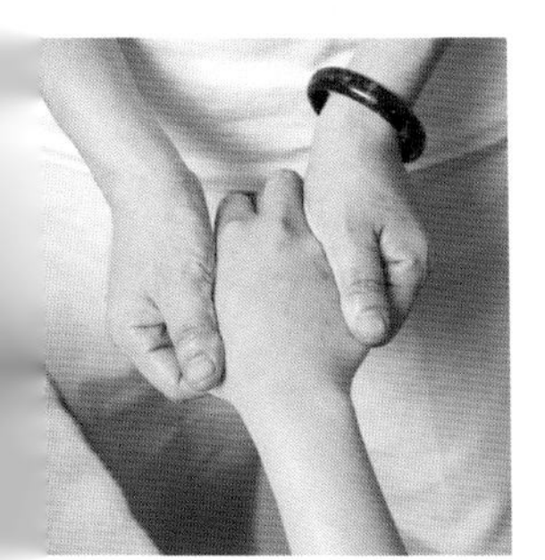

5. 分開每一手指。

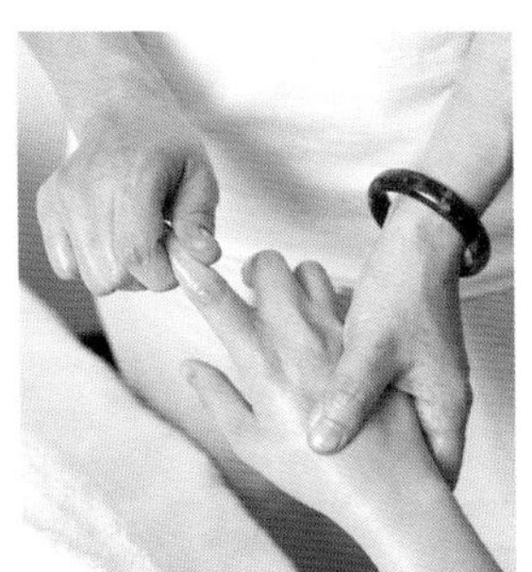

6. 拉動每一手指。

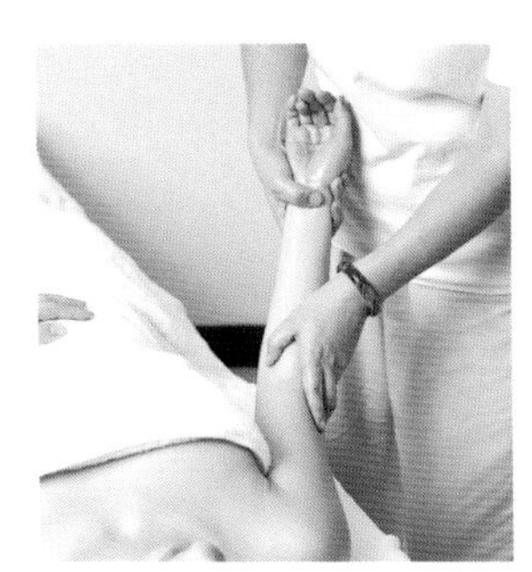

7. 右手握住手腕區，左手推撫整個手臂。

8. 左手以向上「羽化」結束。與受按者繼續接觸，並走到另一側，進行左手按摩。

肩頸區按摩

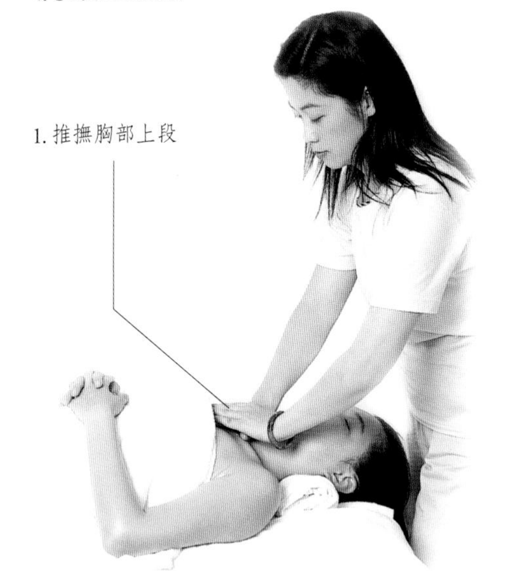

按摩的重點區包括：

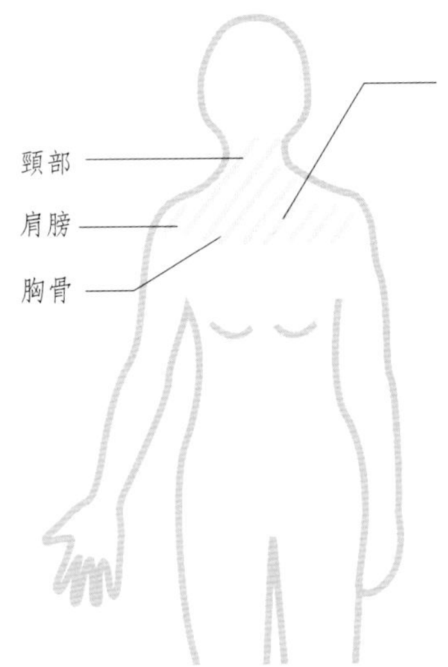

按摩特色：

肩頸的紓壓解勞。

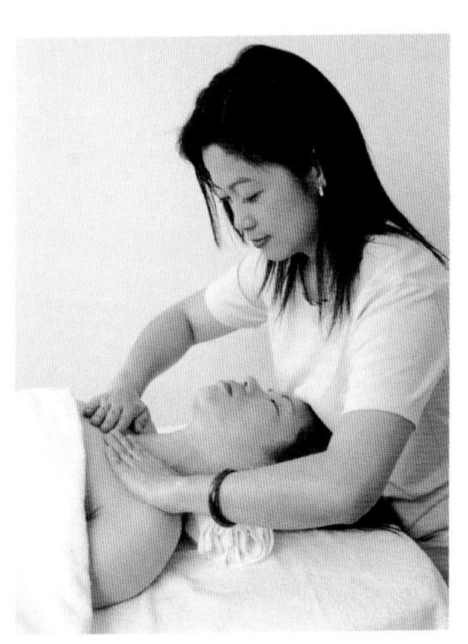

推撫前胸部

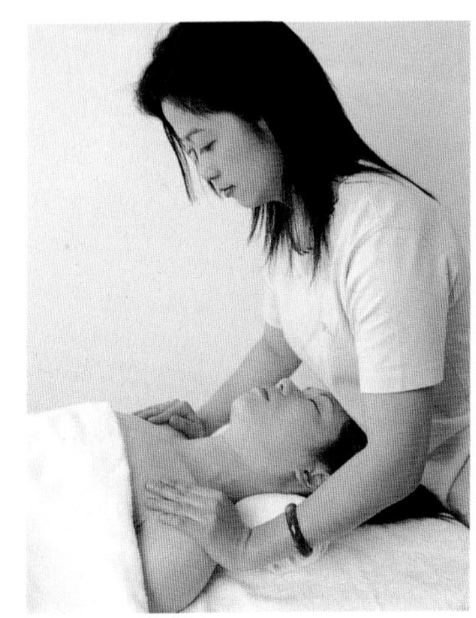

推撫肩部

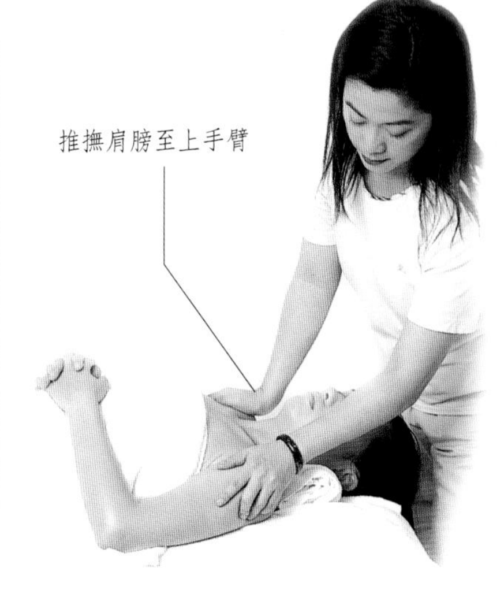

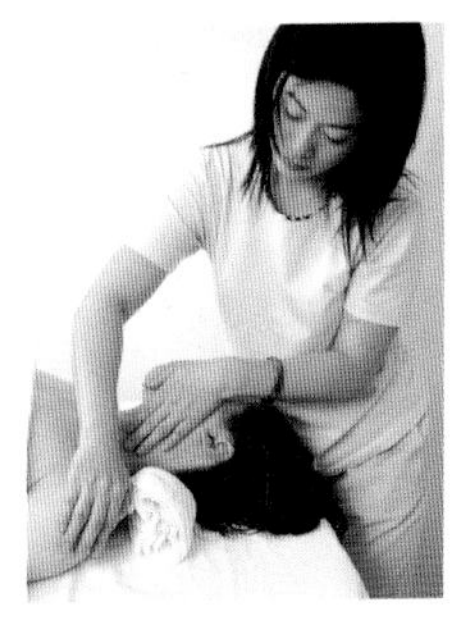

2. 揉握上手臂區及肩頸區。

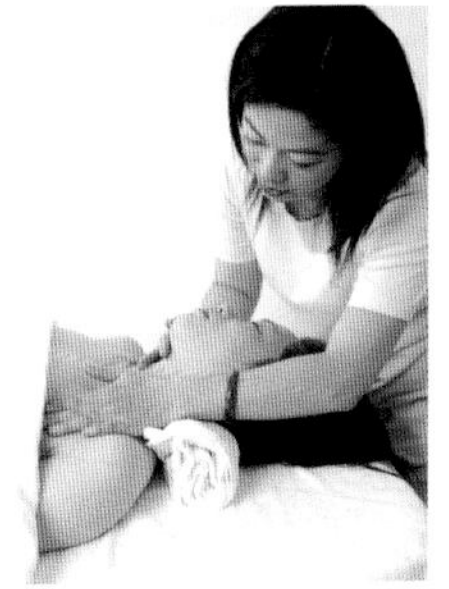

3. 推撫左肩區。揉握肩頸交接區。

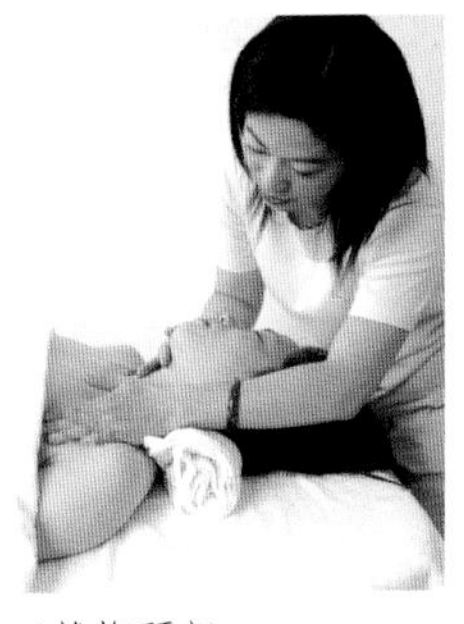

4. 推撫頸部。

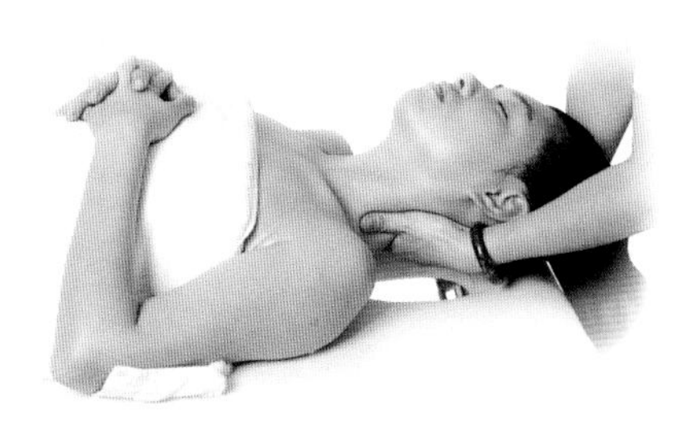

5. 拉後頸區，以兩手交替法，之後輕放下頭部。將頭轉向另一邊，並重覆上述步驟。結束：毛巾覆蓋至肩部區。

臉及頭皮按摩

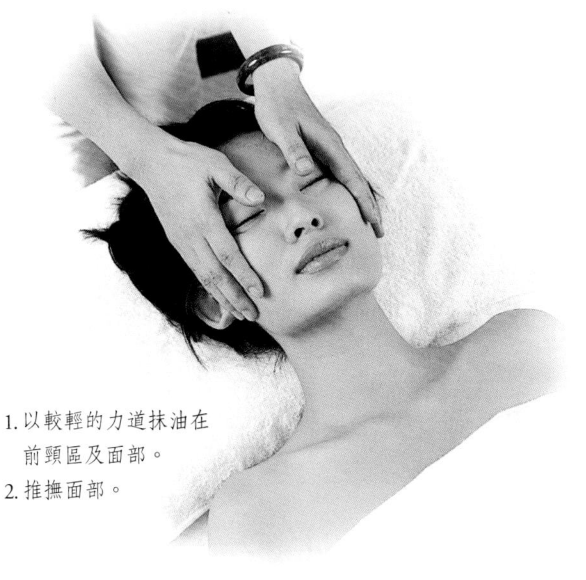

1. 以較輕的力道抹油在前頭區及面部。
2. 推撫面部。

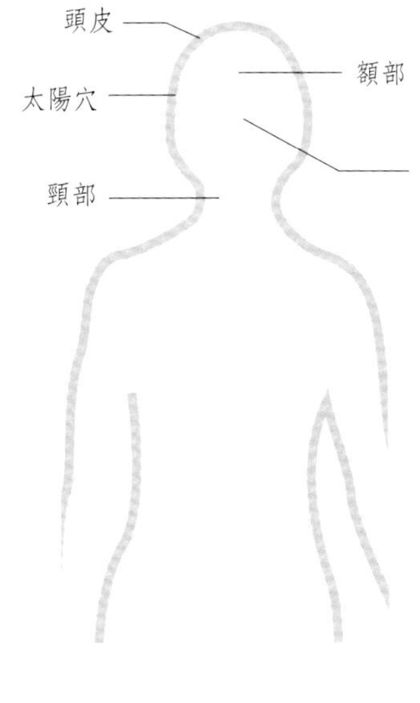

按摩特色：

使頭部循環變好，改善頭昏腦脹的情況。

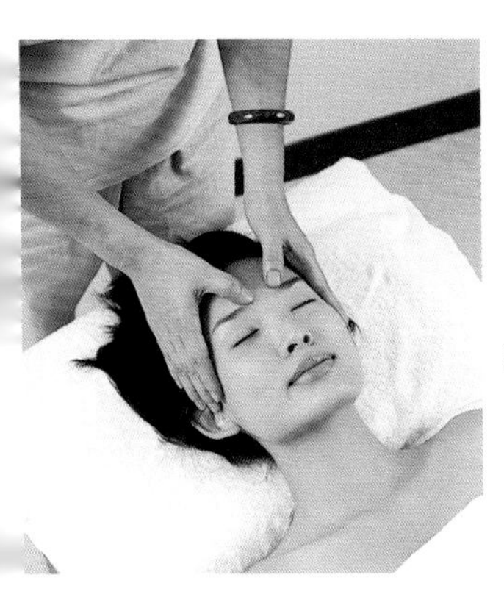

3. 指壓額部的中心(兩眉之間)，以姆指推按額部，由中心到兩側。然後以姆指按壓眉毛邊的額部到太陽穴。

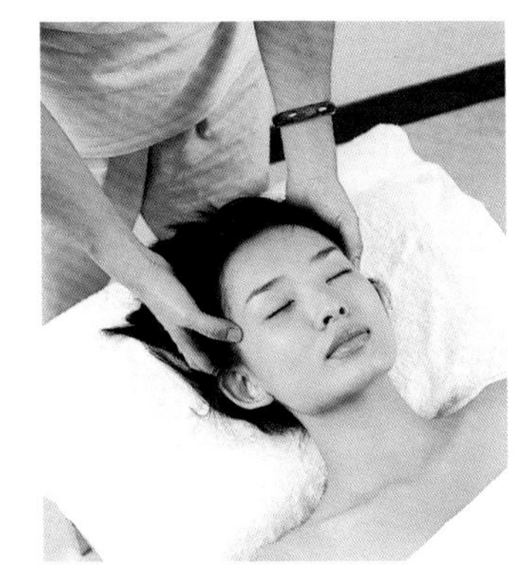

4. 推按太陽穴。

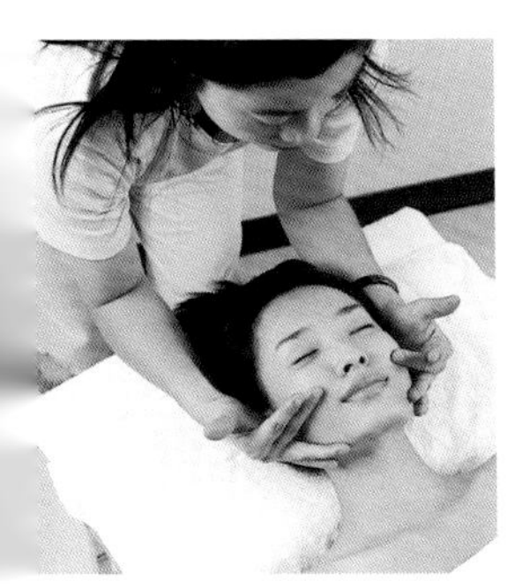

5. 以四指按壓上頜骨，以四指交替，按摩兩頰區。

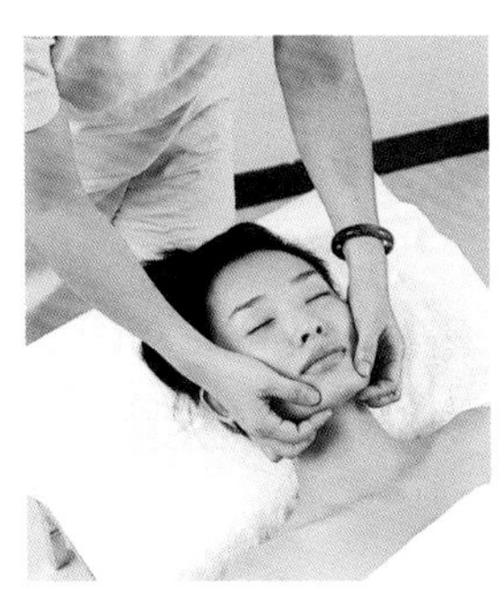

6. 按壓下巴至耳下，包括揉按耳垂；然後推撫面部。

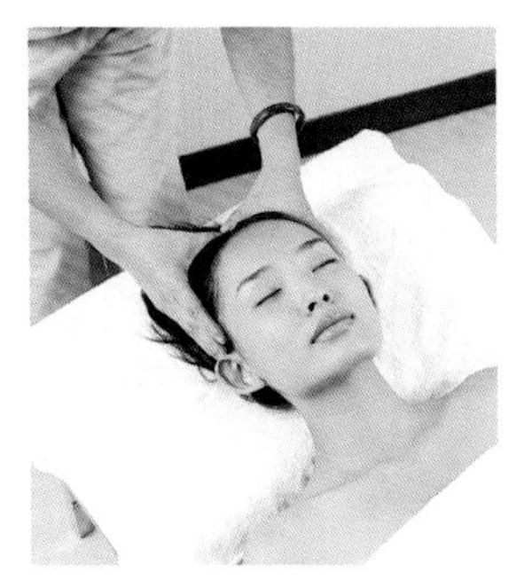

7. 頭皮指壓。

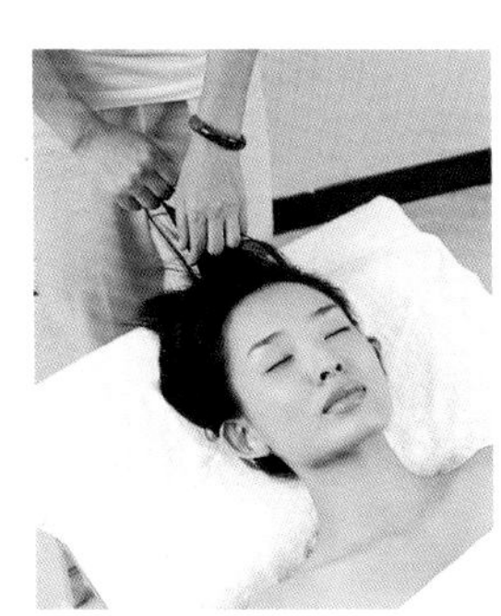

8. 輕拉髮梢作結束。

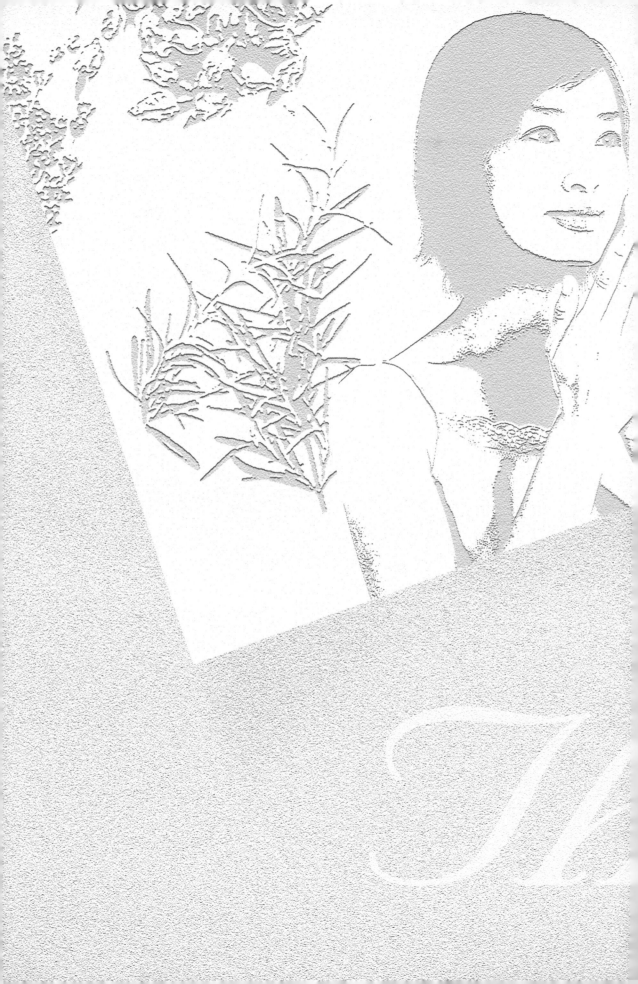

芳療與人體的健康

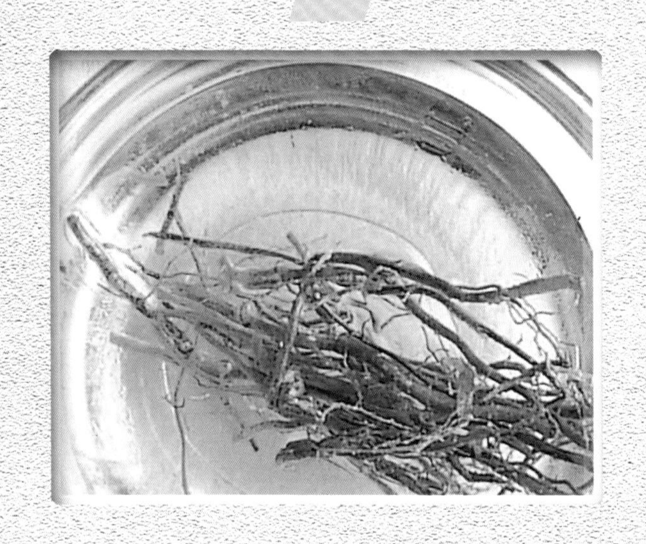

芳療不僅作爲SPA用、紓壓用，更是促進健康、紓解症狀的最好自然療法之一。符合愉快、自然及簡便使用的優點。

本章列舉人體的主要系統與芳療之間的運用關係，讓您很容易的將醫學生活化，隨時保持最高的生活品質。

每一個章節，搭配練習區，請讀者親自體驗，以感受令人驚喜的自然療癒力量。

芳療與嗅覺

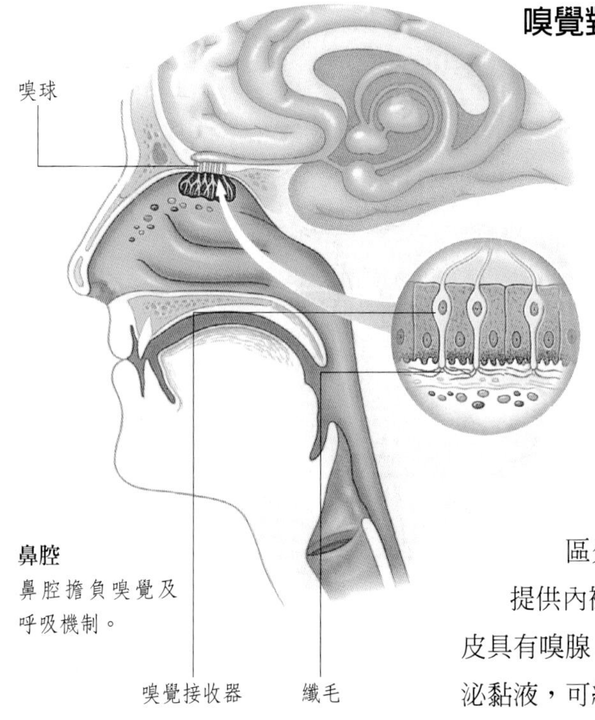

嗅覺對感官的重要

嗅覺是動物最敏銳的感官之一，人類有百萬條的嗅覺接受器，可以偵測空氣中的氣味，透過嗅覺細胞對嗅球神經傳遞興奮，而將嗅覺衝動、訊息傳到大腦皮質之嗅覺區——邊緣系統，經詮釋、分析而產生嗅覺氣味的認知。邊緣系統主要與嗅覺、記憶、情緒、性行爲、自主神經反應及進食行爲有關。失去嗅覺的人，較無法品嚐食物的完全美味。

嗅覺的感受器位在鼻腔頂部，有嗅覺上皮，區分爲支持細胞、嗅覺細胞及基底細胞。支持細胞提供內襯黏膜，而基底細胞產生新的支持細胞。嗅覺上皮具有嗅腺，可產生黏液，做爲氣味物質之溶劑，不斷的分泌黏液，可經常更新嗅覺上皮表面之液體。這機制可以避免嗅毛連續受到同一種氣味刺激，而無法辨識新的氣味。

香氣對身心平衡的功能

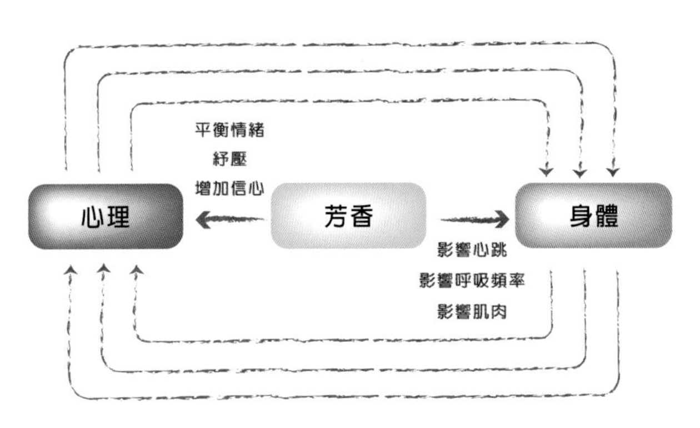

邊緣系統是大腦皮質最古老的部分，低等動物如白鼠的古老皮質比例相對比新皮質多，因此較低等動物的進食、交配、領地認知及對異性的氣味辨別，比高等動物如人類敏感，因此生存也更依賴嗅覺的功能。人類並不依賴嗅覺的訊息決定性行爲、選擇伴侶。但是美好的香氣總是讓人聯想美人、乾淨及健康的正面印象。

嗅覺氣味的認知，舉例如玫瑰香。保加利亞玫瑰香氣，甜而清新，淡雅；摩洛哥玫瑰濃郁而熱情。也許你以爲自己會是屬於熱情洋溢的人，應該會喜歡摩洛哥玫瑰，但品嚐香氣以後，原來你喜歡的氣味是保加利亞玫瑰，代表其實你偏好較恬淡的人際關係。喜歡的氣味才是眞正潛在及未被喚醒的個性。香氣可以幫助你更了解自己，也了解你所關心的人。

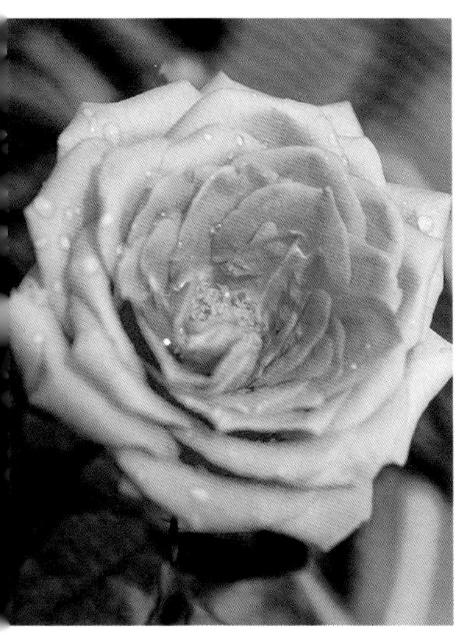
玫瑰香氣
玫瑰的典雅香氣甚至能喚醒潛意識。

雖然嗅覺對人類生存的重要性不如動物，但近代的許多研究如《腦內革命》作者春山茂雄之實驗指出，嗅覺刺激邊緣系統，引起的情緒、行爲反應，對於紓解壓力、改善生活品質有明顯而快速的效果。舉例如下：

1. 英國知名的芳療專家羅勃滴莎蘭德(Robert Tisserand)指出，在一項香氣與工作效率實驗中，實驗在薰衣草、茉莉、檸檬等不同香氣下工作8小時的打字員，效率有何不同。結果是在檸檬香氣的環境，打字錯誤率下降54%，效果是薰衣草的兩倍。結論是檸檬香氣讓人感到清新、高興、記憶力及注意力提高，建議在冷氣出風口釋放檸檬精油香氣，以提高工作效率。

2. 1984年John Steele運用腦電波圖，了解香氣與四種腦波的關係。主要的腦波可分爲Alpha, Beta, Theta及Delta波。

- Alpha（α）波：每秒振動8~13次，也就是8~13赫茲。屬於清醒、安靜、放鬆的狀態。直覺敏銳、腦力活潑。
- Bata （β）波：14~25赫茲。中樞系統強烈活動、壓力下的緊張、不安、效率差、負面思考。
- Theta（θ）波：4~7赫茲。失意、挫折、腦功能異常、小孩的頂葉及顳葉區、淺睡。
- Data（δ）波：< 3.5赫茲。沉睡期、嬰兒期或嚴重腦部疾病，或腦部不活動。

舉例來說，當香氣是羅勒、迷迭香、黑胡椒、肉豆蔻，此時腦電波呈現β波；當香氣是薰衣草、茉莉、橙花或玫瑰時，腦波反應則是α波。

3. Van Toller 在1988年的研究發現，香氣與右邊腦或左邊腦的活動有關，右腦是創意性頭腦，與想像、設計、創意有關。左大腦是思考頭腦，與規劃、語言、邏輯能力有關。

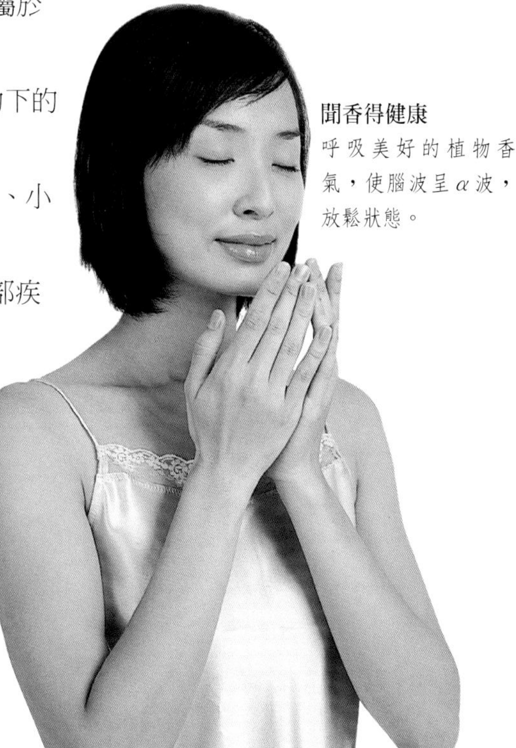
聞香得健康
呼吸美好的植物香氣，使腦波呈α波，放鬆狀態。

一般慣用右手有較優勢的左腦，加上一般人從起床到睡覺之前用左腦思考比率較高，左腦長期、長時間忙碌。當聞到舒服的香氣時，右腦的電波反應較明顯。舒服的香氣刺激右腦，並使腦波反應呈α波，最能幫助紓壓、養生。

4. 1983年King研究指出，香氣可以提供紓壓的一種選擇，若以其他技巧一齊搭配效果更好。如芳香按摩、芳香水療、芳香冥想等。

5. 1993年，國際香料及香氣組織，經過多年的研究指出：香氣與情緒有關，但合成香料的作用及效果則沒有天然的精油明顯。

衡量香氣對情緒的反應，可以參考研究資料，但我們更應注意傾聽自己的感覺或客戶的感覺。必須重視這感覺，若有人向你表達：

"我感覺很好"
"我很喜歡這香氣"
"感覺很幸福"

這是天然的大地精華以輕鬆的方式讓客戶或患者產生了心靈上的喜悅，而這樣的喜悅及程度有多強，只有當事者最明白。適時的表達贊同，也會讓客戶有被了解的快樂，這是人與人之間另一種交流，一種關懷。我永遠記得一位癌末患者告訴我：他很喜歡檸檬的香氣，很舒服。特別是我幫他按摩淋巴水腫的腳後，他接著說：很舒服，感覺很安慰，他相信李登輝先生都沒有這麼深刻的舒服經驗。

我對他的表達感到高興，高興他喜歡我為他做的服務，也高興自己能盡一份心力。

鼻竇炎

急性鼻竇炎可由感冒或其他病毒、細菌引起，經常伴有頭痛、耳痛、牙痛、面部疼痛。

精油對策：尤加利、辣薄荷、松、茶樹、百里香、檸檬、薰衣草、桃金孃。

使用方法：熱毛巾嗅吸、冷敷、蒸汽吸入。

百里香

配方：

	尤加利	辣薄荷	松
蒸汽	2滴	2滴	2滴
冷敷	2滴	1滴	2滴

花粉熱或鼻子過敏

精油對策：德國洋甘菊、香蜂草、薰衣草、尤加利。

使用方法：蒸汽、嗅吸、按摩。

配方：

	德國洋甘菊	薰衣草	尤加利	乳
蒸汽	1滴	2滴	2滴	
手帕嗅吸	1滴	1滴	1滴	
按摩乳	6滴	13滴	6滴	50ml

洋甘菊

嗅覺的功能會因疾病或老化而受到影響。感冒引起流鼻水、鼻塞，有時還會造成鼻竇炎。乾草熱的過敏反應使鼻子及眼睛浮腫。流鼻血因鼻內中膈薄區的微血管破裂引起，這些症狀也可用精油的藥理特質處理。

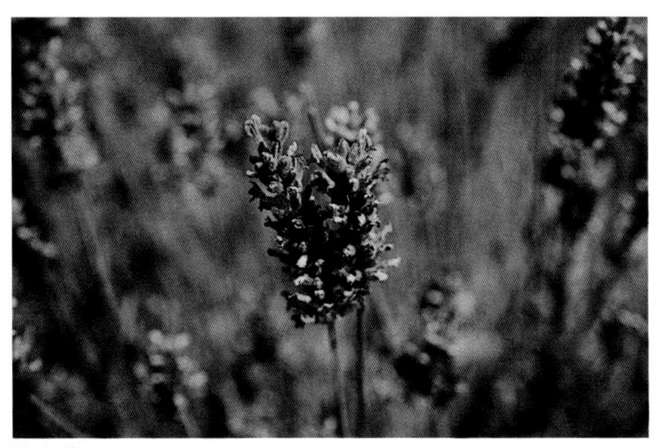

薰衣草

催情(情緒性的陽痿或冷感)

精油對策：茉莉、白檀木、廣藿香、快樂鼠尾草、橙花、玫瑰、香水樹。

使用方法：薰香、水療、按摩、添加在保養品中。

玫瑰

配方：

	玫瑰	白檀木	快樂鼠尾草	甜杏仁油
水療	3滴	3滴	2滴	
按摩	8滴	3滴	4滴	
手帕嗅吸	2滴			30ml

*除了玫瑰較適合女性的生理及心理機能外，其他的精油是男、女適用。

練習區

在你的工作場所，以薰衣草或檸檬單獨各用7天，透過水氧機或冷氣出風口處放「彩帶」加精油的方式。觀察並感覺自己或同事對這兩種精油的反應。

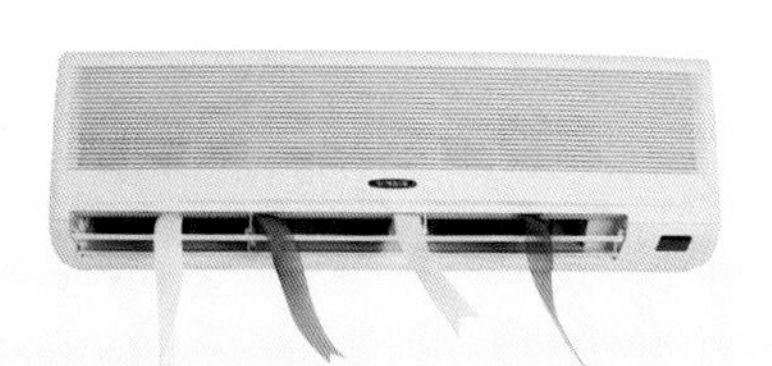

在冷氣出風口綁上滴有精油的彩帶，能讓周遭空氣變得清新。

芳療與神經系統

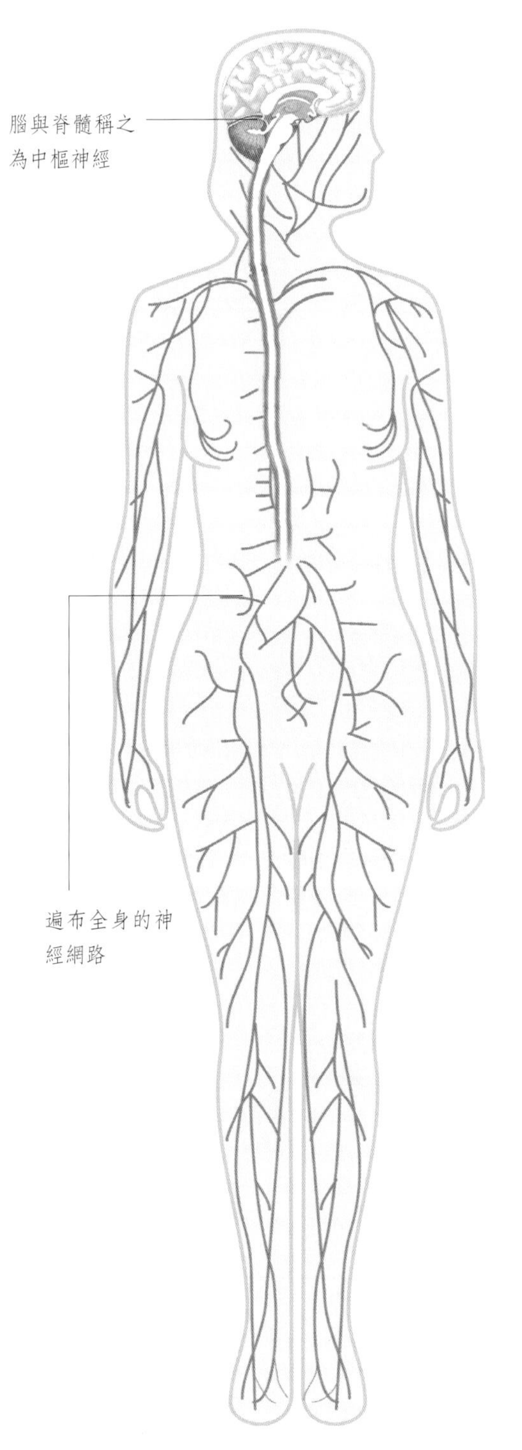

神經系統
維持身體的恆定系統之一

人體的聯絡網

神經系統是身體的聯絡網，具有協調及控制的功能。神經系統能察覺體內、體外環境的變化，並將訊息加以整合，然後協調肌肉的收縮及腺體的分泌。因此神經系統主要由中樞神經系統及周圍神經系統擔任。中樞神經系統包括腦與脊髓，整個神經系統的控制中樞控制我們的身體功能，如消化、呼吸；也控制意識功能如心智、思考、情緒等。周圍神經系統包括體神經系統及自主神經系統。周圍神經由12對腦神經及31對脊神經構成，把中樞神經與身體各部份互相串連，達到完成控制、協調的目的。

周圍神經系統將身體周邊訊息傳入中樞系統，經過中樞神經系統分析、整合後，將訊息、命令再傳出給骨骼肌（體神經系統擔任），或自主神經。自主神經系統是兩個互相拮抗的系統，再區分爲交感神經及副交感神經，作爲身體自動調節的工具，是在沒有意識或潛意識下進行。

舉例來說，當我們進行跑步時，大腦會透過體神經命令肌肉收縮，然而我們並無意識到身體的另一套系統——自主神經系統同時也在發揮作用，例如交感神經會刺激糖質新生，產生更高的能量供肌肉組織使用。心跳、呼吸加速以增加血液循環及氧氣的供給予肌肉。消化系統的血循減少，作用降低。這無意識的交感神經主要目的在於身體組織器官應付「戰或逃」的需要。現代的壓力也會刺激身體組織器官「戰或逃」的反應。

當我們運動或面臨壓力時的身體反應

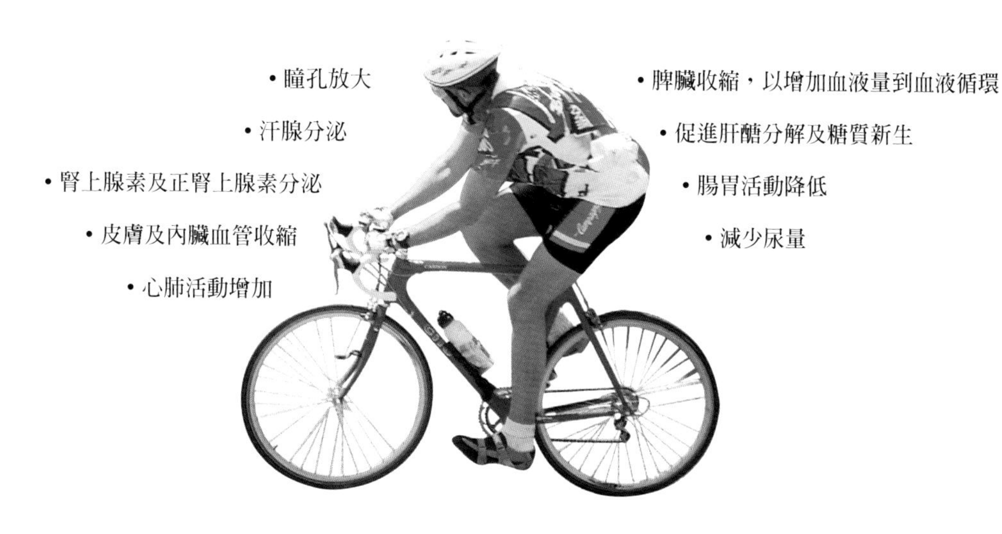
• 瞳孔放大
• 汗腺分泌
• 腎上腺素及正腎上腺素分泌
• 皮膚及內臟血管收縮
• 心肺活動增加
• 脾臟收縮，以增加血液量到血液循環
• 促進肝醣分解及糖質新生
• 腸胃活動降低
• 減少尿量

交感神經提高心臟活動，副交感神經抑制心臟活動；相反的，當進食時，副交感神經增加消化活動，而交感神經抑制消化活動。因此，若在壓力下或情緒緊張時，進食，則交感神經因壓力而活化，同時抑制消化活動，會引起消化不良或不適。

自主神經並不是獨立運作的系統，主要還是必須與腦的下視丘整合。下視丘控制自主神經，同時控制腦下垂體，控制水的平衡、體溫、血壓、睡眠、食慾，也影響情緒反應，如怒、喜、憂、悲、恐。

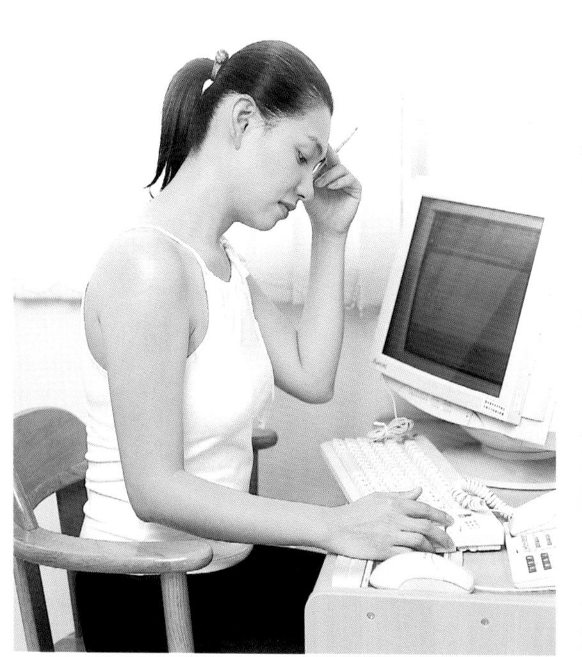
工作忙碌，壓力大經常引起偏頭痛

偏頭痛

偏頭痛是頭部兩邊的動脈收縮又擴張所造成的結果，在擴張時，造成神經末梢的痛。

精油對策：薰衣草、快樂鼠尾草、馬鬱蘭、迷迭香、辣薄荷、羅馬甘菊。

鼠尾草

運用方法：嗅吸、薰香、冷敷、按摩

配方：

薰衣草(紓壓、止痛)	
嗅吸	2滴

＊若頭痛是非壓力性因素，而由其他因素如感冒、鼻竇炎、發燒、疲勞、失眠、耳、鼻疾病引起，則選用迷迭香及辣薄荷為主，作止痛。

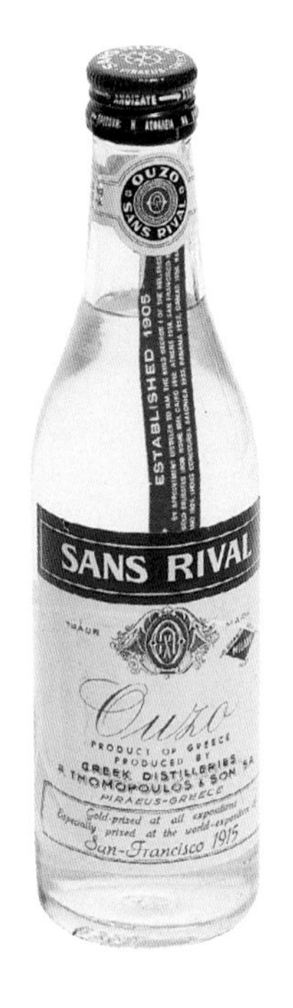

當我們面臨壓力事件時，壓力源的訊息便會經由我們感官，特別是視覺、聽覺、嗅覺、觸覺的資訊收集，透過周邊神經系統傳入大腦，大腦便會透過邊緣系統、視丘、或下視丘將指令透過內分泌及自主神經系統或體神經系統對壓力源做出反應。

當壓力對身體的影響大到無法承受時，頭痛、記憶力差、失眠、疲倦、焦慮、精神差及免疫力低下等困擾，隨之而起。

剛開始有的人會以咖啡提神，或以菸酒放鬆，或甚至求助鎮定劑、安眠藥。短期效果可能有幫助，但長期來說，這些方法並無法解決問題，反而危害健康。大量的咖啡因、煙酒會使得身體更疲倦，無法正面思考。另外長期服用鎮定劑，促使我們無法正確思考，沒有能力，也無意願改善壓力源。

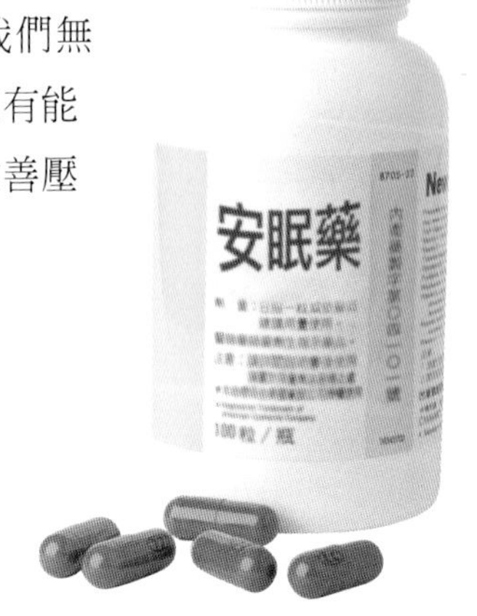

壓力評量表

根據長期研究壓力的學者Holmes及Rahe的壓力評量表，
記錄了「生活改變」是促成壓力的主要來源，
每一個壓力源，都有不同的分數，分數越高，壓力越大，
專家建議在過去一年中，若分數超過150分，則應積極實施紓壓措施。

配偶死亡	100	個人受傷、健康不良	53	退休	45	事業改變	39
貸款高	31	個人優異表現	28	改變住所	20	改變睡眠習慣	16
離婚	73	失去工作	47	家庭成員的健康	44	經濟條件改變	38
工作性質改變	29	開始與結束學業	26	改變就學學校	20	三大節慶	12
終止關係	65	結婚	50	懷孕	40	職業改變	36
小孩離家求學	29	生活條件改變	25	改變社交活動	18	假期	11
坐牢	63	復合	45	性障礙	39		
與夫家關係不良	29	與雇主的關係	23	貸款低	17		

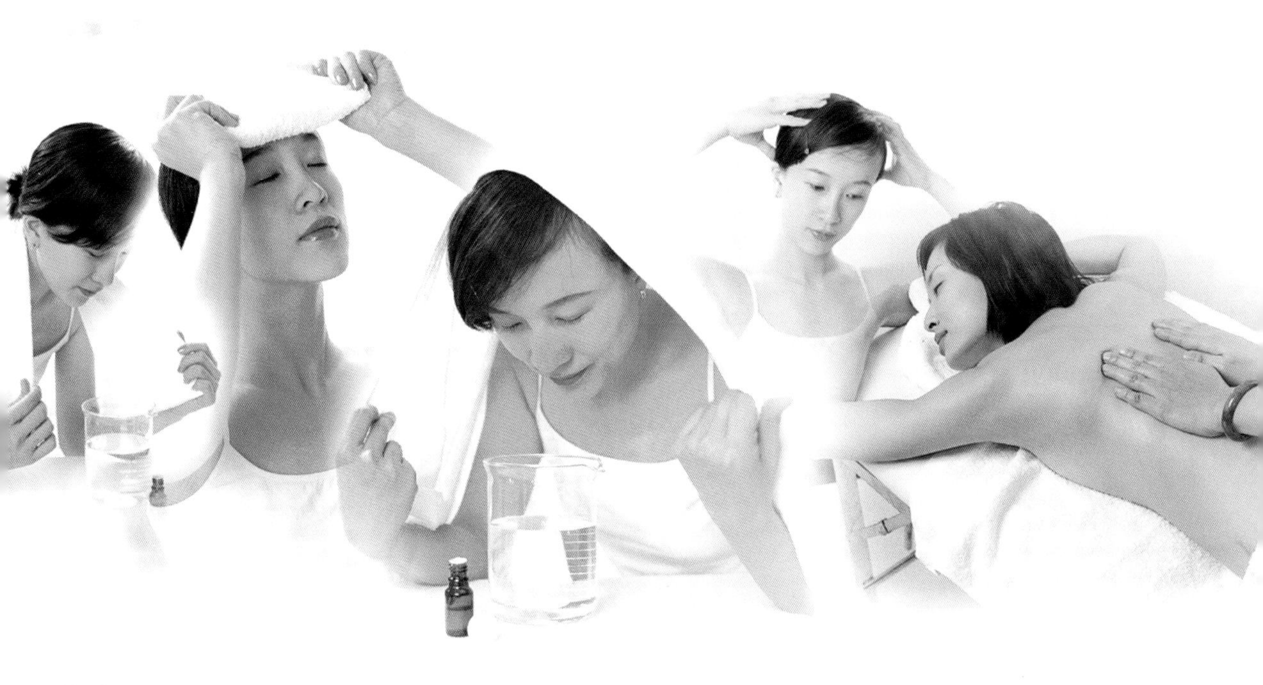

紓壓
精油的運用，可改善壓力引起的各種身心不適症。

當壓力變成是困難、是健康的禍源，或事業家庭的摧毀者時，就必須重新檢討、評估工作滿意度、家庭及親友的互動、生活方式、個人作息習慣、嗜好等等因素，搭配適度的紓壓方法，例如運動、瑜珈、冥想、膳食休息、睡眠、與專業人士談談、精油按摩、水療等。

這些分數可根據個人對壓力的承受度及處理能力而改變，這能力源自於每個人的生活條件、經驗、能力、健康、ＥＱ、家庭、社會的支持選擇，更重要的是培養個人面對壓力的反應，不管是身體上或心理上。

失眠

因長期壓力引起，排除其他因素如咖啡因攝取或白日過多的睡眠。

精油對策：鎮定紓壓精油如薰衣草、白檀木、佛手柑

運用方法：水療、按摩、薰香

薰衣草

配方：

	薰衣草	白檀木	佛手柑	甜杏仁油
水療	3滴	2滴	3滴	
按摩	8滴	3滴	4滴	30ml

＊長期失眠，配合每一次芳香療法按摩，早上或晚上進行1-2小時的專業按摩，可以調整壓力對身心的後遺症，進而改善失眠。

紓壓法的優點和特色

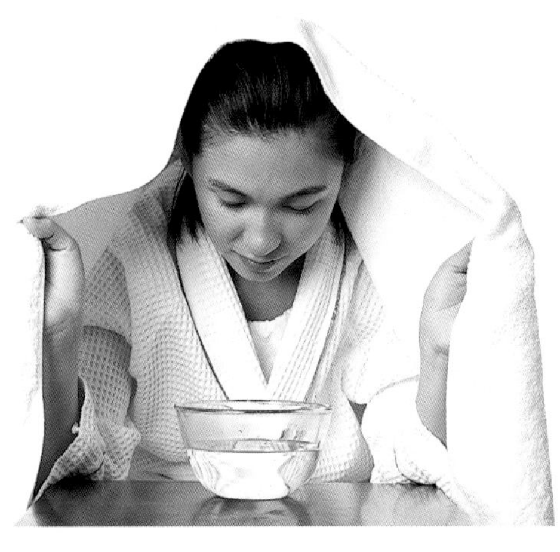

1. 芳香精油透過嗅覺，立即引起大腦嗅球及邊緣系統反應，與記憶、情緒、性行爲、自主神經反應、進食及嗅覺活動有關。
2. 按摩與水療皆可使緊繃的肌肉放鬆。
3. 精油的藥理作用，透過皮膚吸收，引起反應，主要是運用鎮定或提振神經系統，搭配止痛或擴張血管或鎮痙攣的效用。
4. 具愛心的專業芳療師或人員與客戶的互動。給予情緒上的支援。

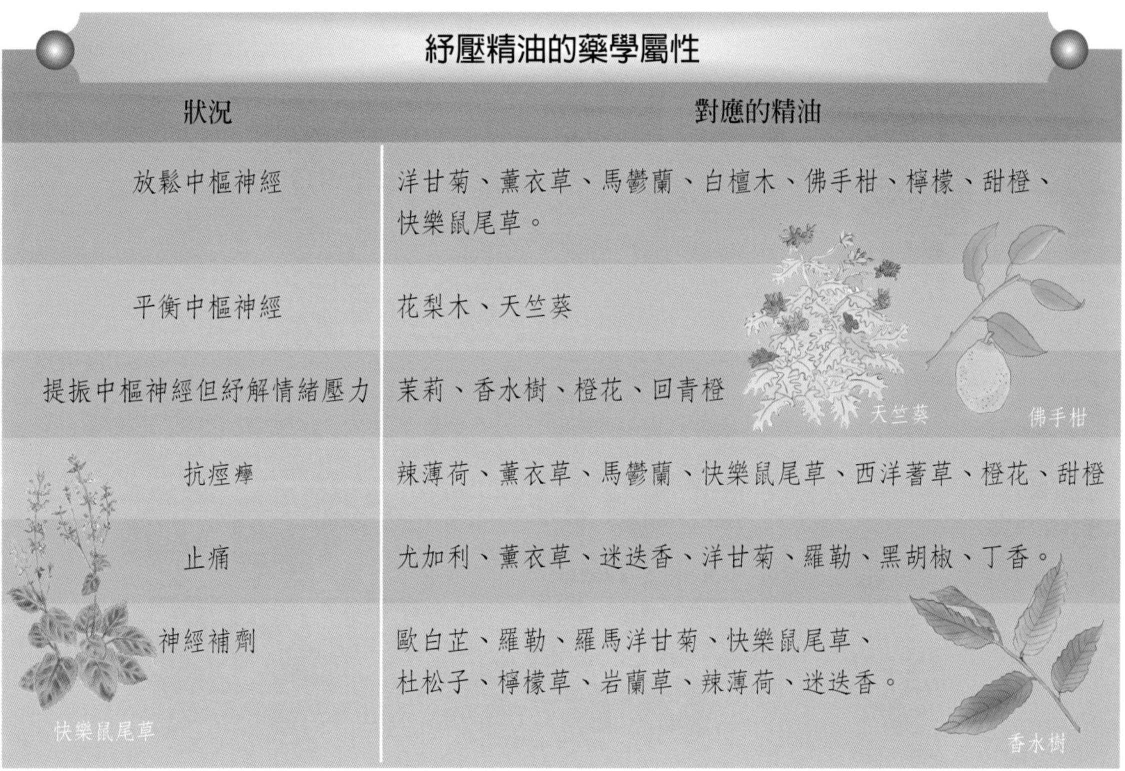

紓壓精油的藥學屬性

狀況	對應的精油
放鬆中樞神經	洋甘菊、薰衣草、馬鬱蘭、白檀木、佛手柑、檸檬、甜橙、快樂鼠尾草。
平衡中樞神經	花梨木、天竺葵
提振中樞神經但紓解情緒壓力	茉莉、香水樹、橙花、回青橙
抗痙攣	辣薄荷、薰衣草、馬鬱蘭、快樂鼠尾草、西洋蓍草、橙花、甜橙
止痛	尤加利、薰衣草、迷迭香、洋甘菊、羅勒、黑胡椒、丁香。
神經補劑	歐白芷、羅勒、羅馬洋甘菊、快樂鼠尾草、杜松子、檸檬草、岩蘭草、辣薄荷、迷迭香。

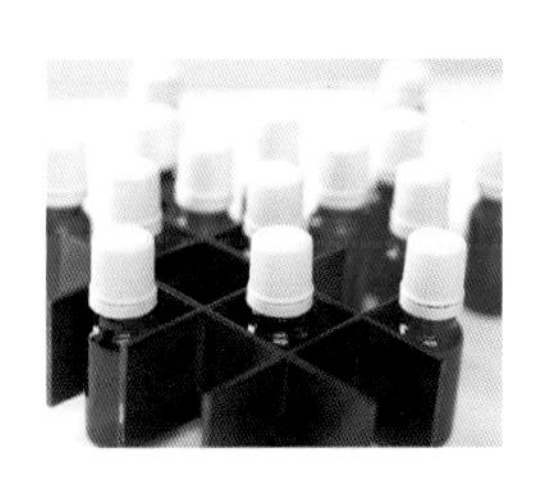

壓力累積在身體上造成的酸痛不適，也會引起心理的疾病。心理的不健康，更會引發身體病痛的連鎖反應。因此將疾病視爲身、心、靈不調。治疾病、尋求康復，應該自身心靈合一下手。

芳香療法的紓壓對策是同時平衡身體、心智與靈性。改善身體的疲勞，可以透過按摩及水療方法；安撫心靈，增加自信心，可以透過專業及愛心的溝通或按摩的服務或搭配薰香法的應用。

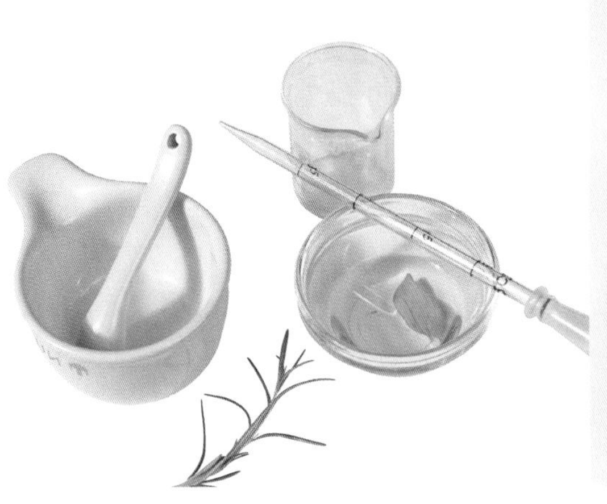

腦力低下

無法集中注意力，短期記憶力差。

精油對策：迷迭香、羅勒、葡萄柚、黑胡椒、薑、辣薄荷、檸檬、佛手柑、松

運用方法：薰香、嗅吸、頭肩頸按摩

配方：

	檸檬	辣薄荷	薑	杏桃仁油
薰香	4滴	2滴	2滴	
按摩	2滴	2滴	1滴	10ml

羅勒

練習區

找出家中壓力最大者，透過諮商懇談之後，提供一紓壓的規劃給予當事人。進行一個月後，檢視成效。

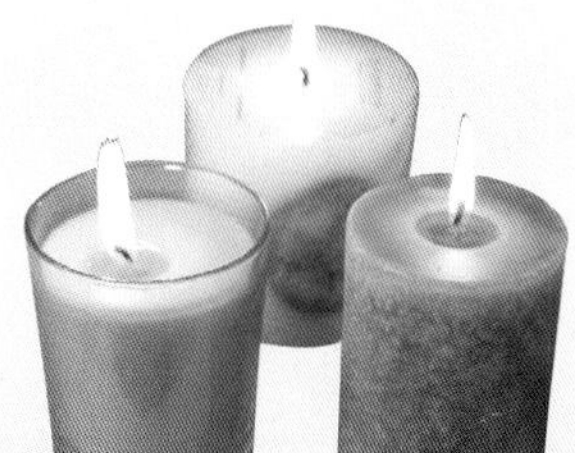

芳療與呼吸系統

呼吸系統

對芳香療法來說，了解呼吸系統很重要；芳香精油進入人體的另一個途徑就是透過呼吸（皮膚吸收是另一主要方法）。呼吸系統包含了牽涉到所有氣體交換的組織，自鼻部開始、咽、喉、氣管、肺、支氣管、次級氣管、三級氣管、細支氣管，再分支及細分支到更小的管子，稱作肺泡管，每個肺泡管再連接如小球般的肺泡。肺泡組織是人體最薄的組織，可讓氣體交換，進入血液然後循環全身。

大氣中的含氧空氣，必須在鼻腔加溫、潮溼後，才送到肺部，在肺泡的上皮組織及微血管，進行氧與二氧化碳的交換，將新鮮的氧氣送到組織細胞利用，同時將二氧化碳排出體外。我們吸入的精油分子也是透過這種原理（氣體交換）進入血液循環。

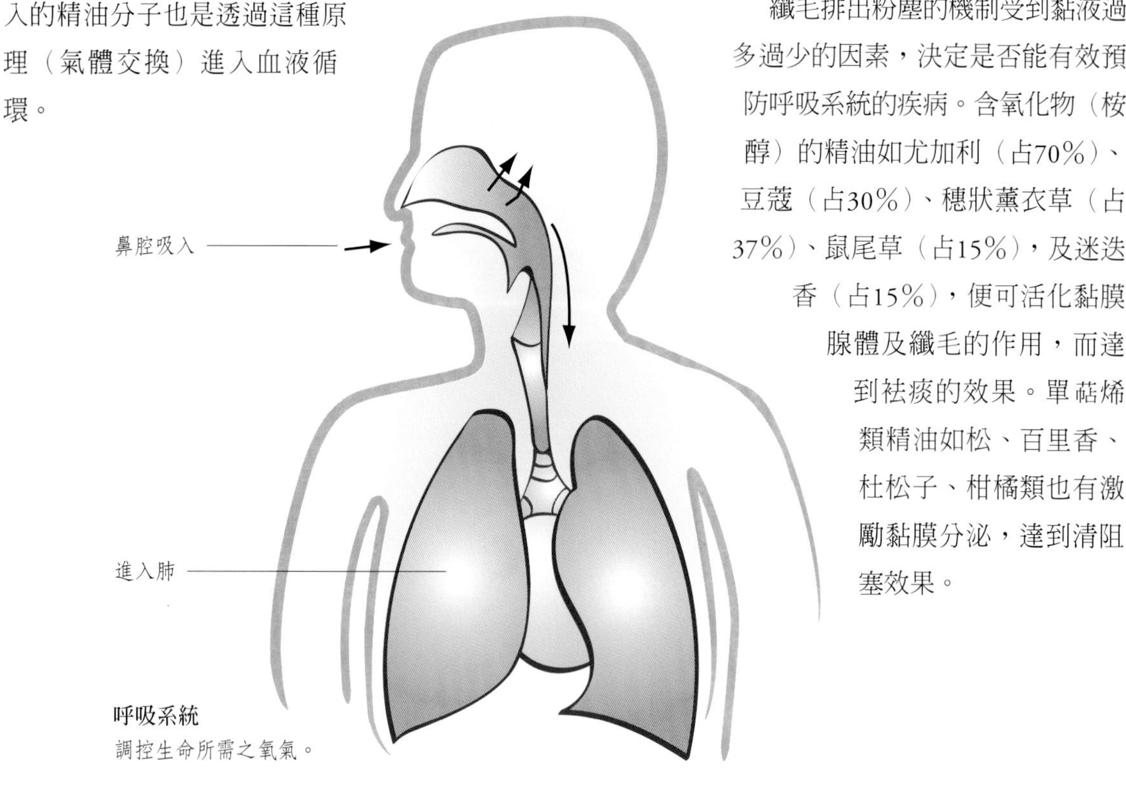

呼吸系統
調控生命所需之氧氣。

肺部的組織，如同一個潮溼的海棉組織，利於吸入氧氣，排出二氧化碳。如果空氣中含有粉塵或細小顆粒或細菌，如海棉組織的肺部必定塞滿許多垃圾，終究使肺泡受傷而減少數量，使呼吸功能變弱，而加重心臟的負荷。幸好氣管及支氣管的黏膜會分泌黏液，可以黏著粉塵，再透過上皮細包的纖毛運動，推向咽頭，最後吐出，這個經驗可以透過年終大掃除，總是會格涕出或咳出一些黏液含骯髒的灰塵。黏膜就像蒼蠅拍一樣抓住粉塵，黏液會被纖毛往上推，向電梯一樣往上推動，經由咳嗽，逐出肺部。因此咳嗽是呼吸器官的一種保護機制，一種反射動作。目的在於清除阻塵性的粉塵、細菌、顆粒或過多的黏液。

纖毛排出粉塵的機制受到黏液過多過少的因素，決定是否能有效預防呼吸系統的疾病。含氧化物（桉醇）的精油如尤加利（占70%）、豆蔻（占30%）、穗狀薰衣草（占37%）、鼠尾草（占15%），及迷迭香（占15%），便可活化黏膜腺體及纖毛的作用，而達到祛痰的效果。單萜烯類精油如松、百里香、杜松子、柑橘類也有激勵黏膜分泌，達到清阻塞效果。

精油為什麼對呼吸系統有幫助？

許多精油都可以用在呼吸道上，根據臨床經驗指出，急性症狀如感冒、咳嗽，以樹的葉子效果好。例如茶樹、尤加利、松、絲柏，葉子的藥學屬性偏向激勵、活化自體免疫機能及提高殺菌力，最適合呼吸道感染初期。

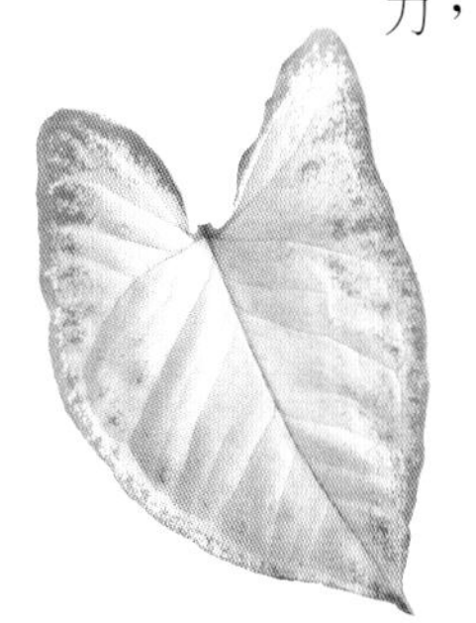

樹葉所萃取的精油可處理人的呼吸系統。

樹葉是植物的呼吸器官，用在人的呼吸器官，可不就是中醫所提的「以形補形」的原理。

若是長期慢性的呼吸系統毛病，以樹的木幹或樹脂效果爲佳。例如慢性支氣管炎，是一種長期病症，患者長期會有持續咳出透明的痰（第一等級，較不嚴重），若咳出較厚而黃綠的痰是屬於第二級且有細菌性感染現象。對於第一期輕微的慢性支氣管炎，可用白檀木、香柏木、乳香、沒藥、安息香爲主來保養，具有乾化及安撫效能。對於惡化的慢性支氣管炎，則要加入抗菌、祛痰性質的精油。

呼吸道使用精油的藥學屬性

症狀	症狀敘述	使用精油
抗菌	抗菌性精油對治感冒是一定要的，每種精油都有一定程度的抗菌力，可挑選抗菌強又親和呼吸系統的精油	百里香、尤加利、松、茶樹、西澳檀香、白千層、檸檬、牛膝草。
抗痙攣	對於氣喘患者，或百日咳或咳到有痙攣現象，都必須加入舒緩、抗痙攣效果的精油	快樂鼠尾草、薰衣草、回青橙等酯類含量較多精油；醚類含量多的精油如丁香、茴香，及香柏木、絲柏、白檀木、尤加利、牛膝草。
祛痰	透過活化纖毛運動或刺激黏膜腺體分泌	精油如松、迷迭香、杜松子、尤加利、柑橘類、黑胡椒、百里香、馬鬱蘭、野馬鬱蘭、穗狀薰衣草、辣薄荷，加上樹木的葉及木心或樹脂類精油。
免疫力精油	呼吸道，特別是鼻與口是身體向外開放，易有致病菌進入之處，運用免疫精油，可使患者自然恢復健康。	薰衣草、尤加利、茶樹、白千層、迷迭香、檸檬、白檀木非常適合提高自癒力。

使用方法則以水蒸汽吸入精油效果最好，搭配手帕嗅吸、胸背部按摩、超音波精油水氧機薰蒸，或施以熱敷，也有明顯效果。我喜歡在精油水療的同時，以熱毛巾，倒上2～3滴尤加利精油，溼敷鼻部並深深吸入肺中，袪痰及清鼻涕的效果最好，感冒也好得快。這個方法也相當適合三歲以上的幼童。另外個人的感冒偏溼寒性質，所以我會在水療時特別加入丁香或薑或黑椒椒精油，運用其溫暖滋補的效果，幫助發汗。通常在感冒初期使用，第二天感冒就好了。對付嚴重的感冒也可減輕症狀，縮短病程。

特別是慢性者的呼吸系統疾病，必須考慮其他生活因素，才能使呼吸順暢，減少發病率。

1.**減少過敏原**：了解自身的過敏原，才是最佳防治之道。所謂的接觸性過敏原有粉塵、冷空氣、塵蟎、花粉、煙，或食入性過敏原如小麥、麵粉類、魚貝類、藥物、食品添加劑、咖啡因等。

2.**情緒管理**：避免不平衡、負面的情緒。

3.**作息**：充分休息、睡眠、運動及均衡的膳食。

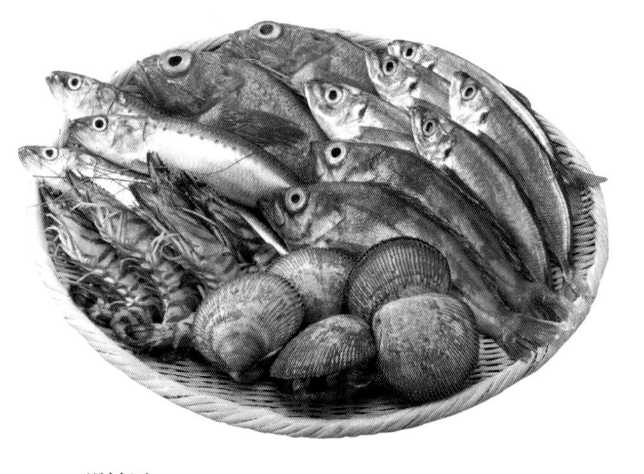

過敏原

對某些人來說，魚貝等海鮮食物屬於過敏原。

喉嚨痛

喉嚨痛為感冒初期症狀，若是早晨起來，有喉嚨出現不適感，並咳出較厚黏液，這是免疫減弱的象徵，容易感冒，此時立刻以精油漱口，可立即加強免疫及達到殺菌、抗病毒功效。若是半夜不便漱口，以純劑白檀木或茶樹塗抹在喉部，效果也看得見。

精油對策：茶樹、百里香、檸檬、白千層、乳香、白檀木、薰衣草。

使用方法：漱口、按摩。

配方：茶樹2~10滴在1杯水中，漱口並深入咽喉處，會有苦味。每日2~3次。

*補充蜂蜜檸檬汁，效果好。

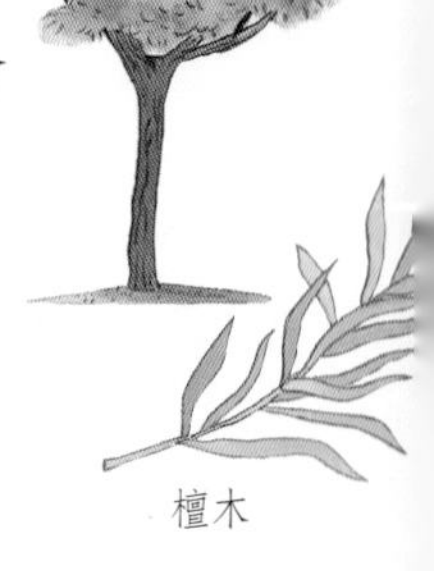

檀木

扁桃腺炎

扁桃腺的功能是受外來異物刺激而產生抗體，位在喉部的兩邊，發炎時不僅紅腫痛，可能連帶會引起頭痛、耳痛、發燒。一般多為病毒或細菌引起，特別是葡萄球菌感染發炎。

精油對策：百里香、尤加利、檸檬。

使用方法：熱蒸汽吸入、漱口。

配方：

尤加利

	尤加利	檸檬	百里香	
熱蒸汽吸入	2滴	2滴	2滴	一日2-3次
漱口	2滴	2滴	1滴	加1杯水

*免疫力低下時，最易患扁桃腺炎，對於剛手術後的病人，在醫院易引發葡萄球菌感染，用此類精油薰香殺菌、漱口保養。

練習區

了解不同程度及症狀的感冒，並挑選合宜精油及劑量以形成一個事半功倍的配方，並檢討使用法及使用頻率是否應依不同程度感冒而改變。

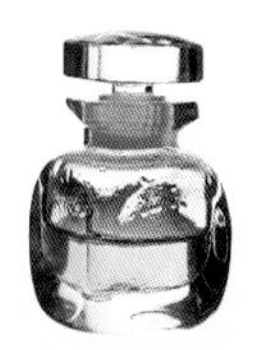

支氣管炎

支氣管呼吸道阻塞或發炎現象，伴有發燒、咳嗽、胸背、喉嚨痛，及呼吸不適。可運用抗感染、提高免疫力、鎮痙攣及袪痰精油，並應根據症狀的不同或急迫性，搭配及分配合宜劑量。

乳香

精油對策：本章描述呼吸系統用精油皆可

使用方法：熱蒸汽吸入、胸背按摩、水療

急性支氣管炎的精油配方：

	尤加利	百里香	薰衣草	按摩膠
熱蒸汽吸入	3滴	2滴	3滴	
胸背按摩	5滴	5滴	10滴	20ml

慢性支氣管炎的精油配方：

	澳洲檀香	沒藥	乳香	尤加利	按摩膠
水療	3滴	2滴	2滴	3滴	
胸背按摩	5滴	2滴	3滴	5滴	20ml

慢性支氣管炎需長期使用，應3-4周換一配方。

氣喘

因過敏原或情緒壓力或呼吸道感染，引起黏膜發炎，造成過多的黏液阻塞或細支氣管平滑肌痙攣而關閉空氣通道。避免或減少發作次數是自然的芳香療法的使用目的。急性發作時，可用抗痙攣的精油嗅吸，搭配祛痰精油。平日用來保養呼吸器官，特殊狀況發生時，可保命。建議多練習精油呼吸，鍛練肺部機能並練習放鬆身心。

絲柏

精油對策：乳香、薰衣草、快樂鼠尾草、香柏木、羅馬洋甘菊（或德國洋甘菊精油）、尤加利、絲柏…。

使用方法：手帕嗅吸、胸背按摩、精油呼吸法。

配方：

	乳香	絲柏	尤加利	甜杏仁油
手帕嗅吸	2滴	2滴	1滴	
胸部按摩	3滴	2滴	5滴	20ml

病原與免疫系統

戰備狀態的免疫系統

我們的身體正在防禦、戰鬥之中，事實上，無時無刻，一天二十四小時，身體的免疫系統就像安全防衛隊一樣在身體每一個角落巡邏著，嚴密地防衛任何入侵者。皮膚是第一道對外的防線，乾燥微酸的皮膚表面，讓入侵者——大部分微生物無法在此生存。由口中入侵的微生物，首先必須通過口腔中的唾液，唾液這個關卡，足以將某些病毒去掉活性。鼻部的黏膜分泌物，同樣具有去病毒活性的功能。陰部、消化道、呼吸道、口腔具有特殊的正常菌叢，可以抑制微生物侵襲，彼此相安無事。

免疫系統是一個複雜的機制，可確認外來物並阻止外來物的危害，免疫系統包含許多的器官（骨髓、皮膚）、腺體（胸腺）、白血球、淋巴系統、激素和心智能力，這些不同的成員，彼此之間會互相溝通，同時透過神經系統與大腦溝通，一起通力合作，扞衛身體健康。

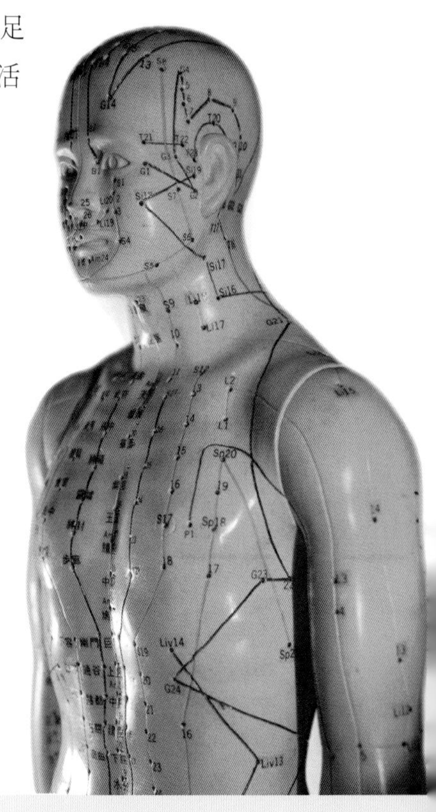

免疫系統
身體的防衛機制。

1918 全球大流感

西元1918年，是一個人們以為可以克服疾病的年代，第一次世界大戰的末期，一場可怕的流行性感冒病毒就像瘟疫一樣，橫掃全球，甚至遠及阿拉斯加的愛斯基摩部落，造成四千萬以上人口死亡。這數字遠比第一次世界大戰，使用生化、機關槍、毒氣戰所毀滅的死亡更多。全世界五分之一的人口，受到感染死亡，死亡數字之高，使得美國人在1918年的平均壽命，就下降12歲。1917年、1919年的平均壽命是51歲。

1918年，似乎有點遙遠的年代，然而在1997年，香港出現一隻身體無法辨識的新病毒，身體沒有抵抗力。差一點，一場致命的瘟疫在香港引爆。2003年，冠狀病毒引起非典型肺炎，造成有疫情的國家，生活秩序大亂，經濟衰退，甚至改變人的道德思想，揭開人類自私灰暗的一面。

1918年春天，有些人感染流行性感冒，大約3天的畏寒、發燒、酸痛，出點汗就痊癒了。然後感

數以百萬計的入侵者，透過各種機會、狀況，從擦傷到癌症，壓力到睡眠不足，高脂肪攝取到抽菸的習慣，伺機進攻，取得戰鬥的勝利。大部分是小規模的戰鬥，身體在幾日的不舒服就復原了，但是如果遇到致命性的病原菌時，後果是重病、死亡，甚至改變人類的歷史。

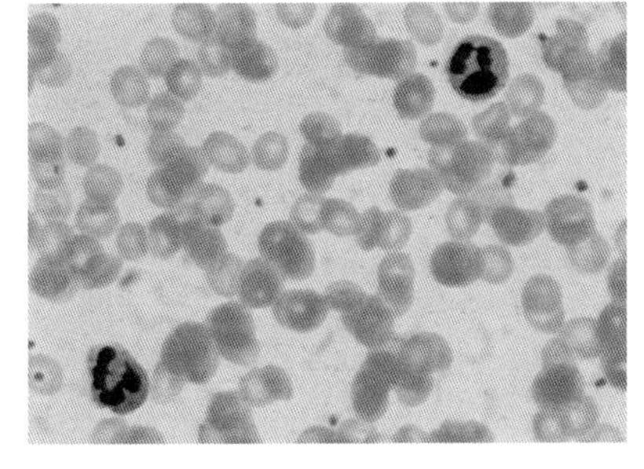

血液中的白血球是身體的免疫系統之一

致病原有哪些？

所謂的致病原，微生物學家將之分爲細菌、病毒、眞菌、原生動物及藻類。這些微生物體型小，肉眼無法看到，往往被忽略。在19世紀中期，許多人仍相信微生物是無中生有，「自然發生」，甚至相信蛇、鼠、青蛙是源自於溼地的泥土，蒼蠅是自糞堆腐敗的肉發生的，就好比以前我們也相信美猴王是仙石孕化而成的。「自然發生」學說，源自17、18世紀的醫生、神父、科學家將煮過的肉汁，倒在玻璃瓶中，長出微生物，就認爲生物是無中生有的。另一派持相反意見，則認爲生物不會無中生有。

這兩派學說的爭論，一直到微生物學家巴斯特（Louis Pasteur, 1822—1895AD）的西元1861年鵝頸瓶實驗，才得到定論。巴斯特將肉汁煮沸後倒在鵝頸瓶中，並不封閉頸口，但不會長微生物，若將肉汁暴露於空氣中，很快就長微生物。因此鵝頸瓶實驗推翻了「自然發生」說，更證明空氣中的微生物，才是使肉汁長出微生物的原因。

微生物的分布相當廣泛，能適應各種生態環境，例如高壓、高鹽、高溫、低溫、高酸、無氧，也可在宿主的體表或體內共生。一般的微生物是會受到生存環境因素而限制其種類及數量。

細菌

細菌是單細胞生物，是一個完整的生命體，可獨立進行生理、代謝、繁殖功能，並不需要宿主的環境，可分布在我們生存環境中，如土壤、空氣、水中、食物、動植物的體表、體內。大部分的細菌對我們無害，甚至可幫助人體抑制腸道

冒病毒消失了，到了秋天捲土重來，造成的衝擊，出乎預料。患者在第4、第5天，一下子就病入膏肓，臉色迅速泛青，軀體扭曲，受盡折磨，細菌大量入侵病人受損的肺臟，導致發炎，呼吸變得困難，必須奮力地將一絲絲空氣吸入肺中，痛苦不堪的咳嗽，直到帶有血絲的口沫自嘴角流出，就死了。

1918年，那場流行性感冒的來龍去脈，建議讀者親自鑑賞吉娜・科拉塔的《流行性感冒》這本書。

為什麼身體的免疫系統無法對抗如流感這樣的變種病毒？還有許多的疾病，是身體無法負荷的，例如愛滋病、伊波拉、癌症、過敏、炭疽病？當我們討論、認識免疫系統時，先從了解致病菌下手。

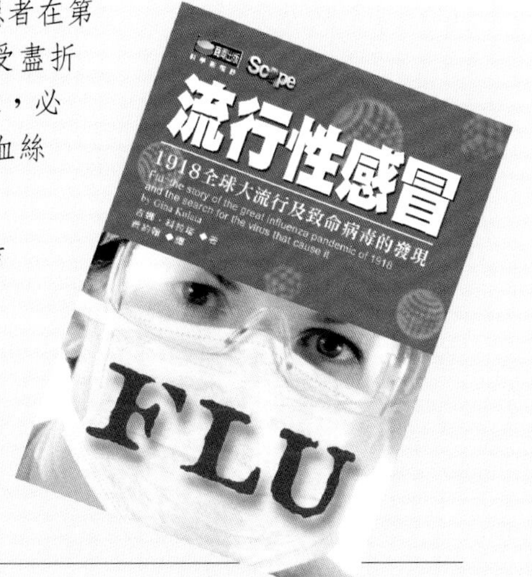

有害病菌，合成維生素，供我們利用；維持陰道的酸性環境，使壞菌不易生長。當然會使人生病的病原菌，令人不舒服、痛苦，甚至死亡。它的生長極為快速，每20分鐘分裂兩個細胞，40小時後，重量可媲美地球。幸好由於細菌的營養有限，及排泄物的堆積，使細菌的生長受到限制。當生存環境許可時，細菌的生長速度的確對人體造成莫大威脅，例如：

1.細菌的代謝排泄物(毒素)，會破壞腸部吸收水分的能力，造成下痢，或癱瘓我們的神經組織，造成類似破傷風的疾病。
2.細菌大量侵入組織如肺臟，而導致肺炎。
3.當身體的免疫機制前來消滅入侵的細菌，致使身體組織如戰場般的受損，形成膿腫。

感冒／流行性感冒

感冒或流行性感冒是由不同的病毒所引發，最好是症狀剛出現時，例如喉嚨搔癢、鼻子不適時，立刻採取對抗病毒行動。如果病毒複製到一定數量，使病情在半天到一天惡化，此時細菌就容易乘虛而入，造成更嚴重的二次感染如肺炎、支氣管炎、中耳炎、鼻竇炎。

精油對策：茶樹、尤加利、百里香、野馬鬱蘭、薰衣草、馬努卡、羅文莎葉、佛手柑、松、絲柏、澳洲檀香、香柏木

運用方法：水療、嗅吸、漱口、薰空氣殺菌

配方：

	茶樹	尤加利	佛手柑	水蒸汽
嗅吸	2滴	2滴		250 cc
漱口	2滴			一杯水
水療	4滴	4滴	2滴	
薰香	4滴	4滴	2滴	

＊ 配合營養補充如大蒜、洋蔥、維生素C攝取及充分休息以獲得最大效果。

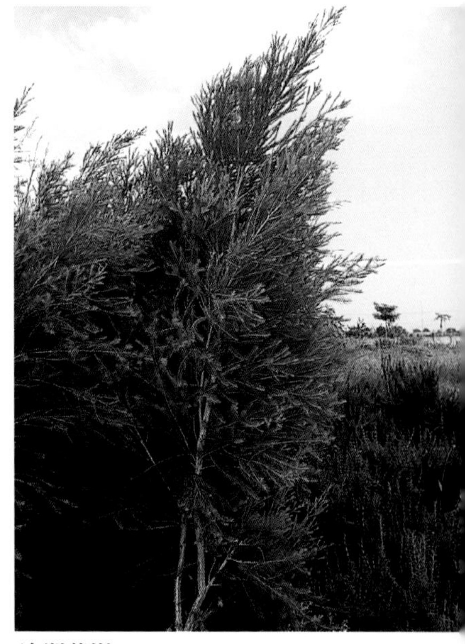

澳洲茶樹
只要0.25%的茶樹精油就有抗菌的效果了。

微生物學家可以辨識數千種的致病菌，並目展出抗生素有效地對抗病原菌，然而這些病原菌如同達爾文所談的物競天擇說，適者生存，不適淘汰的原理；不具抗藥性的細菌大量死亡，留下間及食物，讓有抗藥性的細菌大量增殖。

自1920年代起，茶樹精油即受到澳洲政府的視，近來有澳洲國家大學發表研究，指出茶樹具防治金黃色葡萄球菌的能力。而茶樹的運用，只0.25%就足夠抗菌了。0.25%也就是100ml的蒸餾調和5滴的100%純茶樹精油。瓦涅醫生曾提出的尤加利，可以殺死空氣中的70%葡萄球菌。葡球菌是食物中毒、敗血症、膀胱炎、肺炎、腦炎、心內膜炎及術後感染等元凶。在流行傳染病虐期，運用像茶樹、尤加利精油，預防感染流行或減輕病情，也可避免周圍的人受到感染。各國

常研究的抗菌功效精油，尚有佛手柑、肉桂、百里香、丁香、松樹、大蒜、樟樹。建議將此類精油運用在公共場所，如醫院，做防治流行傳染病。

病毒

病毒的體積最小，不具有一般細胞的組成，僅由一些蛋白質包裹它的ＤＮＡ，構造相當簡單，因此必須寄宿在宿主的細胞內。當病毒進入宿主的細胞，會迫使宿主細胞停止原來的生化活動，而讓細胞爲它製造病毒的後代。帶來的疾病如感冒、流行性感冒、愛滋病、水痘、小兒痲痺症、登革熱、Ｂ型肝炎、腸病毒等。有幾種病毒已發展出疫苗，例如Ｂ肝疫苗、天花、痲疹、小兒痲痺症。少數的幾種精油具有較強的抗病毒功效，特別是尤加利、茶樹、佛手柑、馬努卡，辣薄荷及羅文莎葉，這些精油，除了刺激自體免疫機制包括巨噬細胞及白血球的增生，更能有效對抗、打擊病毒。以芳香精油水療及薰蒸精油的效果最好。病毒造成的疾病，若有發炎現象，不宜進行精油按摩。因爲將精油稀釋在油中，反而減低它們的抗菌及抗病毒的效力。

念珠菌感染

精油對策：西澳檀香、佛手柑、茶樹、德國洋甘菊、薰衣草、桃金孃、迷迭香。

使用方法：灌洗、陰道塞劑。

無糖優格

配方：

	茶樹	薰衣草	德國洋甘菊	無糖優格
陰道塞劑	5滴	5滴	5滴	100ml

*以衛生棉條沾取混合精油的優格，塞入陰道中，每1～2小時換一次。

*每月再以同樣的混合精油量，與一杯水(250cc)混合，作陰道灌洗。

*口部念珠菌感染，則以兩滴茶樹於一杯水中，三餐飲後，做漱口。

*壓力引發的感染，請配合紓壓按摩、水療及薰香法。

注意事項：念珠菌感染是身體正常菌叢遭到破壞，均衡的營養、嗜乳酸菌的服用及排毒，都可幫助免疫機制的恢復。

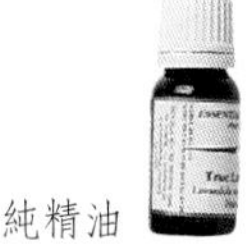

純精油

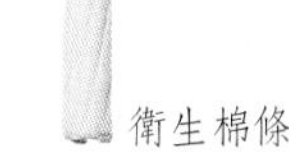

衛生棉條

在感冒的初期，症狀剛剛發生時，有流鼻水現象，就吸嗅尤加利精油；有喉嚨敏感現象，就以2-3滴茶樹在一杯水中，充分搖勻漱口，直到感覺苦味充滿口中，則喉嚨灼熱不適的感冒現象，可以獲得紓解。

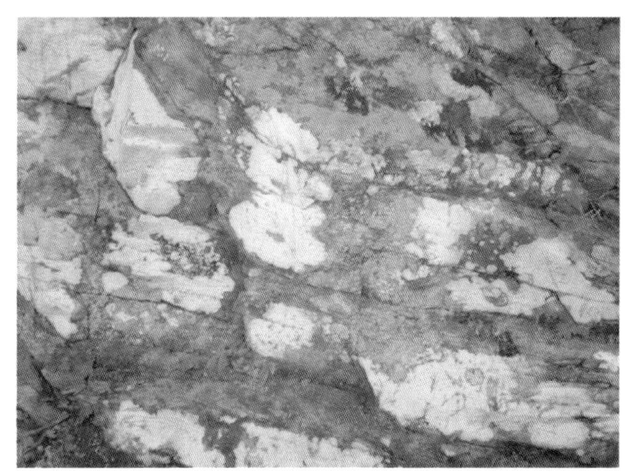

地衣 真菌的一種

眞菌

眞菌具有強大的生長及分解能力。有機物，在適合的溫度下，就會被眞菌分解，因此被喚爲「自然界的清道夫」。有些眞菌對人的日常生活關係密切，例如眞菌的酵母菌可釀酒、發酵優酪乳、麵包及饅頭；也用眞菌的黴菌發酵醬油、豆腐乳、酒麴，另外還有大型的眞菌如菇類、木耳爲我們享用。白色念珠菌是在人體的一種正常酵母菌叢。分布在口腔、消化道、呼吸道及生殖泌尿道的黏膜，在宿主健康良好下，相安無事，一旦正常菌叢受外力破壞（如抗生素、殺菌性藥物、放射線、避孕藥及壓力等），會使念珠菌伺機大量繁殖，在口中出現白色斑塊，稱之爲鵝口瘡，一般出現在免疫較弱者，如重病、癌症患者或愛滋病、新生兒等。女性在懷孕時期、產後、因體質改變，或服用抗生素藥物、職業婦女工作忙碌，壓力大者，易出現陰道的白色念珠菌。由於念珠菌會跟著血液循環游走，有時也會造成全身性的念珠菌感染。芳香精油以西澳檀香、茶樹、沒藥、百里香抗眞菌效果最好。可選擇泡澡、坐浴、局部塗抹，或灌洗的使用方法。若因壓力因素引起的念珠菌，則在療程加入放鬆身心的薰衣草、佛手柑、洋甘菊，以預防念珠菌感染反覆發生。

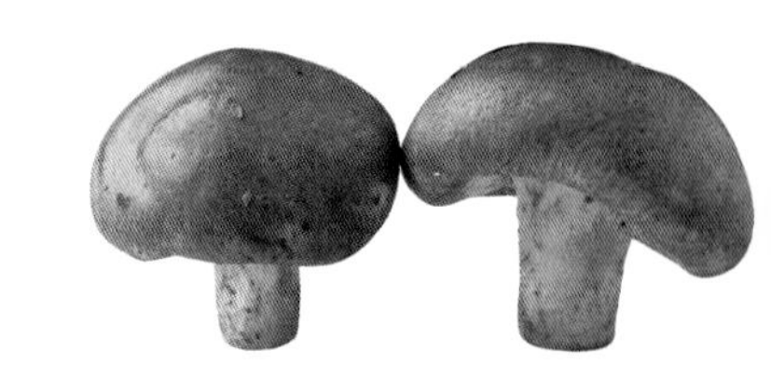
菇類　菇類是大型的真菌。

原生動物

原生動物大多以胞噬作用補食的單細胞動物，例如變形蟲細胞，吞食有機體的碎屑及體型較小的微生物如藻類、細菌等，甚至可以影響自然界中細菌數目的多寡。分布廣泛，特別偏好在土壤、海水及淡水中。在許多開發中及落後國家，仍然受到部分病原生物的影響，如瘧疾、阿

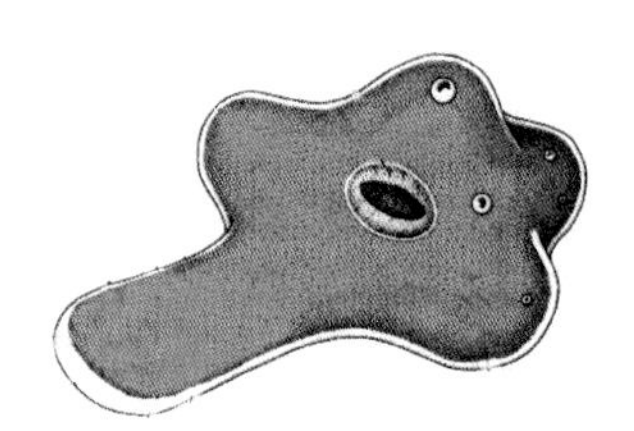
變形蟲細胞

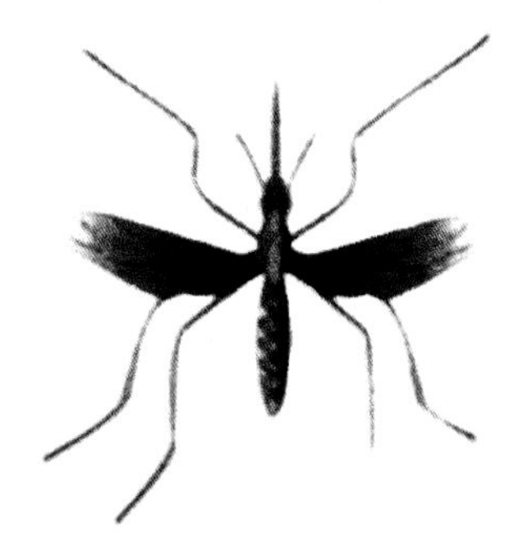
蚊子
瘧疾的宿主。

消毒殺菌

精油對策：佛手柑、茶樹、丁香、肉桂、尤加利、檸檬、檸檬草、松、迷迭香、茶樹、百里香、西澳檀香、岩蘭草、薰衣草、洋甘菊。

使用方法：空氣殺菌（噴劑、薰香）、水療、按摩。

配方：

	茶樹	辣薄荷	尤加利	蒸餾水
噴劑	8滴	6滴	6滴	100cc
薰香	3滴	3滴	2滴	
傷口噴劑	5滴			100cc

＊精油不僅抗菌，更要利用它支援免疫系統特質，改善個案體質。同時代謝廢物、毒素，以免廢物提供細菌營養，而讓毒素毒害細胞、組織。

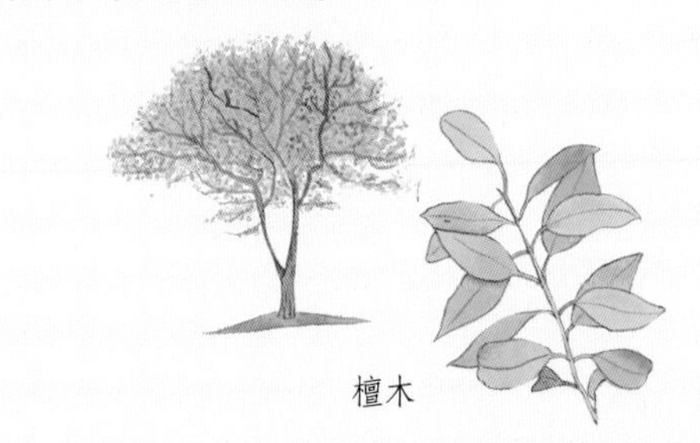
檀木

米巴性痢疾。瘧疾的宿主是一種特殊的蚊子，當蚊子叮咬人類皮膚時，蚊子的唾液因而進入人體，促使血液局部凝結，破壞紅血球，據1990年的統計，全球約一百萬人因感染瘧疾而死亡。

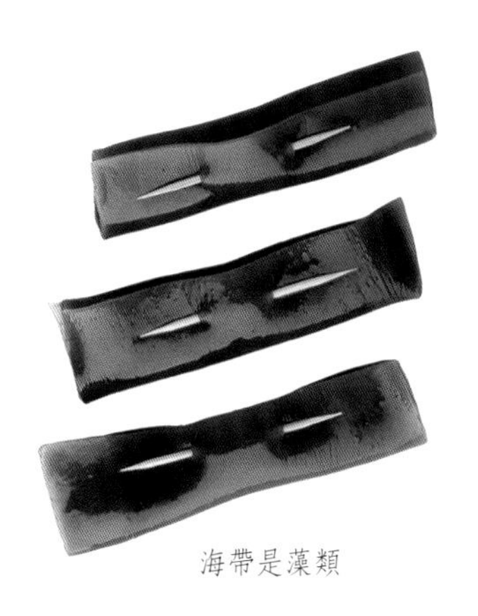

海帶是藻類

藻類

藻類具有葉綠素，可進行光合作用，生活在潮溼的泥土、樹木，更多在水中。有些藻類可供人們直接食用，或可萃取藻膠，添加在冰淇淋。矽藻體內含有高量油質，死亡後，埋入地底中，經過地質化後，逐漸形成石油。渦鞭毛藻含有對人毒性強的神經性毒素，在河口大量繁殖後，貝類可吃食這藻類，對貝類無害，但渦鞭毛藻的毒性累積在貝類體內。當人們吃食了受污染的貝類，就會發生食物中毒，甚至因而死亡，「西施舌」中毒事件，就是渦鞭毛藻引發的禍。

發炎

典型的發炎症狀是紅腫熱痛，在發炎的同時，身體也發動自癒機制，當自癒力變弱或稍慢時，會導致慢性發炎，例如慢性支氣管炎，鼻竇炎、腸炎、骨炎、肝炎、皮膚炎、關節炎。

丁香

精油對策：德國洋甘菊、西澳檀香、丁香、肉桂、薑、薰衣草、百里香、西洋蓍草、永久花

運用方法：水療、局部按摩（肝、腎），全身按摩（血液、淋巴循環）

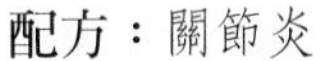

配方：關節炎

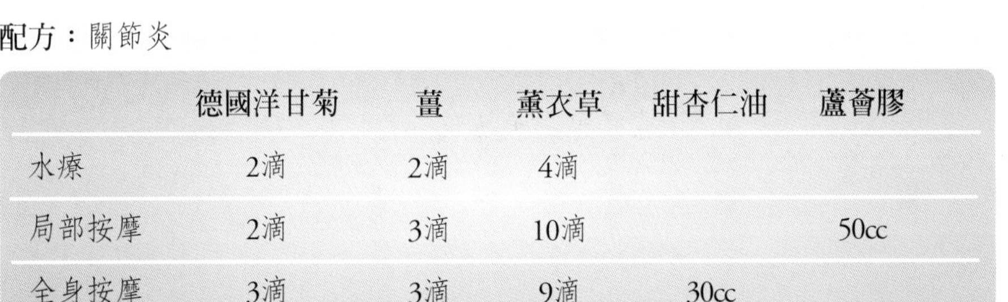

	德國洋甘菊	薑	薰衣草	甜杏仁油	蘆薈膠
水療	2滴	2滴	4滴		
局部按摩	2滴	3滴	10滴		50cc
全身按摩	3滴	3滴	9滴	30cc	

*丁香、肉桂、百里香，易使皮膚發紅、熱、刺、痛，可鬆動發炎物質如尿酸或毒性物質沉積，促使循環變好，代謝提高，宜低劑量小心使用。

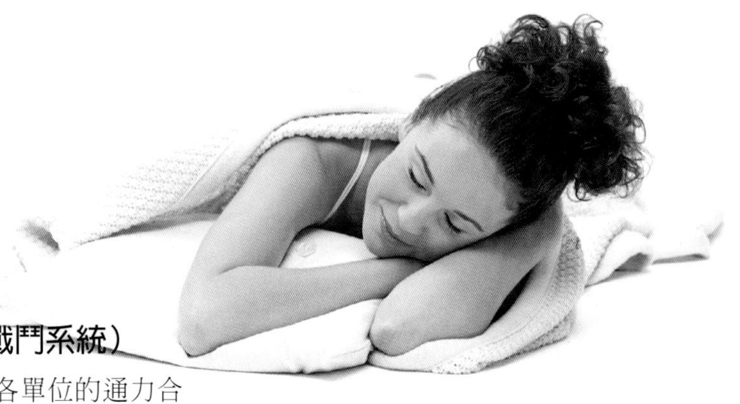

睡眠品質的好壞影響免疫能力

免疫機制（身體的防衛、戰鬥系統）

發揮免疫系統的機制要靠各單位的通力合作，在整個防衛、戰鬥的主要攻擊士兵是淋巴球，它是一種白血球，在骨髓裡產生，有半數以上還會到胸腺接受進一步的教育而成熟，稱之為T細胞。平常就在血液及淋巴液游走，一旦發現入侵病原菌，則T細胞會「發動攻擊」引導B淋巴球加入戰場及同時具有「停止攻擊」等。B淋巴球自骨髓產生發育成熟後，就在血液及淋巴液中待命，接到T細胞中的幫助者（helper T cell）的訊息，即產生抗體，使抗體與抗原（病原菌）中和（抓住），使病原菌較易被其他免疫淋巴球打敗。當戰鬥後留下的細胞，例如入侵者的殘渣、腫瘤細胞、死掉的血球，便由巨噬細胞清掃、回收、吃掉。這些免疫細胞與大腦聯絡，主要依賴淋巴球激素的化學物質及淋巴球上的神經傳導接受器，可與其他淋巴細胞及神經系統連絡對話，要求支援及通力合作，選擇戰鬥或停止戰鬥。如果生活壓力大，迫使神經系統緊繃，造成免疫系統失去平衡，使免疫細胞反應過慢或過於激烈。反應過慢或不足，造成感染，例如感冒、流行性感冒、疱疹、念珠菌感染等；反應過於激烈，很容易引起過敏，若是刺激物來自體內，例如怒氣、憂鬱等負面情緒，則可能造成自體免疫系統疾病，如風溼性關節炎，紅斑性狼瘡，甚至癌症。

過敏

對藥物、化妝品、花粉、塵蟎、食物或添加劑出現過敏現象

精油對策：德國洋甘菊、薰衣草、永久花、西洋蓍草。

使用方法：精油水療、紓壓按摩、局部塗抹。

配方：

	德國洋甘菊	薰衣草	蘆薈膠	甜杏仁油
局部塗抹	10滴		50ml	
盆浴		6-8滴或更少		
局部塗抹	2滴	8滴		30cc

＊若小範圍的過敏現象，則以局部塗抹即可。
＊若全身性的過敏，則以全身浸泡在溫水中（38℃以下）及搭配稍低劑量的按摩油做全身性的紓壓放鬆按摩。
＊找出過敏原，並減少與過敏原的接觸，是最重要的防治之道。

杏仁

除了壓力以外，影響免疫發揮正常機能的，尚有以下因素……

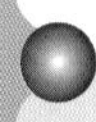

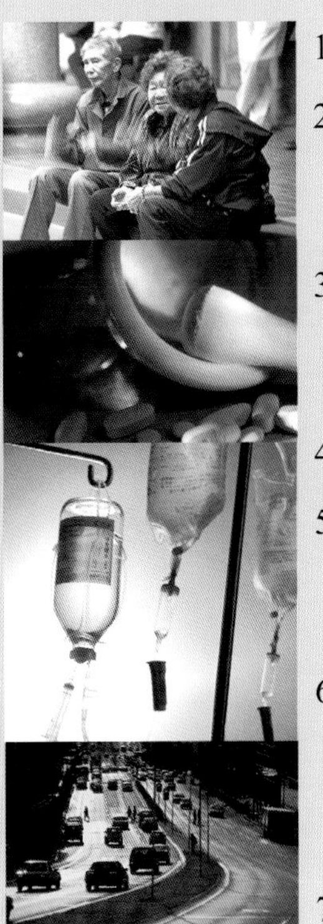

1.**老化**：年齡遞增，則胸腺及T細胞的功能遞減。

2.**飲食**：營養不均衡，例如缺乏維他命B群、A、C、E、必需脂肪酸、蛋白質、鋅、硒或攝取過高的脂肪、糖、酒精、咖啡因，使免疫失去平衡。

3.**藥物**：迷幻藥或處方箋合法的藥物如抗生素、類固醇、胰島素、腎上腺素、抗憂鬱劑、消炎藥、鎮靜劑等都可能會使免疫功能低落。

4.**醫療**：手術、X光放射或癌症的化療都會抑制免疫功能。

5.**環境污染**：環境污染直接存在於空氣、土壤、水中；間接存在於食物、清潔用品、飲料，引起體內重金屬污染過高。都會抑制免疫機能，甚至引起癌症。

6.**抽菸及自由基**：吸入有害物質，例如香菸、車輛廢氣等，身體會產生有害物質，稱為自由基。自由基會和身體的分子配對，因此破壞原來的DNA(有點類似病毒的作用)，創造出更多的自由基，引起老化、或慢性病的連鎖出現。

7.**睡眠品質**：睡眠不足或睡眠品質不良會抑制免疫細胞的製造。

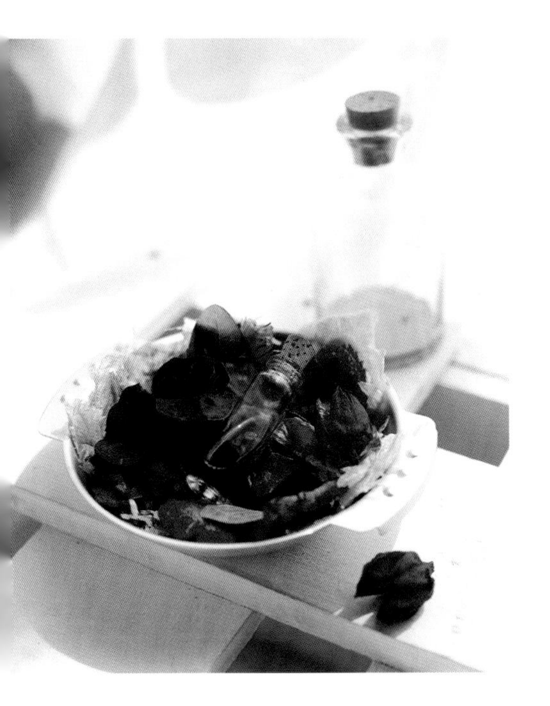

以上許多對免疫系統發生負面影響的狀況或物質，大部分是可控制的，除了老化以外。美國史丹佛大學Dr. David Spiegel，一位心靈及行爲科學教授，針對乳癌患者設計「放鬆技巧」課程，長達10年的研究發現，早期接受放鬆療程，可使癌症患者生存率是未接受放鬆療程的兩倍。

因此**芳香療法的精油**不僅可以抑制病原菌，更可以提高自體免疫機能，強化人體的自癒力。**芳香療法按摩**可以幫助身體與心靈重新合一，提供更深度的放鬆效果。

芳療與淋巴排毒

淋巴排毒的觀念

淋巴系統對自然療法相當重要，主要扮演三個角色：(1)過濾並排除體內廢物、廢水及有毒物質的機制；(2)是免疫系統的重要組成分子之一，淋巴結藏有巨噬細胞，以備吞噬未來入侵的病原菌如細菌、病毒、真菌等，並且擔任製造淋巴細胞及產生抗體；(3)也負責小部分的脂溶性營養物質吸收，並送到肝臟來儲存及利用。

淋巴系統有哪些單位？

淋巴系統主要有淋巴毛細管、淋巴管、淋巴結、脾臟、胸腺，及扁桃腺，其中後二者與淋巴的免疫功能較有關。脾臟是一個淋巴組織，具有類似淋巴結的功能，處理老廢物質如血球，包括紅血球、白血球、血小板及一些微生物，同時也可製造淋巴球，並產生抗體。其他淋巴結，遍佈身體，約有600～700個，如同淨化水質的過濾器，使淋巴液回到血液之前，通過一些淋巴結，讓淋巴液中的有毒物質如微生物、腫瘤細胞、老死或受損細胞，盡可能在淋巴結過濾掉，若一個淋巴結不足以完成全部的工作，則下一個淋巴結會繼續處理，有毒物質一般要經過8～10個淋巴結，才會進入血液循環。若淋巴結處理微生物不完全時，會引起該淋巴結發炎或腫脹的症狀。

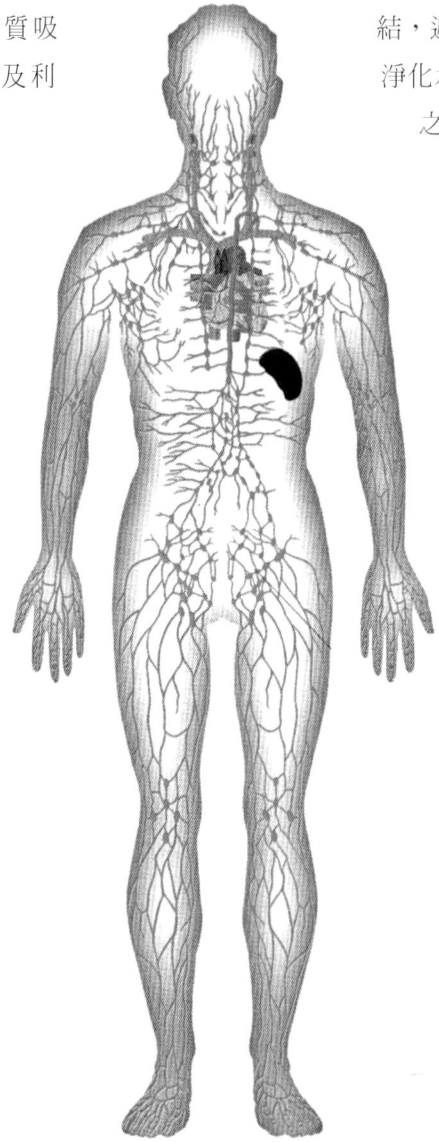

淋巴系統
擔任免疫機制，也處理人體的廢棄物。

淋巴與血液循環的示意圖

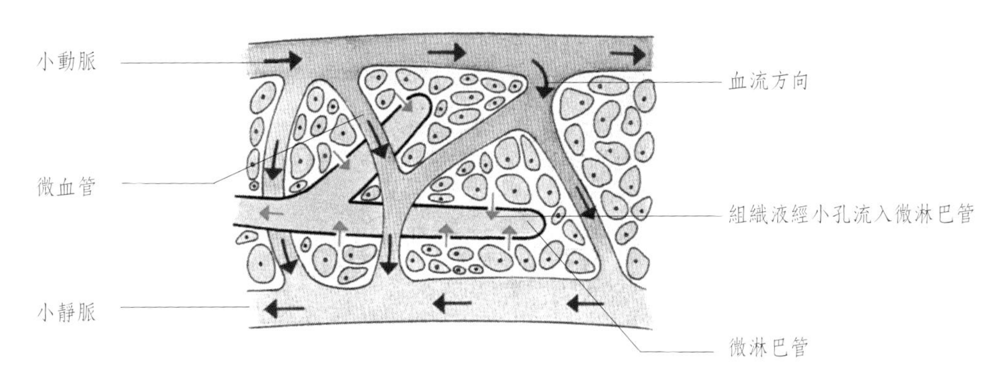

淋巴毛細管是尾端沒有開口的管子，構造類似微血管，組織間質液及廢物在此較容易進入淋巴毛細管。淋巴毛細管聚集起來，就形成較大的淋巴管。胸管是一個膨大的淋巴管，起於乳糜池，負責引流下肢、骨盆、腹腔、左胸腔、頭、頸及左臂的淋巴液，在左下鎖骨靜脈回到血液循環；來自右胸、頭、頸及右臂的淋巴液，透過右淋巴管進入右下鎖骨靜脈。

當淋巴循環代謝能力失調或負擔過重時，直接影響到體內廢棄物質無法有效移除，促使肝臟解毒負擔增加，使肝臟工作過度，造成身體疼痛、缺乏活力、疲勞、感染及各種疾病產生。

淋巴水腫

易發生在下肢、腳踝、膝後、腹股溝，若是因感染引起，易引起腫脹，伴有發燒、紅腫。淋巴引流按摩並搭配精油冷敷，可減輕症狀。發燒時不宜按摩，改以輕撫的「引流」法來塗抹精油。

杜松子

精油對策：杜松子、茴香、絲柏、胡蘿蔔種籽、洋甘菊、檸檬

配方：

	杜松子	檸檬	茴香	水	甜杏仁油
按摩	7滴	4滴	4滴		30ml
冷敷	3滴	2滴	2滴	1公升	

淋巴循環使用精油的藥學屬性

症狀	描述	對應精油	其他考慮
利尿劑	刺激腎臟排尿，達到排毒的作用	如茴香、杜松子、絲柏、檸檬、葡萄柚、橘子、紅柑、葡萄柚、甜橙	淋巴循環的調理，最好 時檢視其他影響因子， 且認真執行健康方案， 可事半功倍： 1. 均衡飲食，減少攝食 脂、高甜及鹽，每日五 果。 2. 有氧運動，提高肌耐 及血液循環。 3. 充足睡眠，使全身各 官有足夠的休息，不致 勞。 4. 呼吸練習，提高細胞 氣量，同時練習呼吸肌 收縮。 5. 姿勢良好，改善血液 環，並維護良好肌肉 作，不致過勞，影響淋 循環。 6.少吃精製食物，及酒 煙、咖啡、藥物，以免 加淋巴循環負擔。
刺激組織液及淋巴液循環		杜松子、迷迭香、辣薄荷、甜橙、紅柑、葡萄柚、萊姆。其中以辣薄荷效果最好	
刺激血液循環		同時刺激淋巴循環有黑胡椒、薑、迷迭香。	
淨化血液/消炎		歐白芷、胡蘿蔔種籽、德國甘菊、杜松子、茴香、檸檬、迷迭香、薰衣草、天竺葵	
刺激白血球增生	白血球的增生，有助於身體的防衛機制，抑制微生物在身體內的複製，同時去膿腫，讓復原過程加速	檸檬、茶樹、百里香、薰衣草、佛手柑、迷迭香	
抑制病原菌如細菌、病毒、真菌	精油都有消毒殺菌的功能	某些精油殺菌的效用較強，如丁香、百里香、肉桂、茶樹、尤加利、薰衣草、檸檬、辣薄荷、白檀木等。	

芳香療法重視淋巴循環的過濾廢物的功能，發展出獨特的按摩手法，並搭配合宜精油，讓淋巴循環效率提高，有效疏通廢物及毒素後，可減少血液循環中毒情形，避免細胞、組織及器官受到毒害或壓迫，可根本減輕肝臟解毒的負擔，具有積極改善健康，特別是處理慢性病，例如關節炎、酸痛、疲勞、橘皮組織、淋巴水腫等症狀。

芳香精油搭配芳療按摩可以幫助改善淋巴循環功能，對淋巴水腫可明顯、快速改善症狀。一周進行一次專業按摩，自己每周2-5次DIY進行按摩、精油浴或刷油浴，更能改善長期淋巴循環不良所引起的不適。

蜂窩組織（橘皮組織）

一般是發生在女性的腿部、手臂，且不限於肥胖女性。主要原因是女人的皮下脂肪組織與男人不同，女人的皮下脂肪組織像是「獨立筒」彈簧，若脂肪變大，或表皮膚變薄，則脂肪便會一塊塊突起，像是橘子表皮一樣。另外身體會以水包裹或稀釋毒素的機制，預防身體中毒，因此在脂肪細胞四周會有變硬的廢水及毒素包裹，導致脂肪細胞向皮膚表層擠推。

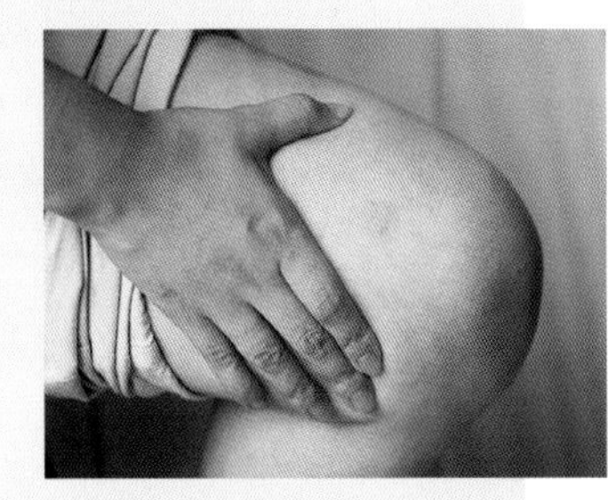
橘皮組織好發在女性的腿部

精油對策：杜松子、茴香、檸檬、迷迭香、絲柏、薑、黑胡椒、柑橘、天竺葵。

使用方法：刷油浴、水療、按摩

配方：

	檸檬	杜松子	茴香	天竺葵	瀉利鹽	杏桃仁
水療	2滴	3滴	2滴	3滴	1/2杯	
刷油按摩	3滴	4滴	3滴	4滴		30ml

PS：瀉利鹽可幫助皮膚表面血液循環，恢復PH值，排除毒素。

練習區

親自體會足部腫脹時，以精油作足浴及淋巴按摩後的效果。

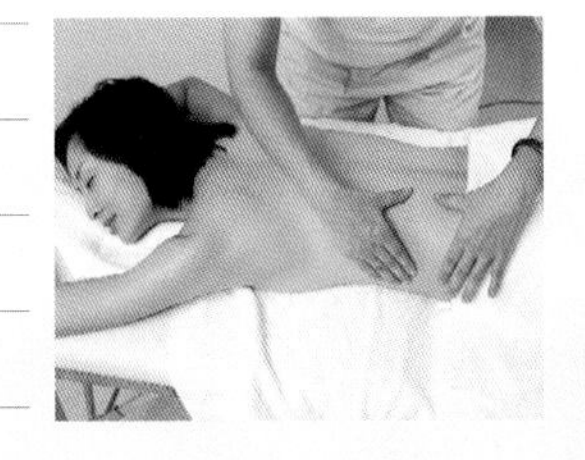

芳療與血液循環

血液循環由心臟、血液及血管所組成。血液循環透過心臟的搏動及與各組織器官的共振，將血液運送到各器官的組織細胞中。每一個細胞必須自血液中獲得足夠的營養收到化學訊息及氧氣，也必須透過血液循環，將細胞化學反應後的代謝廢物如二氧化碳、尿酸、乳酸排出，廢物若沒有及時排出，組織會受到毒害，慢慢的會使其功能失調，而疾病叢生。因此，血液循環是一個輸送營養物質、廢物及訊息(荷爾蒙透過血液循環傳遞)的工具，擔任「貨」暢其流的樞紐。

當人體血液循環功能變差時，會有一個惡化的過程：癢→酸→痛→麻→木。這感覺雖說來自神經，但根本的問題在於組織缺氧。刺激局部，可助血行恢復。若問題不是血行不良而是其他因素，如營養不良、貧血，則必須自其因下手調理。西方國家約有2／3的疾病與血液循環不良有關，例如心臟病、腦血管病、肺炎（肺循環差）、糖尿病（胰島小體循環不良），支氣管炎、敗血症都與血液循環有關。

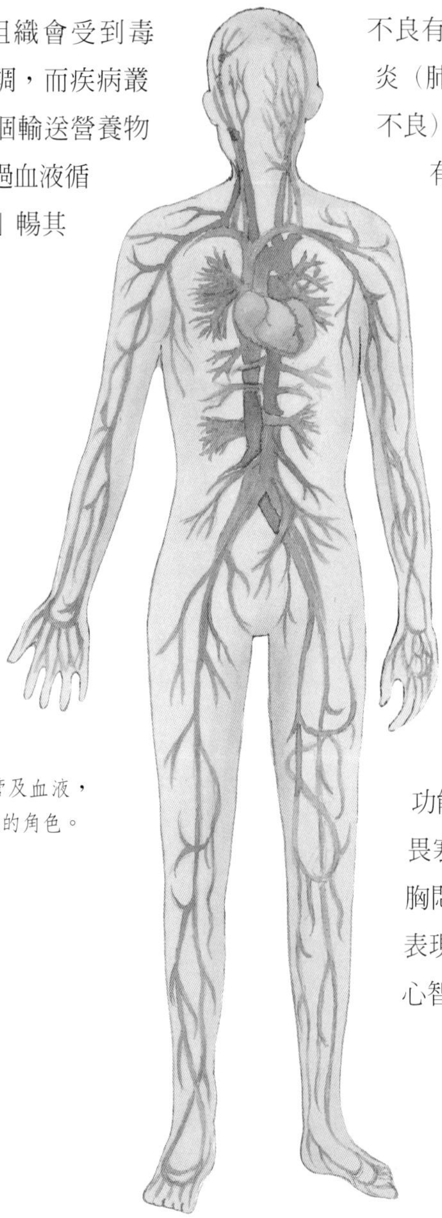

血液循環的疾病需要專業的診斷與醫治，而透過芳香療法則能有效地提供預防及改善血液循環疾病。

血液循環
包括了心臟、血管及血液，負責「貨」暢其流的角色。

心

心對於身體的重要性就如太陽的溫暖及光能滋養大地萬物一樣。心更是心靈之所在，掌控意識、感覺及情緒的中心。驚嚇、悲傷或過度的嬉樂都會影響心之功能，表現在外的是血行失調，例如畏寒、不流汗、手足麻、血壓異常、胸悶、噁心、腰酸背痛及肩頸酸痛。表現在內是六神無主、健忘、多夢、心智不明、易受感動、行為失常等。

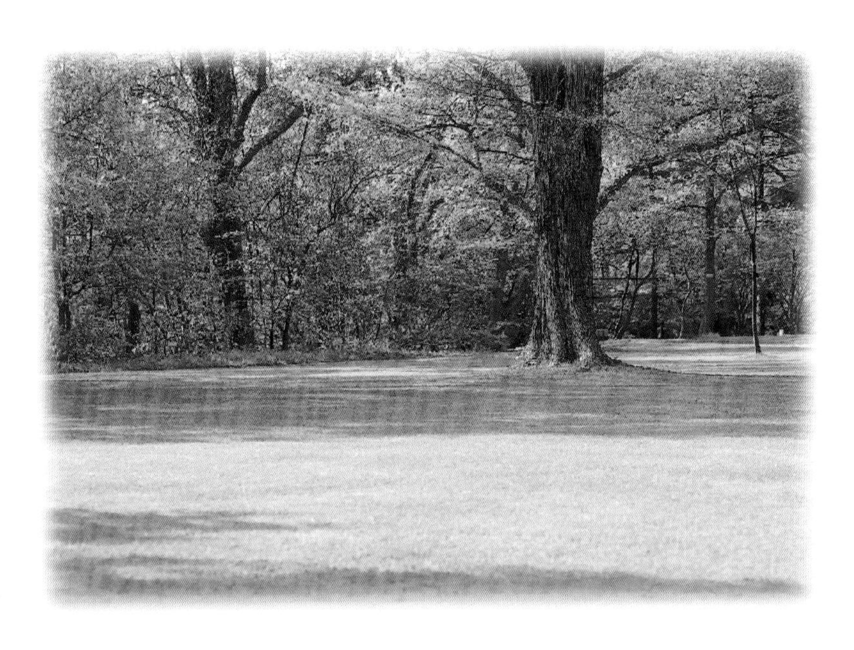

血液

血液分成兩部分：45%是由定型成分，也就是紅血球、白血球、血小板組成；55%是由血漿組成，血漿可再細分爲93%的水、1%的鹽類、6%的纖維蛋白原、凝血因子、免疫球蛋白、白蛋白。血漿冷凍乾燥後或萃取血漿中的白蛋白可製成輸血的原料。鹽類主要的內容有食物、電解質、二氧化碳、調節物質等。身體所需要的營養、氧氣、部分二氧化碳透過血液的紅血球輸送，紅血球具有不同的抗原，將血液分別爲A型、B型、O型、AB型。白血球負責吞噬侵入體內的異物及免疫反應。血小板的凝血作用可抑制身體受外力破壞的傷口流血，但大的傷口或動脈出血，仍需以人力進一步止血包紮。

血管

血管可分爲動脈、小動脈、微血管、小靜脈及靜脈。動脈把心臟的血液傳送到身體各處的器官內；靜脈負責將血液引流回心臟，血液回流主要是透過靜脈的平滑肌收縮、靜脈周邊骨骼肌收縮及呼吸泵作用，幫助靜脈血回流至心臟，靜脈具有靜脈瓣膜的特殊結構，可阻止血液回流；微血管的功能是進行營養交換及代謝終產物。

靜脈曲張

精油對策：絲柏、檸檬、天竺葵、杜松子、迷迭香

使用方法：按摩、精油乳塗抹

操作注意：按摩力道應輕柔，朝心臟方向按摩，靜脈曲張的預防勝於治療，易發生在懷孕時期，體重過重、久站、靜脈或靜脈瓣機能失調或循環不良時，以腿部較表淺的藍色靜脈浮出，致使外觀不雅，還伴隨疼痛，造成不易走遠路、腿酸、不耐站、易抽筋及疲勞的不適。芳香療法著重在血行的改善，同時強化靜脈平滑肌及靜脈的彈性。絲柏是最佳的選擇，然而靜脈曲張的防治需要長時間進行，因此最好可以每2至3周換一主題配方。例如迷迭香或天竺葵為主，杜松子、檸檬、薰衣草為輔。

天竺葵

配方：

	絲柏	檸檬	天竺葵	芝麻油	植物乳
精油乳	12滴	6滴	7滴		50ml
按摩	7滴	4滴	4滴	30ml	

許多研究顯示，生活方式是促成血循疾病的主要因子，包括壓力、飲食不當及運動不足。抽菸、飲酒、攝取過量的脂肪、咖啡、茶、精緻加工食物都提高了心血管生病的可能性。壓力會導致呼吸加快、變淺、流汗、胃緊縮、肩膀肌肉緊繃、背痛、頭痛、血壓上升、免疫力下降、失眠等。經常性的壓力會使健康變差、惡化，導致疾病如高血壓、中風、冠狀動脈心臟病、潰瘍、偏頭痛、癌症、過敏症、氣喘病、花粉熱、風濕性關節炎、背痛等。

輔助醫療的芳香療法

在心血管手術前後或開刀前後，使用橙花或茶樹精油，對安撫病人術前術後的緊張或焦慮情況，效果最好。橙花精油可以紓壓及提振神經系統，改善術前緊張情緒導致胸悶或疑似心律不整的不適，抗痙攣的橙花能幫助穩定心肌收縮，促進好眠。

橙花

運用芳香療法紓壓或掃除累積在體內的壓力，甚至提高抗壓的能力，以預防血循及其他疾病的生成。

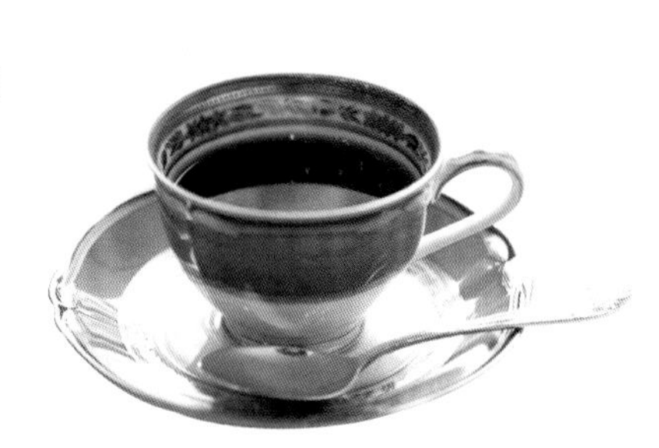
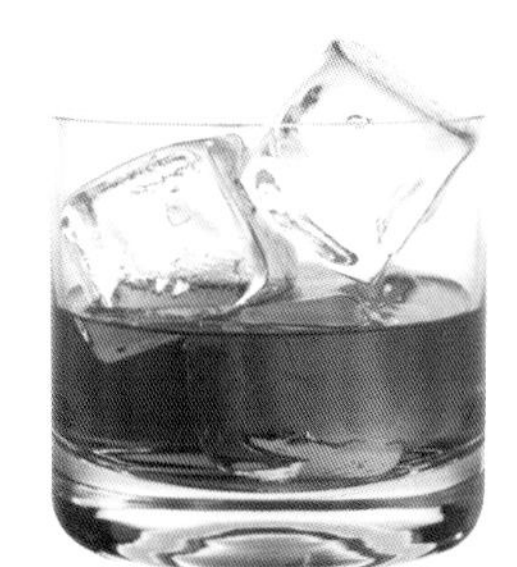

攝取過量的咖啡、脂肪、酒精，均提高心血管疾病的可能性。

凍瘡

精油對策：黑胡椒、薑、肉桂、丁香、豆蔻、迷迭香、馬鬱蘭、檸檬

使用方法：精油水療、按摩、溫敷

操作注意：促進循環的精油如肉桂，易使皮膚發紅或灼傷，應小心使用或與保溼蜜等量調和後，再進行水療或溫敷。在寒冷的情況下，四肢血液循環不良，易引起手指、腳指、甚至腳背的腫脹，呈藍紫色，造成凍瘡。在沒有破皮出血，症狀剛出現時，以2.5%的按摩精油作局部按摩，可促進血行、止痛、止癢，按摩前後搭配溫水及溫敷，效果加倍，一日進行2～3次。

配方：

	迷迭香	馬鬱蘭	薑	芝麻油
精油水療	4滴	2滴	2滴	
按摩	8滴	3滴	4滴	30ml
溫敷	2滴	1滴	1滴	200ml 溫水

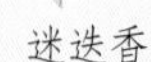
迷迭香

下肢水腫

精油對策：絲柏、檸檬及其他柑橘類精油、天竺葵、杜松子、迷迭香、茴香、胡蘿蔔種籽油

使用方法：按摩、精油水療

操作注意：以溫水（低於39℃）進行水療，往心臟的方向按摩。特別指的是暫時性的水腫，例如因長期站立或坐（長途飛行），導致小腿及腳踝腫脹，有酸麻感，月經前或懷孕時期，甚至腎機能、淋巴代謝機能失調、過敏反應都可能引起水腫的症狀。若是因廢物累積體內，引起的淋巴水腫，可運用排毒精油及胡蘿蔔種籽油、茴香、杜松子、檸檬。再搭配可刺激淋巴代謝的精油如柑橘類，配合水療法及按摩法。降低鹽的攝取，特別是在坐月子時期，可預防水分滯留問題。

配方：

	檸檬	茴香	杜松子	絲柏	杏桃仁油
盆浴水療	2滴	2滴	3滴	3滴	
按摩	3滴	3滴	4滴	4滴	30ml

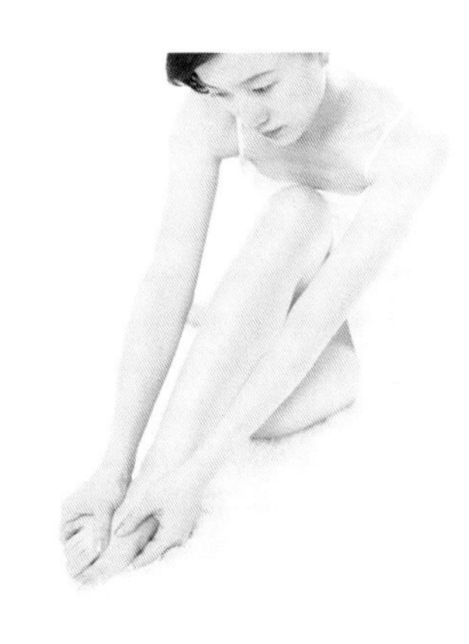

腳踝腫脹
因血循不好引起的腫脹，可用按摩來舒緩不適。

心悸

精油對策：橙花、薰衣草、香水樹、玫瑰、香蜂草、茉莉

使用方法：按摩、精油嗅吸

香蜂草

配方：

	薰衣草	橙花	甜杏仁油
手帕嗅吸	1滴	1滴	
按摩	7滴	8滴	30ml
薰香	4滴	4滴	

練習區

花水DIY，取5滴橙花，與100cc的海洋深層水混合，體驗紓壓利心的效果。

芳療與皮膚保養

皮膚毛髮的構造

皮膚是由表皮及眞皮所組成。表皮具有4種細胞層，由上而下是角質層、顆粒層、有棘層、基底層。在手掌及腳掌有5種細胞層，在角質層之下是透明層。

基底層與有棘層合稱爲生發層，是角質細胞生成的位置，健康的皮膚需要約3～4周將新生的角質細胞推向角質層。漸漸脫離眞皮層的血液供應會退化死亡。老化的影響使新生細胞周期變長，有時需要6～7周或更久。這一層也含有黑色素細胞。可被紫外線活化，而形成黑斑或古銅色膚色。角質層含有排列25～30層的扁平角蛋白。皮膚可預防體內水分散失，並抗光、熱、與細菌，由微酸性保護膜來擔任，包括角質的脂質及皮脂腺分泌的油脂及自然保溼因子。

皮膚 人體的第一道物理性防衛線。

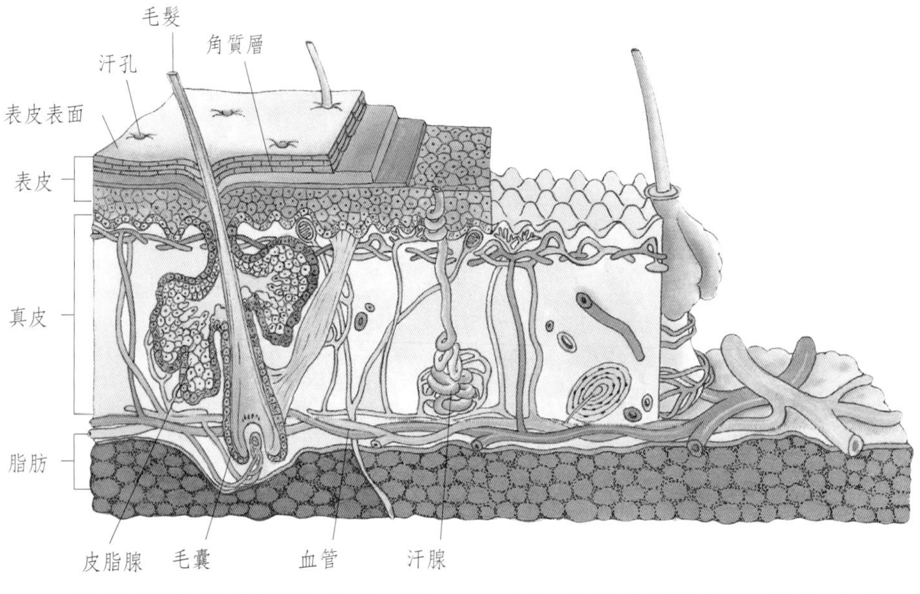

眞皮層由膠原纖維及彈性纖維的結締組織所組成，給予皮膚伸展性及彈性。在懷孕或發胖、水腫的情況下，就看出皮膚的伸展性。彈性是指伸展或收縮後能回復原狀的能力。長期的推拉捏，易使彈性疲乏，影響皮膚的彈性，因此必須避免過度的不正確按摩、推擠皮膚。眞皮層的結締組織主要由胺基酸，特別是玻尿酸構成，維持眞皮層的水分及組織的緊密度。眞皮層內部主要有血管、淋巴管、神經、毛囊、皮脂腺、汗腺等組織器官。

每一毛囊接近基底層位置有一皮脂腺，分泌油脂，組成油脂的主要成分是脂肪酸（主成分是棕櫚酸、油酸）、三酸甘油、蠟質、膽固醇、角鯊烯、維生素E及其他脂溶性維生素。皮脂腺的油脂決定了皮膚的類型，若油脂分泌適量、皮膚質地柔潤、光滑、細緻、有彈性，則爲正常性肌膚。若油脂分泌量多，油光滿面、毛孔粗大、常有粉刺、青春痘，則爲油性肌膚。若油脂分泌不足，肌膚看起來細緻，但眼部、唇部周圍有點乾燥，甚至有細紋，則爲乾性肌膚。若額部、鼻頭、下巴略油，常有粉刺，但兩頰稍乾，甚至有緊繃或小斑點，則爲混合性肌膚。

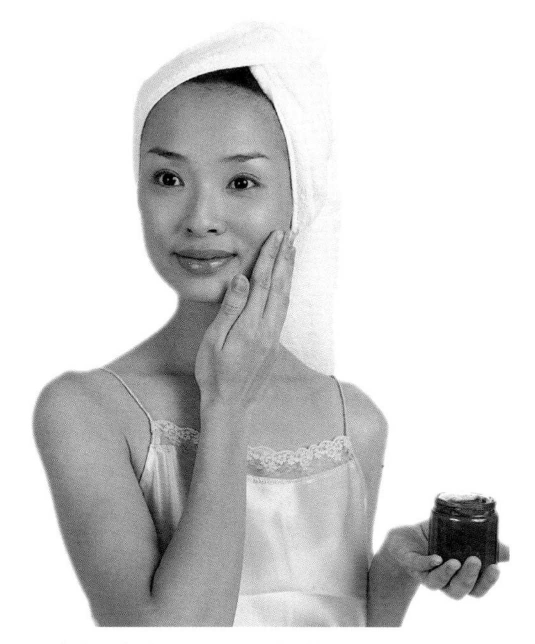

皮膚的保養重點之一，是維持弱酸性的存在。

汗腺直接開口在表皮的角質層上，汗腺分泌汗液以調節體溫，同時排出廢物。並且與皮脂一起形成弱酸性的保護膜（PH4.5~PH6）。

認識你的皮膚

皮膚是身體的最大器官，總重量約占體重的16%，表面積約爲兩平方公尺，厚度1.2公厘，眼瞼是0.5公厘，手掌、腳掌約有4～6公厘。皮膚是個多樣性功能器官，主要執行以下功能：

1. **體溫調節**：藉汗腺排汗以降溫，85%的體熱散失是在皮膚進行。
2. **皮膚透過陽光照射，形成維生素D**：藉由血液循環送到腸部，幫助鈣與磷自食物吸收。
3. **排泄廢物**：藉由排汗排出水分（占98%）、鹽分、乳酸、尿酸及各種廢料。按人體排泄的機制，約分擔25%的工作量。
4. **保護功能**：保護內臟器官，作爲物理性傷害屏障，並防護身體對抗有害光線及病原菌。
5. **接受感覺**：觸、壓、冷、熱、痛的刺激，傳導至大腦，引起感覺認知及適當反應。

精油保養品和一般保養品有什麼不同？

將精油與各式保養品結合，是一個流行趨勢，主要原因是消費者喜歡精油的自然香氣、具有一般美妝保養品的效果，還可以處理許多皮膚問題。由於皮膚類型有正常性、油性、混合性、乾性四種，皮膚問題相當多樣如老化、粗紋、黑斑、青春痘、粉刺、癢、過敏、過油、過水、缺水、缺油、疤痕、皮膚炎、曬傷、浮腫。因此，皮膚類型及皮膚問題交叉出多種可能性的目的性保養品，化妝品專櫃以四種皮膚類型爲主軸所發展出的一般性保養品，很難符合個人的特殊保養需要。根據個人皮膚類型，可調配一個可以改善個人問題皮膚的精油保養品。

瑪格麗特・摩莉（Marguerite Maury）女士，是近代首先以精油按摩方式，發揮精油的回春護膚及心靈保養效果，並將精油導向美容保養領域。透過均衡膳食、健康生活方式，結合芳香療法中所用的各種精油、精露、植物油及其他天然素材，可眞正擁有健康、自然、年輕的皮膚，同時兼顧了身心靈的健康。

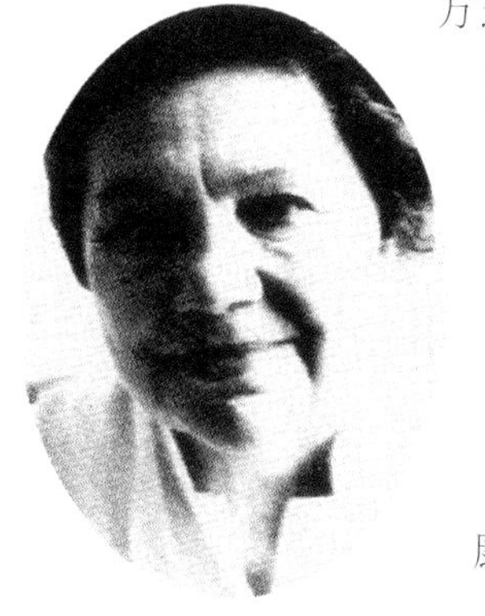

瑪格麗特・摩莉
首次將芳香療法用於美容回春上

肌膚類型

肌膚類型	正常性肌膚	油性肌膚	混合性膚質	乾性肌膚
特色	像是嬰兒般的肌膚；飽滿、滑嫩，沒有明顯毛細孔，油、水分泌適中，臉色紅潤。	毛孔大、泛油，嚴重者似橘子皮，有明顯的油亮毛孔，易有粉刺、青春痘困擾。洗臉後，可維持暫時性的清爽。早上起床，皮膚油亮、黏膩不舒服。	T字部位油脂分泌多、兩頰較少油，而顯乾性膚質。若能分開皮膚類型保養最好。否則選擇較嚴重者先處理，若T字部位油的困擾多於乾，則具有混合性膚質偏油特色，則以稍油性膚質處理，反之道理亦然。	看起來較沒生氣，洗臉後，皮膚有緊繃感，早上起來皮膚乾乾，甚至有點脫屑，可見到一些小小淺淺的細紋。
族群	生活作息、保養得當者。	青春期或壓力大	25~40歲的青年男女。	成年期，或經常動怒或常處懼怕的情緒中，或有肝、腎失調問題
精油對策	各種精油皆可，降低量使用（1～2%），長期使用，可選擇薰衣草、德國甘菊、花梨木、香柏木、天竺葵、玫瑰、橙花。	選擇具有抑制或平衡皮脂分泌的精油，同時結合可抗菌、抑制發炎效果的精油。較好的精油選擇有絲柏、香柏木、杜松子、薰衣草、佛手柑、天竺葵、桃金孃、檸檬、迷迭香。	選擇平衡皮脂分泌的精油如薰衣草、天竺葵、花梨木、馬丁香、香柏木為主，搭配其他偏油或偏乾性膚質用精油。	運用激勵皮脂腺分泌的精油，特別推薦玫瑰、茉莉、橙花、天竺葵、馬丁香、香水樹、洋甘菊、薰衣草、西澳檀香
植物油	荷荷芭油、杏桃仁油、甜杏仁油	荷荷芭油最宜，椰子油次之。	荷荷芭油、杏桃仁、月見草或甜杏仁油。可稍添加消炎性藥草油如金盞花油。	除了選擇滋養性高的植物油，如月見草、玫瑰果、小麥胚芽油、酪梨油，更應搭配藥草油如金盞花、胡蘿蔔油及乳果木脂。

精油對皮膚的效果

精油適合添加在保養品中，包括清潔品、精露（化妝水）、面膜、去角質面霜、眼霜、面部用膠、乳、霜、精華液中。根據精油的效能，搭配在合宜的保養品中。例如清潔霜的精油可選擇溫和、抗菌性佳的精油，茶樹適合油性或青春痘膚質，薰衣草適合混合性膚質。維持良好肌膚（如正常性），調整肌膚類型（如油性、乾性、混合性），可將合宜精油調配在基礎保養步驟中。

每一種精油能力不一，以下是精油具備的效能。

皮膚系統使用的精油藥學屬性

肌膚類型	對抗效能分析	使用的精油
抗菌	可殺死或抑制細菌、真菌、病毒的活性。	茶樹、佛手柑、松、尤加利、西澳檀香、薰衣草、丁香、百里香、肉桂、迷迭香、辣薄荷。
細胞再生	提高細胞再生速度，使皮膚更新加速。	薰衣草、橙花、胡蘿蔔種籽、乳香、廣藿香、西洋蓍草、永久花。
刺激循環	可使皮膚真皮層的微血循環改善。	黑胡椒、薑、丁香、百里香、肉桂、迷迭香、辣薄荷、杜松子。
刺激排泄	排泄器官主要由肺、腎、淋巴、大腸及皮膚負責，若是其中之一功能失調，將由其他器官背負重任。	可刺激淋巴循環的精油如柑橘類、迷迭香、胡蘿蔔籽、辣薄荷；或理腎精油如杜松子及茴香；或理肺精油如尤加利、松、雪松、乳香；或健胃整腸精油如辣薄荷、羅勒、薑、橘子。
平衡皮脂分泌	精油直接作用在皮脂腺上，使之油脂分泌增加或減少。	薰衣草、天竺葵、香柏木、花梨木、馬丁香。
消炎	精油的消炎作用，效果好，且沒有後遺症。	德國甘菊、西澳檀香及永久花的效果最明顯。
紓壓	皮膚的皮脂腺深受壓力荷爾蒙影響，精油的紓壓能力，能使皮脂腺運作正常化。中醫理論歸納出怒憂（思）悲恐的情緒影響五臟的肝、心、脾、肺、腎。怒及恐使皮膚乾燥，憂思的壓力情緒，使皮膚泛油及消化機制失調。悲傷肺，使面無華。過度的嬉樂及憂鬱情緒傷心氣，使血液循環受阻，同時易有靜脈曲張及微血管擴張化的紅細絲浮出表面。	可運用紓壓精油如天竺葵、薰衣草、西澳檀香、橙花及佛手柑，以薰香、精油水療及按摩法。照顧了內部器官組織，最後也會反應出健康的皮膚。

基礎保養三步驟：清潔、化妝水及保養的膠、乳、霜

1.清潔

選擇溫和的潔膚品，使肌膚弱酸性不被破壞。同時洗後皮膚不應緊繃，以免細紋、乾性皮膚過早出現。油性肌膚若經常以去油性強的清潔劑，反而使皮膚更出油。乾性肌膚建議以卸妝乳方式清潔。卸妝乳是油水結合的結果，以荷荷芭油製成卸妝乳較宜。

2.化妝水(精露)

精露可充當化妝水用，偏弱酸性可使肌膚柔嫩並調整皮膚PH值，可再次清潔，以避免清潔劑及自來水殘留。精露同時具有精油的療癒特質及心靈保養效果。

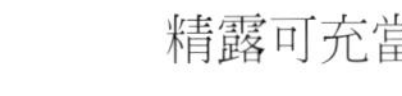

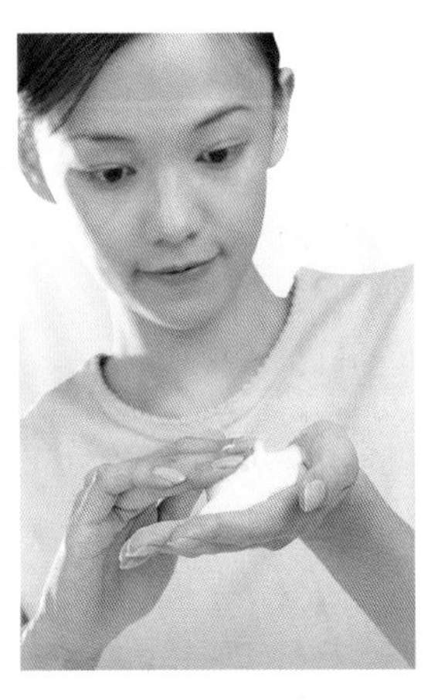

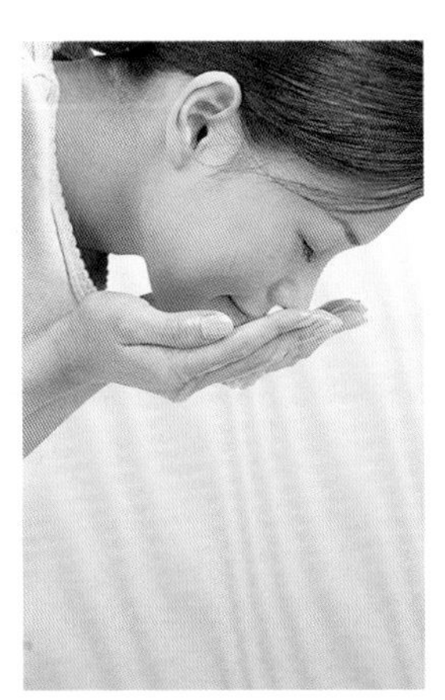

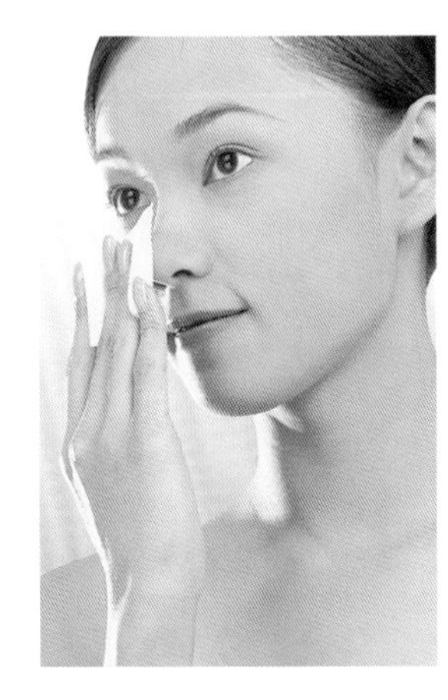

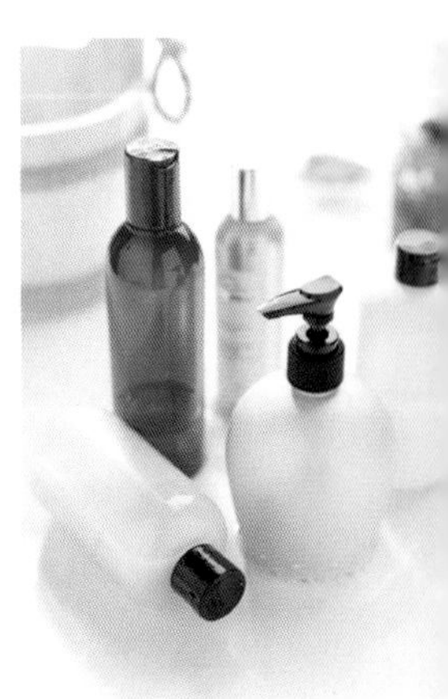

葛倫(羅馬名醫)的優質卸妝乳，DIY配方：

(1)	10ml	蜂蠟
(2)	60ml	荷荷芭油
(3)	140ml	純水
(4)	2ml	乳化劑
(5)	30-50滴	合宜肌膚的精油

方法：

將(1)(2)一起加熱溶化，(3)加熱後再徐徐倒入(1)及(2)的混合油中。倒入(4)於(1)(2)(3)中，並以電動調棒調勻，即可成乳狀，加入(5)，完成。

一般常見精露如下：

玫瑰花水：收斂、清新，各種膚質適用。

橙花水：清新、紓壓，油性膚質。

薰衣草水：中性及敏感性。

德國甘菊水：敏感、乾性。

山榆（金縷梅）水：油性膚質。可當鬍後水，可收斂、止血、抗菌、抗自由基。

德國甘菊水及山榆水的香氣較不受一般大眾喜愛，可與薰衣草水或玫瑰水對半使用。天然精露是植物中自然溶於水的部分，與自己DIY的精露不同，可比較、體驗其差別。薰衣草精露DIY方法：5滴薰衣草＋5ml保溼蜜＋100ml純水或蒸餾水。

3.保養的膠、乳、霜

在花水之後塗抹保養品，可讓肌膚有精神、活力，同時平衡油脂。油性膚質選擇膠如蘆薈膠；混合性膚質選擇乳狀；乾性膚質以霜狀保養品爲佳。膠是不含油的基底，乳是水多於油的基底，霜是油多於水的基底。亦可選擇直接塗抹植物油如荷荷芭油，其油質結構最近似皮脂，可適用於各類膚質。若不喜歡油質，可自行調配天然的保養基底乳霜。

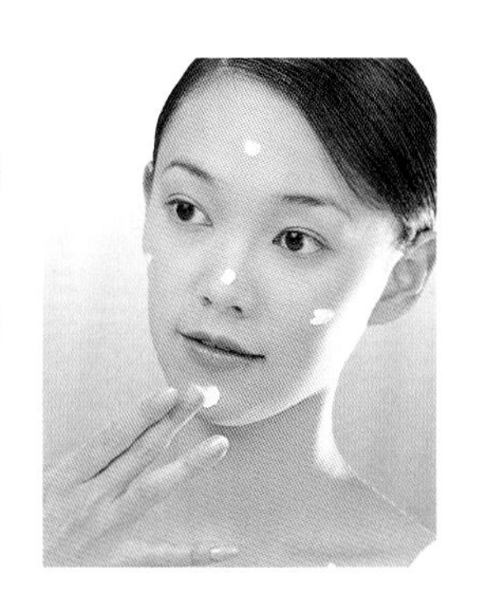

乾性膚質基底霜配方

金盞花油	2ml	乳果木脂	5 ml
月見草油	3ml	玫瑰水	50ml
酪梨油	5ml	乳化劑	1ml
小麥胚芽	5 ml	精油	40滴
荷荷芭油	30 ml		

PS：必須以電動調棒充分混合，即可成乳霜狀。

練 習 區

1. 自行調配髮蠟（請參考本書的精油使用法章節）以滋養髮梢、使髮型整齊及散發自然綠野香氣。你需要準備蜂蠟、荷荷芭油及精油等材料。

2. 調配一個頭皮按摩油，適合你的頭皮，擦在染燙前後，並體驗其效果。

健康頭髮的維護

頭髮具有保存體內熱量、減少散熱的功能，對於人體而言，更具有美化、吸引人的特質。毛幹俗稱頭髮，是露出體表的部分；髮根部是唯一活的部分，不斷的生長，把上面角質化的部分推出皮膚。亞洲人的髮色是黑色的，由含有色素顆粒的長形細胞所組成。頭髮的生長受疾病、膳食或其他因素之影響而改變，例如妊娠、手術、壓力或染燙，都會引起掉髮，髮質變差如斷裂、分叉等。

頭髮具有天然保護膜，源自毛根部的皮脂腺分泌的油脂。當油脂分泌不足時，不僅頭皮乾，頭髮也會乾燥而形成斷裂。染燙對於頭髮的傷害來自化學藥劑，染髮會破壞頭髮的結構，燒掉色素，形成多孔，而易滲透新的染料顏色。燙髮是一種化學反應，改變皮質細胞排列，使頭髮形成「永久性」的波浪。染燙不僅傷害頭髮，也可能使健康頭皮或敏感頭皮受損。預防或補救的措施是給予頭皮及頭髮保護及油質的滋潤，透過一周一次的按摩頭皮並抹油在頭髮及頭皮上，達到健康頭髮的維護。最好的保養油是荷荷芭油，若頭皮需要進一步營養則可添加酪梨油、金盞花油或月見草油。

1.

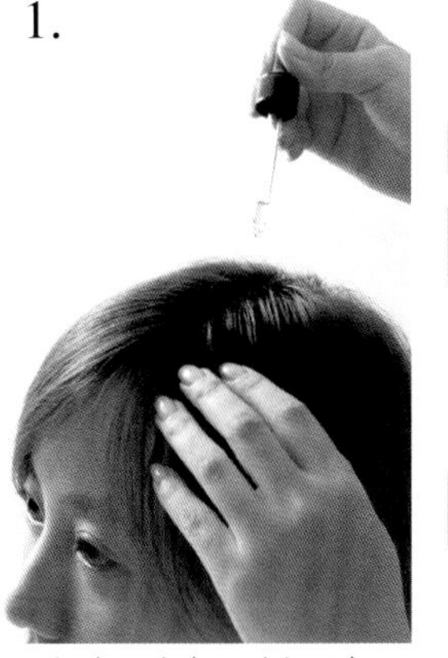

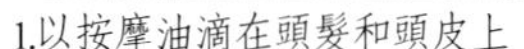

2.

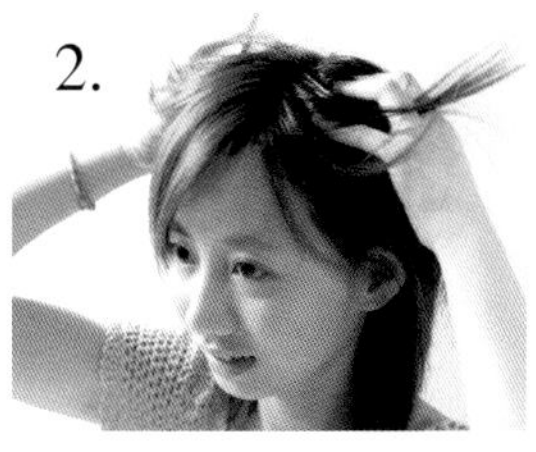

3.

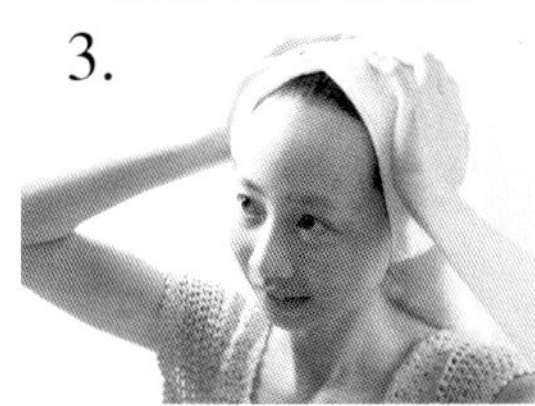

1.以按摩油滴在頭髮和頭皮上

2.按摩頭皮

3.用熱毛巾包裹起來

芳療與肌肉關節系統

骨骼、結締組織、肌肉及關節提供人體外形、支撐及保護內臟，並進行各種動作、姿勢及運動。

骨頭除保護內臟器官，更可儲存礦物質（如鈣質、鎂質及磷鹽）及製造紅血球、白血球。骨頭具修補及維護特質。骨折的癒合，仰賴造骨細胞及蝕骨細胞的作用，維持平衡關係，以保持骨的正常。

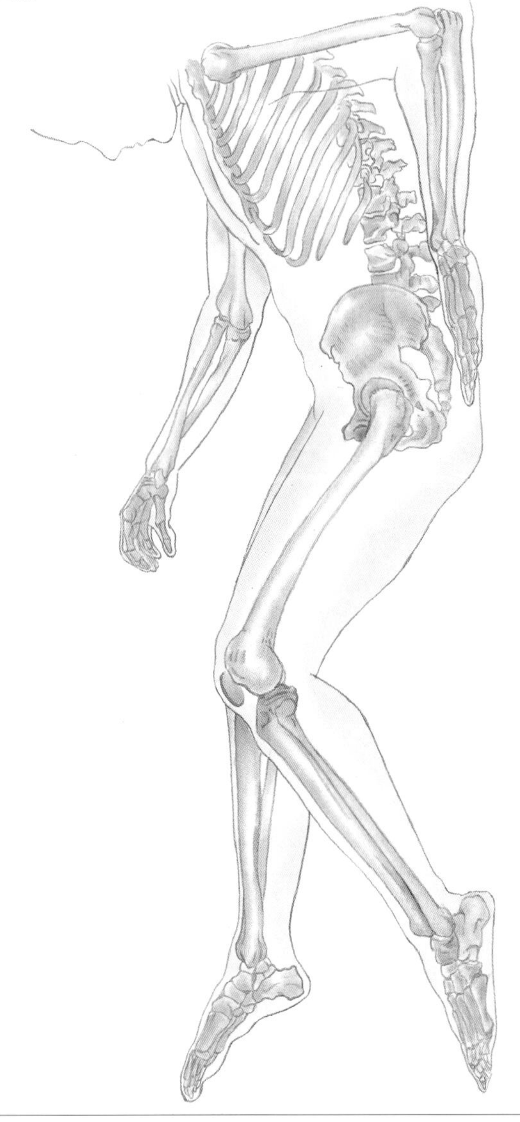

骨頭與骨頭或肌肉之間的連接，由纖維性結締組織負責，主要由膠原蛋白纖維束負責，如：

1.**韌帶**：為骨頭之間的連接。

2.**骨膜**：包覆骨頭，具有保護作用，屬於有血管的纖維膜。

3.**肌膜**：肌肉的外鞘。

4.**肌腱**：肌膜在肌肉尾端的延伸，使肌肉與骨頭得以連接。

肌肉可區分為骨骼肌、心肌及平滑肌。平滑肌由自律神經及相關荷爾蒙支配。心肌不受意識控制，由複雜的神經束「節律器」刺激時才活動。心肌及平滑肌皆會受壓力影響。骨骼肌幫助肢體活動，受意識支配，又稱隨意肌。

關節系統

骨骼、結締組織、肌肉及關節提供人體外形、支撐及保護內臟，並進行各種動作、姿勢及運動。

肌肉

區分為骨骼肌、心肌及平滑肌。

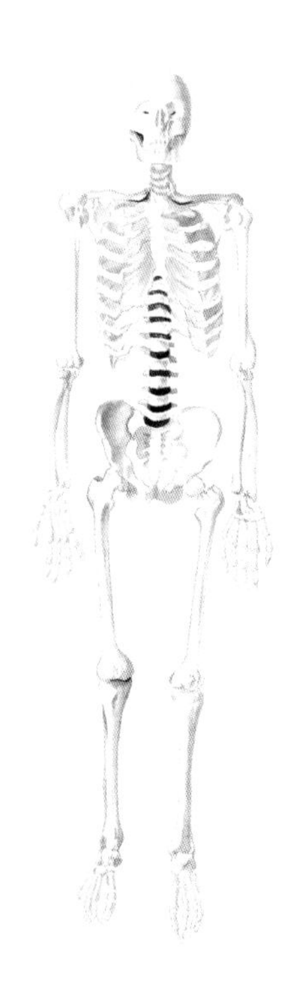

本章探討的肌肉，特別是指骨骼肌。當肌肉纖維受到神經衝動刺激，便會縮短，使整塊肌肉收縮。骨骼肌的運動，屬於成對出現，一塊收縮，另一塊便舒張。肌肉的運動或動作需要能量，最主要由碳水化合物及脂肪供給，若兩種能量不足時，便會開始消耗蛋白質。消耗能量，要氧氣的參與，若氧氣提供不足，會有中間產物——乳酸堆積，引起肌肉酸痛。消耗能量，最後會產生水及二氧化碳。適度的運動和鍛練肌肉，可幫助肌肉排除乳酸。

骨骼連接處形成關節，同時包含了結締組織、軟骨、滑液及肌肉，複雜的構造，常因使用不當或老化及外力因素，造成許多病變。例如風溼症關節炎、退化性關節炎、韌帶扭傷、坐骨神經痛、背痛、肌腱滑液炎、骨刺、肌肉痙攣、瘀青等。芳香療法講究改變體質，特別是改變身體的化學性質。透過刺激循環及排除體內的有毒物質，以提高身體的自我修護能力。在排毒及修護的過程搭配具止痛及抗炎性質的精油，可舒緩症狀的不適。對於需要開刀或整脊治療的病人，芳香治療可以提供術前術後保養，預防各種可能性感染及不適，同時刺激身體有更高自癒力。

背痛

背痛的原因很多，可能是器官引起如膀胱炎；椎間盤突出；提取重物；或壓力引起肌肉收縮緊繃；或長期固定同一姿勢如伏案寫作，影響頸椎第5、6節；或固定運動某一肌肉群如打高爾夫球，引起胸椎9、10不適。

精油對策：止痛、活絡及提高肌肉張力之精油。

運用方法：按摩、熱敷、水療（同時搭配使用，效果更好）

配方：

	薑	馬鬱蘭	迷迭香	快樂鼠尾草	山金車	甜杏仁油
按摩	3滴	3滴	6滴	3滴	10ml	20ml
水療	1滴	1滴	4滴	2滴		

*若是壓力引起的緊繃背痛，可著重在止痛、活絡及紓壓上，紓壓精油以薰衣草、佛手柑、天竺葵、橙花為優，可搭配薰香及具像化冥想的放鬆方式。

圖解RICE

對於突發急性的肌肉關節損傷，例如扭傷，則以Rest（休息）、Ice（冰敷）、Compress（敷壓）、Elevation（抬高）爲急救處理重點。

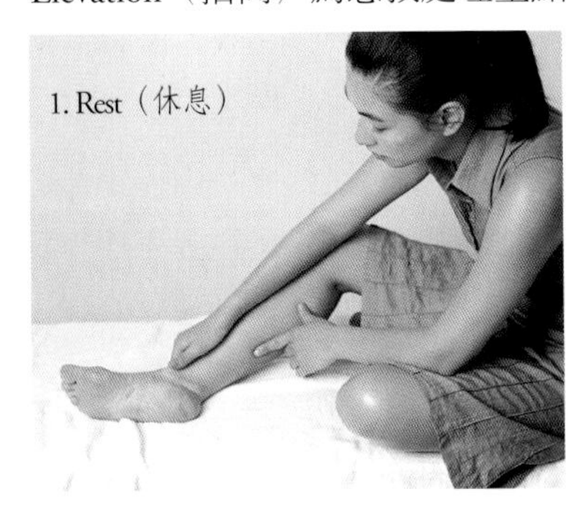

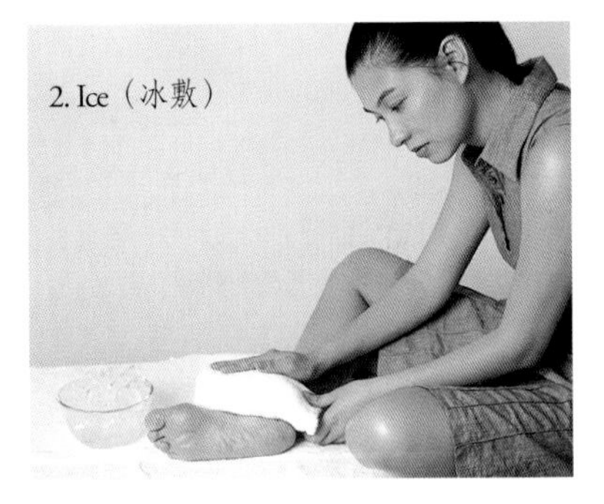

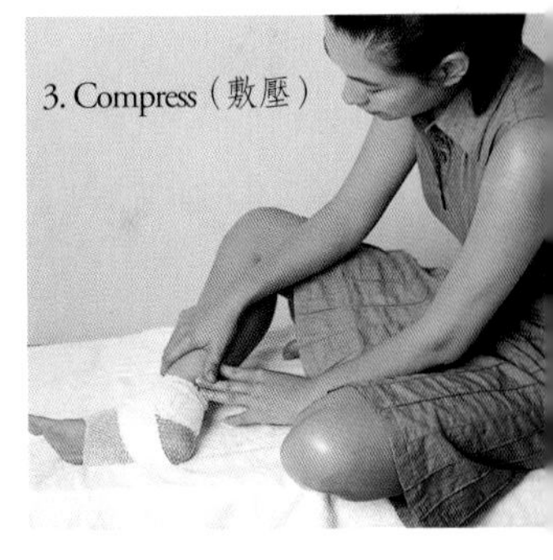

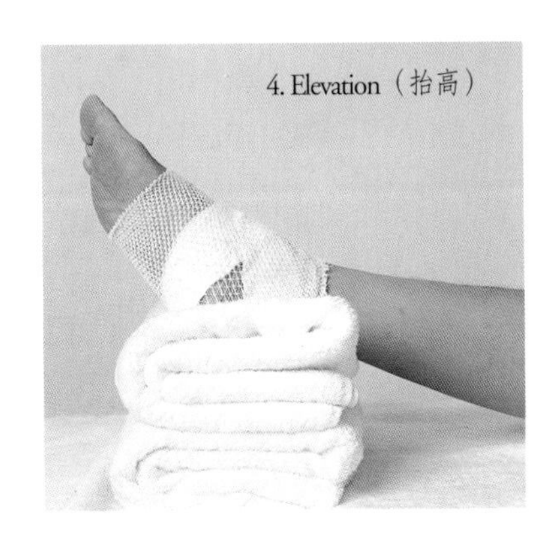

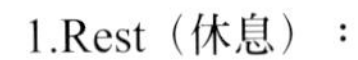

1.Rest（休息）：
受傷的肢體，必須避免移動，最好可固定，預防進一步傷害。

2.Ice（冰敷）：
以冰塊置於水盆中，將扭傷之處如腳踝置於其間，預防內出血、腫脹及發炎。或以冰塊置於塑膠袋中，以毛巾包裹，再包敷於扭傷處，最好盡量冰敷，持續1～3天。

3.Compress（敷壓）：
敷壓的目的在於預防受傷處腫脹，同時具有固定傷處的作用，可在塗藥油之後，綁上具固定效果的繃帶，但不致使局部血液循環變差的緊度。

4.Elevation（抬高）：
將受傷處包紮完後，盡量抬高於心臟處，可預防腫脹，並有止痛作用。比較適合四肢的肌肉關節損傷。

扭傷

足踝及手腕的急性扭傷或手指頭拉傷是常見的韌帶扭傷。

精油對策：以止痛、活絡精油為主。

運用方法：(1)冰敷1天～3天觀察，預防腫脹、瘀青、發炎。

(2)輕抹按摩油或精油乳於患部。

(3)以彈性繃帶固定患部。

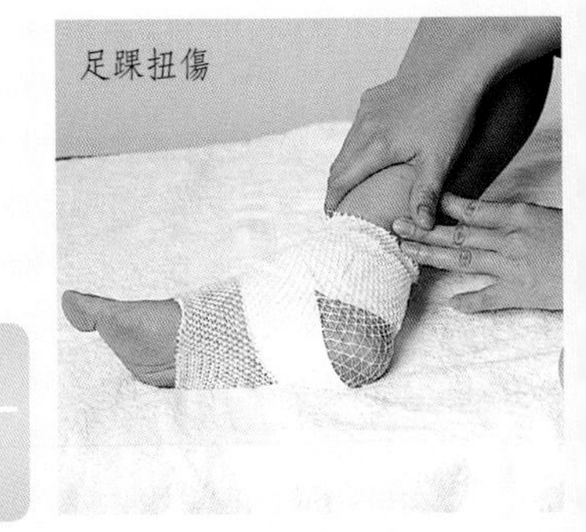

配方：

	薑	迷迭香	馬鬱蘭	山金車
按摩	5滴	3滴	2滴	10ml

*輕微的足踝扭傷，都可能使患部瘀青、腫脹數日，每日勤加冰敷，第4日後才可以熱敷。同時在扭傷第一時間就塗抹止痛、化瘀的按摩油。

*急性扭傷，以山金車浸泡油為基底油，止痛復原效果更明顯。

關節炎

關節炎是體內化學物質不平衡的疾病，導因於感染或人體組織器官老化，或長期人際關係失衡，情緒不穩等引起。最常見有風溼性關節炎、骨關節炎、痛風。西醫治療關節炎的重點在抗炎、止痛。對於較嚴重的臗部及膝部關節則進行關節移植手術。芳香療法運用水療、熱敷、冷敷、按摩的方式，搭配具有消炎、止痛、排毒、利循環的精油，爲關節炎患者建立三個主要療癒目標。

1. 症狀控制：止痛、消炎
2. 維護原有機能。
3. 預防組織惡化。

關節炎最常運用的芳香療法是透過泡澡及按摩，可使肌肉放鬆，同時增加肌肉張力及改善循環，若正在發炎、腫痛時，不便以按摩處理，應改以冷敷的方式。膳食的搭配、壓力紓解及體重控制可預防病情惡化或發作，對整體性治療有很大的幫助。避免攝取易引發體內發炎的食物如香煙或抑制免疫機能的食物如酒、咖啡、脂肪、糖類，對於飲食過度的關節炎患者幫助最大。年老的關節炎患者，宜補充營養劑如必需脂肪酸，如月見草油；嗜乳酸菌以維護腸內正常菌叢數，增加維生素A、C、E、B群的攝取都可更有效的舒緩關節炎症狀。

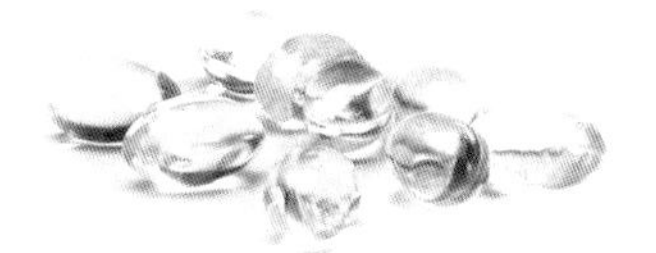

月見草油膠囊
攝取月見草油膠囊能緩解關節炎的症狀。

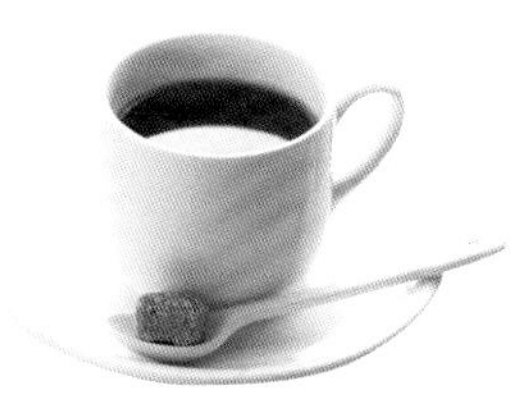

咖啡及酒
關節炎患者應減少咖啡及酒的攝取。

關節炎使用精油的藥學屬性

症狀	敘述	對應精油
排毒淨化	刺激循環、恢復化學物質平衡、提高身體自癒力	杜松子、絲柏、柑橘類如檸檬、葡萄柚、茴香、迷迭香、胡蘿蔔種籽。
刺激局部循環	可使表面皮膚發紅、活絡劑	黑胡椒、薑、辣薄荷、馬鬱蘭、迷迭香、松、尤加利、白千層、岩蘭草、快樂鼠尾草、百里香
肌肉張力	使肌肉放鬆	檸檬草、茴香、檸檬、回青橙、黑胡椒、橙花、迷迭香、花梨木。
止痛、消炎		羅勒、快樂鼠尾草、尤加利、檸檬草、薑、百里香、黑胡椒、德國甘菊、馬鬱蘭、迷迭香

重症肌無力

自體免疫失調疾病，神經肌肉接合處的乙醯膽鹼接受器，受到抗體破壞，促使神經脈衝無法傳導至肌肉纖維，造成肌肉嚴重無力。發病時，會直接影響眼眶外肌肉，接著是頸部及四肢。劇烈的運動、感染、情緒失衡、懷孕等，都可能使症狀惡化。西醫的治療透過施以免疫抑制藥物、血漿分離術、免疫球蛋白注射及胸腺切除術。芳香療法將重點放在提高免疫力、恢復活力，增加肌肉張力。

精油對策：提高免疫力／抗菌：茶樹、尤加利、松、百里香、丁香、佛手柑、薰衣草。

恢復活力：迷迭香、薑、黑胡椒、馬鬱蘭、天竺葵。

肌肉張力：黑胡椒、迷迭香、檸檬草。

運用方法：噴劑、薰香殺菌；按摩以提高肌肉張力、恢復身心活力；
水療放鬆浴（必須注意浴室內安全）

配方1：殺菌／免疫力

	茶樹	尤加利	佛手柑	丁香	超音波水氧機
薰香	2滴	2滴	3滴	2滴	1

＊根據國外研究，0.25%茶樹；1%丁香或2%尤加利釋放在空氣中，具抗微生物的效果，茶樹對抗金黃色葡萄球菌；丁香的殺菌能力優於酚的4倍；2%尤加利可殺死70%的葡萄球菌。薰香殺菌，預防感染致病。

配方2：恢復活力／肌肉張力

	薰衣草	天竺葵	黑胡椒	甜杏仁油
按摩	8滴	4滴	3滴	30ml

＊可按摩在心、肝、膽、腎或全身。

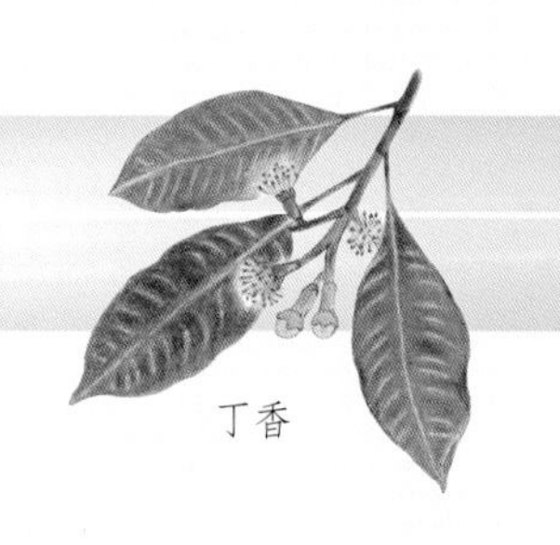
丁香

配方3：臉部用

	薰衣草	天竺葵	馬鬱蘭	荷荷芭油
按摩	5滴	3滴	2滴	30ml

＊按摩脾區，特別是幫助處理大範圍的跌倒瘀傷。
＊德國洋甘菊退瘀效果可在數小時內達成。
＊每次取1cc或20滴做面部按摩。

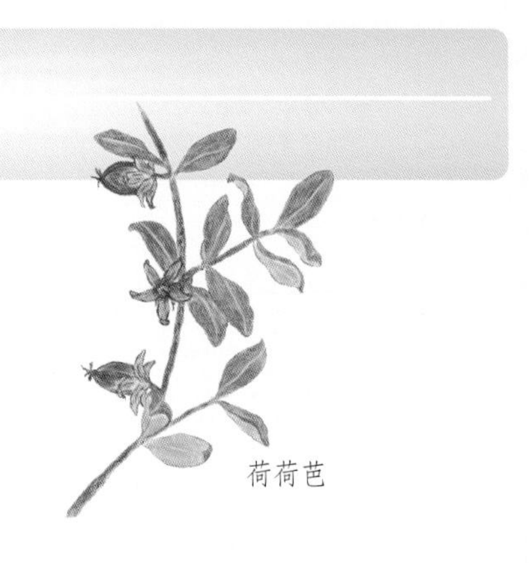
荷荷芭

風溼症關節炎

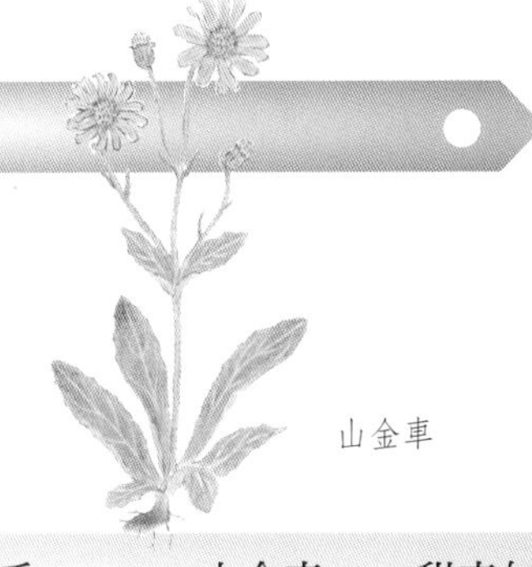
山金車

慢性發炎性的自體免疫疾病，以手部和足部關節最常見。

精油對策：止痛、消炎、排毒、利循環精油。

運用方法：水療、按摩、冷敷、熱敷

配方：

	德國洋甘菊	杜松子	辣薄荷	迷迭香	山金車	甜杏仁油
按摩	7滴	3滴	2滴	3滴	10ml	20ml
水療	2滴	2滴	1滴	3滴		

＊不管是水療、按摩或熱敷，使關節溫熱後，必須佐以關節運動，以免熱量集中患部，反而使關節受害。

瘀青

受到撞擊，雖然表皮沒有外傷，但內部組織受損，引起周遭破裂、血液集中在皮膚底下。也有不明原因的瘀青，或過胖、營養不均、服藥（抗血栓）引起的局部瘀青。必須與專科醫生進一步檢查了解病因，若為外力引起之瘀青，可立即塗抹精油，能獲明顯效果。

精油對策：德國洋甘菊、薰衣草、牛膝草、馬鬱蘭、迷迭香、茴香。

運用方法：

(1)冰敷

(2)塗抹精油

(3)按摩在脾臟區，以加速處理老廢血液

黑胡椒

配方：

	德國洋甘菊	薰衣草	黑胡椒	甜杏仁	95蘆薈膠
塗抹	15滴				50ml
按摩(脾)	4滴	8滴	3滴	30ml	

練習區

提供一個配方，給予你所認識的退化性關節炎或痛風患者。同時寫下你的各項建議，12天後，了解個案的狀況。這份研究必須提供個案的基本狀況、你的配方、建議事項、使用法及個案使用後的生理及心理是否有所改變。

芳療與消化系統

消化系統是身體的巨大化學工廠，負責將食物轉化成身體可吸收的營養物質。主要由器官及消化腺負責，主要器官包含了口、食道、胃、小腸、大腸、直腸及肛門。各消化腺負責分解澱粉、蛋白質及脂肪，以形成單醣、胺基酸、脂肪酸及甘油，由唾液、胃液、小腸液、胰液、膽汁共同分擔合作。

肝：強大的排毒功能

消化液在消化器官內與各食物發生相互作用，將食物分解成易吸收的營養素，及非必要的廢棄物。當吃進去的食物含有一些身體不需要的異物，例如微生物或化學物質，身體就必須盡快地將這些異物排除體外，否則會造成消化系統功能的低下或生病。這些化學物質經常與消化剩下的廢棄物結合，形成有毒物質，在大腸囤積。這些堆積的毒素會在腸壁吸收，然後送到肝臟，讓肝臟發揮解毒的功能，將毒素自血液中分離出來。若毒素過多，肝臟會負擔過重，而無法完成解毒功能時，具有毒素的血液就會被送到心臟，並且透過心臟運送到身體的各個細胞。所以肝臟有病，並不是指肝有病而已，背後的意義是心臟、脾、肺、腎等器官，都受毒素的侵犯，只是惡化的症狀會明顯出現在某特定的器官上。

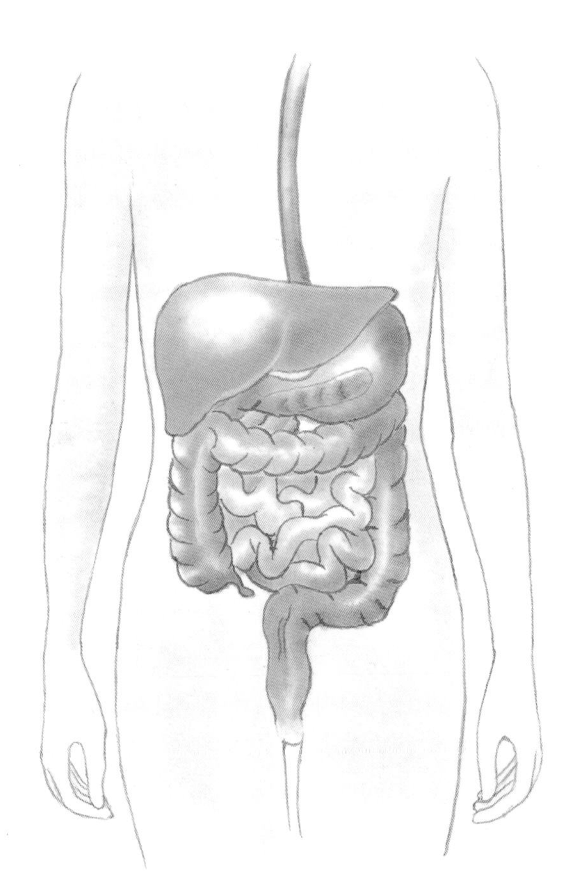

消化系統

身體的巨大化學工廠，將食物轉換成營養物質，讓身體吸收利用。

肝臟的解毒功能超過負荷時，引起其他排泄（代謝）的器官可能顯現發炎的癥候，例如：

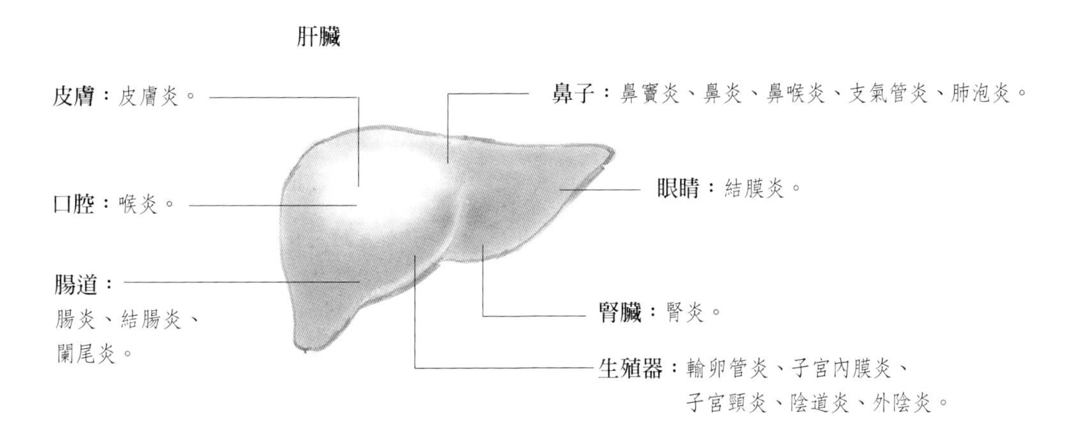

引起成人病之因的毒素，應該被分解而被排出體外，而不是囤積在體內。無法有效地排出體外的原因，根據日本婦產科自然療法專家玉木新二醫生多年的臨床經驗，提出以下幾個主因：

1.**飲食過量**：胃的正常尺寸是和自己的拳頭差不多大，當飲食過量時，使胃漲大到3～5倍，不僅胃的功能變弱，甚至還會壓迫到其他器官如肝臟、胰、大腸、腎，造成各部位功能變弱，引發疾病。大、小腸受到壓迫，因而變形、下垂、彈性及蠕動變差，使得身體不要的廢棄物就留在腸內，無法有效地往下運送，形成有毒的宿便。因此飲食7～8分飽不過量，可降低內臟器官受到擠壓，造成功能失調。

2.**病從口入**：包括被污染的食物、空氣、水、藥物。因應19世紀以來的工業革命、農業生產改

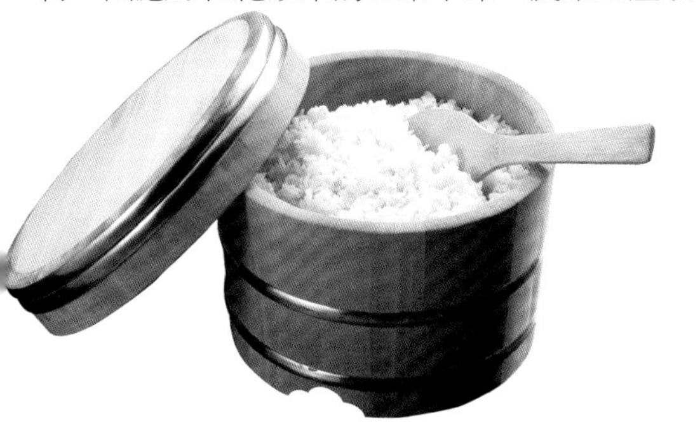

消化不良

腸胃功能失調，引發諸多不適症，如脹氣、腹痛、心灼熱、噁心、嘔吐等。

精油對策：常用的精油有辣薄荷、茴香、黑胡椒、洋甘菊、橘子、薑、蒔蘿、肉豆蔻。

使用方法：按摩、溼敷腹部。

配方：

	辣薄荷	薑	茴香	黑胡椒	杏桃仁油
按摩	3滴	4滴	4滴	3滴	30ml

※與改善便祕所應實行的要點一樣。

※避免吃入使消化系統過敏或不易消化的食物，如豆子類的碳水化合物。

※細嚼慢嚥，有助消化器官的一連串生化反應。

※聞到香氣進食，唾液、胃液及其他消化液隨之釋出，可降低胃分解食物的負擔。

※進餐前不抽菸，避免減緩消化的蠕動。

良、食品加工技術提升、交通運輸工具的進步等，使得原本單純，不含食品添加劑的農產品，變成具有長期保存、大量生產、精緻加工的商品化食物，以符合外地消費者的需求。因此農藥、肥料、抗生素、食品保存劑、色料、香料、漂白劑、甘味料等都被大量地研發運用、添加在蔬果、家禽、家畜、及加工食品上，使得食物、水源受到嚴重的污染。不僅如此，呼吸的空氣及生病時所吃的化學性藥物，進入身體後，都會形成毒素。過多的毒素，讓身體的肝、腎、排泄器官應付不及，並以各種發炎、疼痛、疲勞的訊息告知重新檢視健康的需要。

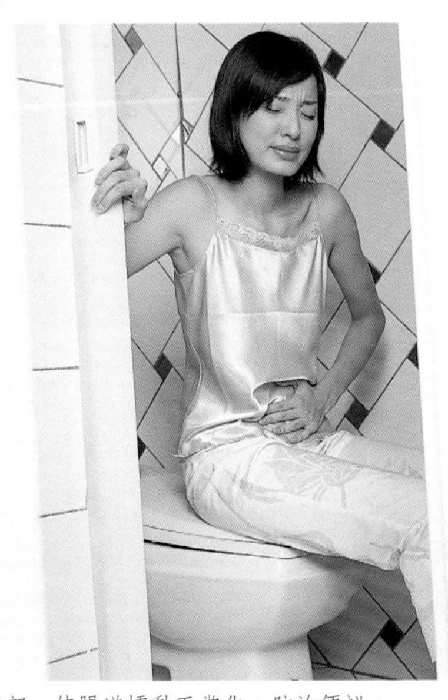

按摩腹部，使腸道蠕動正常化，防治便祕。

3. **便祕（宿便）**：一天進食三次，應該排便三次，如果一天排便一次，另外兩次的食物量呢？如果一周排便1～2次，那便是便祕了。大腸內累積了數天前所吃的已腐敗的食物，在吸收作用時，把新鮮的食物以及不新鮮的廢物一起吸收到血液中。因此便祕或宿便的危機在於身體長期「吸收」有毒物質。這些有毒物質應該要盡早排出。每日按摩大、小腸，可使被撐開的腸管恢復收縮，使蠕動正常化，同時可將僵硬黏連的宿便變碎，毒素較易於排出。排泄順暢又快速，則身體的負擔少，多喝水、多吃纖維性食物，有便意，不要壓抑，最健康。

用餐建議

擁有健康的消化系統，除了考慮生理因素，也要積極了解心理因素，同時遵守以下建議：

1. 避免吃過多、過飽，每餐間隔四小時以上。
2. 早餐宜在7:00～9:00，午餐宜在11:00～13:00，晚餐宜在17:00～19:00進行。睡前三小時不宜進食，不宜消夜。
3. 勿食過快，用餐咀嚼時，不言談。
4. 用餐間以及餐後30分鐘，不宜飲水，以免稀釋消化液。
5. 少食化學物質添加的食品，少食過油、過甜的食物，盡量攝取自然、不加工之食物。
6. 在放鬆、舒服的氣氛下用餐，以免活化交感神經而抑制消化腺分泌，減緩消化肌肉的運動。

情緒與消化系統

除了身體的消化器官與食物交互作用產生的毒素外，尚有心理性引起的毒素累積。食物是身體的營養品，那麼「愛」就是生命中最重要的營養素，是心靈的食糧，缺乏愛的人，會尋求其他替代品。和情人分手、和家人產生不愉快、或工作不順利，會暴飲暴食，尋求食物的滿足或平衡內在的空虛。我們希望自食物找到安慰，獲得滋養。缺乏愛的人，情緒不容易寧靜、不容易有安全感、很固執、不容易放手，會累積許多心理性或情緒性的毒素在體內，造成日後的身心困擾及疾病。

中醫理論指出肝臟不僅負責解毒、儲存能量，還會累積怒氣。特別是壓抑的憤怒，都累積在肝臟部位，耗損肝功能，摧毀生命力。

缺乏愛的人，會因其他因素如信心危機、容易有擔憂、焦慮的傾向，不容易有健康的胃，經常發生胃痛、心灼熱或胃潰瘍，因此胃是承擔憂慮的部位，在食物消化時，不僅食物在胃液中混合，累積的憂慮也在胃液中翻攪，並一起推入小腸。小腸主消化吸收（負責95%吸收），象徵情緒性事物的分析，當分析過了頭，便無法採取有效步驟，小腸就出現問題。

肛門是身體消化器官的出口，具有無意識及意識的雙向調節，當情感意識去緊抓住黑暗、痛苦的記憶時，或者面對不安、不確定的狀況，易導致直腸、肛門緊繃，引發便祕。

家母一生堅強而獨立，個性固執，她經常說：她一天解便三次，但是只要一出門旅行就會發生便祕，變成三天才解一次。醫生檢查家母的排泄器官又很正常。這臨時性便祕是心理因素引起，可能因爲害怕未來各種可能的發展。旅行、搬家、人際關係問題，都可能引起心理性的暫時便祕。

便祕

引起的因素很多，例如頭痛、失眠、痔瘡、肥胖、壓力、老化、疾病、妊娠、或其他生理及心理因素。

精油對策：黑胡椒、茴香、馬鬱蘭、迷迭香。

使用方法：按摩腹部、足部反射區。

配方：

	黑胡椒	茴香	馬鬱蘭	辣薄荷	杏桃仁油
按摩	3滴	4滴	4滴	3滴	30ml

※配合運動，一日2000cc飲水，多食纖維性食物。
※補充優格、杏桃、黑棗，幫助排便。
※早晨飲用檸檬汁可幫助排便。
※運用精油呼吸、冥想，將固執的、負面的想法釋放出體外。

薄荷

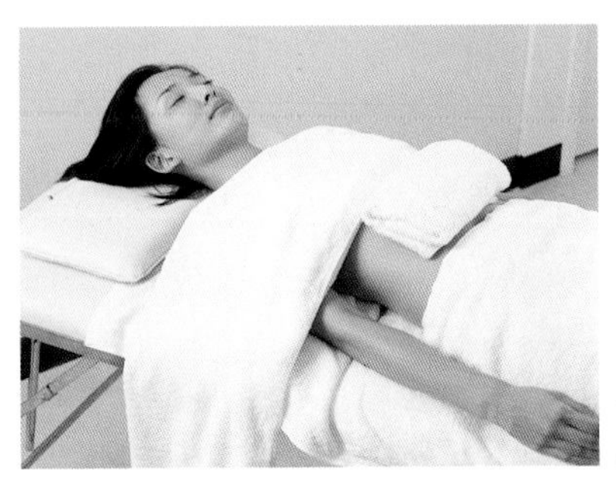
溫敷可改善脹氣

芳香療法透過精油的藥理作用及按摩的功效，能強化平滑肌功能，可有效預防及紓解消化不良症狀，進而幫助消化器官排除毒素。精油的選擇有抗痙攣、袪腸胃脹氣、助消化及化溼健脾等。個人特別偏愛用辣薄荷、羅勒及薑，混合後以按摩或溫敷脹氣之處，在10分鐘後，都可獲得改善。

練習區

調製一消化不良適用之按摩香膏，精油劑量占25%，以備不時之需。

腸胃症狀使用精油的藥學屬性

症狀	敘述	對應的精油
抗痙攣	可快速放鬆神經緊張引起的消化性痙攣	歐白芷、黑胡椒、肉豆蔻、洋甘菊、肉桂、快樂鼠尾草、茴香、薑、甜橙、辣薄荷、迷迭香、玫瑰。
袪腸胃脹氣	放鬆平滑肌，幫助肌肉蠕動，減少「氣」的產生	歐白芷、羅勒、黑胡椒、胡蘿蔔籽、肉桂、丁香、洋甘菊、肉豆蔻、蒔蘿、茴香、薑、馬鬱蘭、辣薄荷、迷迭香、百里香。
刺激膽囊，促成膽汁流動		洋甘菊、薰衣草、辣薄荷、迷迭香、玫瑰、西洋蓍草。
利肝	激勵肝臟、分泌膽汁，幫助消化	胡蘿蔔籽、洋甘菊、絲柏、葡萄柚、檸檬、辣薄荷、玫瑰、迷迭香。
化溼健脾	在中醫的理論，「溼」礙「脾」，脾濕使水穀運化失調，因此需要具有「乾化」特性的精油，可保健脾的機能。	黑胡椒、茴香、馬鬱蘭、沒藥、辣薄荷

芳療與女性生殖系統

女性生殖系統的重要性

女性生殖系統分為外生殖器及內生殖器兩部分。以固定的周期，自卵巢中產生卵子可與男性的精子在輸卵管結合。受精卵在子宮壁著床，歷經大約40周的懷孕期，胎兒在子宮內獲得營養，不斷成長，直到成熟，而在自然的規律下產出。母體的功能，以哺乳為機制，提供初生嬰兒自然的母乳，直到可以混合飲食為止。

懷孕

懷孕是女性一生中特別的時期，大部分的孕婦在這一段時期，感到快樂與期待，也有的人經歷生理改變的不適，甚至懷著壓力、不安、焦慮的情緒。當生產後，新生兒迫切需要母親二十四小時的滋養與照顧，讓產婦特別感到精疲力竭及沮喪，若無家人分擔與體諒，產後憂鬱症便是新手媽媽最常見的心理問題。

女性的生殖結構，在青春期達到成熟，每個月以28～30天為周期，在排卵後14天，子宮內膜萎縮、崩潰而產生月經，由未受精的卵子、子宮內膜細胞及崩潰的微血管所含的血液組成，月經是身體多餘的分泌物。

大約有一半的女性，一生中除了懷孕期及更年期以後，都受著經期症候群（PMS）困擾。這症候群主要受荷爾蒙影響，不舒服的感覺會維持一天到一星期之久，症狀包括有：情緒不穩、沮喪、水分滯留、想吃某類食物、乳房脹痛、便祕、健忘、皮膚長暗瘡、消化失調。

當我們投入工作，面對月經期間的生理障礙，渴望休息，又必須承受良好的工作表現的壓力，讓很多女性身心負擔稍重而厭惡每一次來訪的月經，更別提發生「外漏」時的緊張與羞恥

胎兒在子宮圖

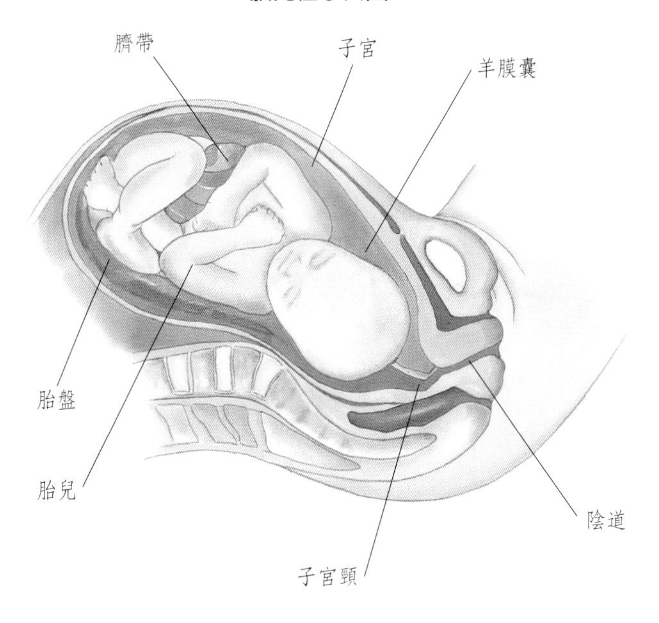

感。

懷孕的過程，讓我享受到「生命的價值」及「生命的改變」，更是珍惜「生命延續」的宇宙創造力。一整年，沒有月經，挺好的。停經是另一段「生命的改變」，通常在45～55歲開始。你可以選擇不懷孕，但無法不避免進入女性的停經期，也就是更年期。許多人手足無措的被更年期症狀打敗，但有越來越多的女性享受更年期，因爲更年期象徵生育期的結束，不再擔負傳宗接代的角色，女性有更大的自由及時間發掘自我、享受生命。停經所引發的熱潮紅、盜汗、性器官乾燥、萎縮、失眠等，使女性認爲自己不再像少女般迷人，懼怕伴侶不再渴求她。我們可以用更多的照顧以及能量來愛自己，和自己重新做朋友，塑造全新的自我。因此停經不是年華的結束，而是眞正有智慧、享有自由的新女人的誕生。

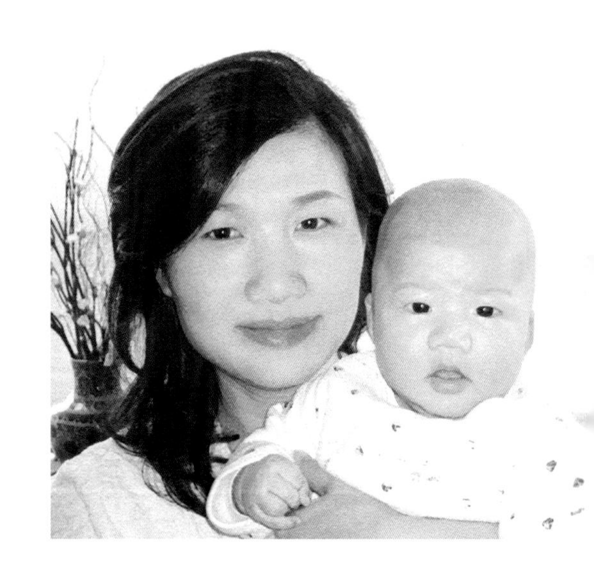

用植物精油泡澡按摩

女性的主要三個時期：月經、懷孕、更年期，都可以用植物精油泡澡、按摩來滋養身心。我在月經及懷孕期、產後都用精油按摩腹部及足部。在印度傳統的坐月子方法中，是以合宜的油每日按摩，並且避開冷風。印度的產婦有40天的時間，充分休息，不可工作及做家事。只要享受按摩，照顧自己及小孩就可以了。印度是用藥草

玫瑰

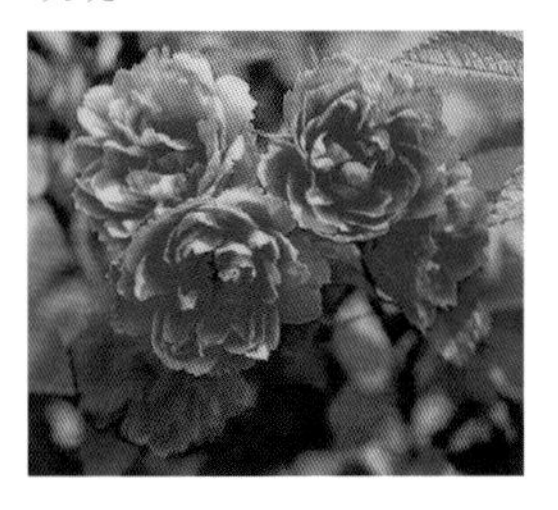

茉莉

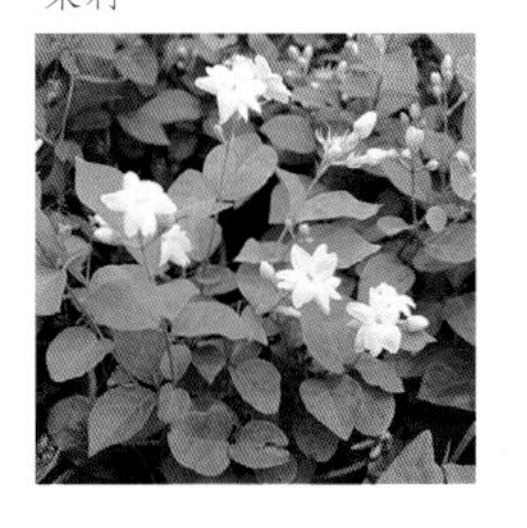

婦科三至寶

茉莉、玫瑰、快樂鼠尾草是婦科中最常用的三種精油。

月經前症狀

在月經來的前幾天感到情緒不穩或生理改變，如水腫、胸脹痛、便祕、偏頭痛、腹痛、腰酸等。

精油對策：以子宮補劑或平衡內分泌用油如快樂鼠尾草、玫瑰、茉莉、茴香、洋甘菊、天竺葵、杜松子、薰衣草、橙花。

使用方法：在月經來的前7天，開始每日按摩、泡澡。

	玫瑰	快樂鼠尾草	茴香	薰衣草	杏桃仁油
盆浴水療		3滴	2滴	2滴	3滴
按摩	4滴	3滴	3滴	4滴	30ml

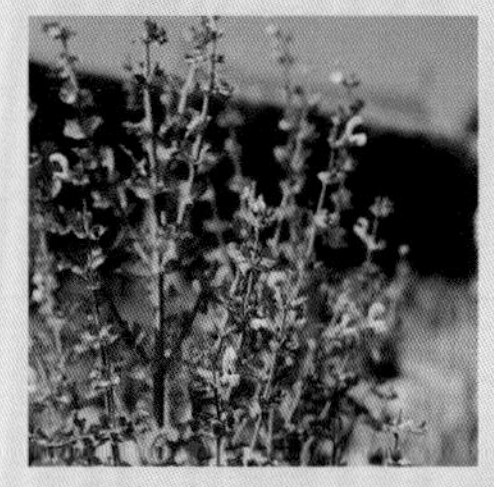

鼠尾草

※在月經期間，不宜水療，月經完後，繼續泡澡、按摩，直到下一次月經來。觀察效果，再決定是否應該更改配方。

精油的民族，並反應在印度女性婦科護理的照顧上；中國是用藥草煎煮食入的民族，中藥加米酒燉腰子、豬心、麻油雞是產婦常用的滋補品。

芳香療法在印度及在西方國家，被認爲是幫助婦女處理PMS，懷孕及更年期最好的方法之一。玫瑰、茉莉、快樂鼠尾草，這三種精油被尊爲「婦科」至寶，可以改善性行爲障礙、月經問題及陰道的感染。而茴香、洋茴香具有與雌激素類似的結構，可與生殖系統產生作用，幫助修護、維持女性性器官機能及心理性的平衡。

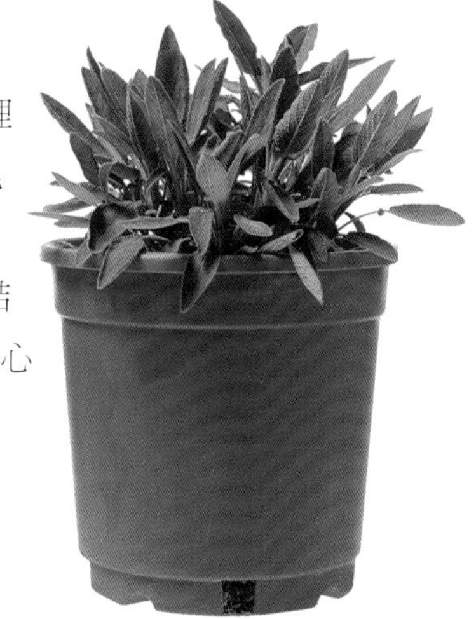
快樂鼠尾草

另外還有其他藥學屬性，可讓女性更懂得珍愛、照顧自己。見下表：

女性生殖系統使用精油的藥學屬性

	敘述	對應的精油
通經	促進月經暢通，對於暫時性的停經，有很大的幫助，對於月經排不乾淨、稀少，更應選用此類精油	洋甘菊、薰衣草、馬鬱蘭、白檀木、甜橙、佛手柑、檸檬、快樂鼠尾草。
通暢乳腺	可提高哺乳量	花梨木、天竺葵
收縮子宮	刺激子宮收縮，止產痛	茉莉、香水樹、橙花、回青橙
生殖器官及組織補劑		快樂鼠尾草、玫瑰、茉莉、乳香、沒藥
抗菌	可保養外陰生殖器、發炎、白帶、念珠菌問題	尤加利、薰衣草、迷迭香、洋甘菊、羅勒、黑胡椒、丁香。
抗痙攣	月經痙攣、生產時的收縮	快樂鼠尾草、薰衣草、洋甘菊

懷孕

在40周的妊娠期間，孕婦因應荷爾蒙改變，使得生理、心理都受到巨大的影響，並且每個人懷孕的過程所遭遇的困擾不同，引發輕重不等的生理及心理障礙，特別需要家人體諒，更需要精油的照顧與支持。天然的植物性精油，讓孕婦生活品質更好，防治疾病，沒有化學藥物傷害胎兒的疑慮。孕婦可以放心，輕鬆享受植物的滋養。

(1) 孕吐

50%的孕婦有噁心、晨吐的經驗，可能發生在早晨或任何時間，孕婦依然要注意攝取營養食物。可嗅吸薑或檸檬或薄荷。

(2) 腰酸背痛

越到懷孕末期，腰的酸痛越明顯，應避免穿高跟鞋，站立、坐姿過久，並以精油按摩、熱敷，可以獲得最棒的改善。

配方：薰衣草2滴＋茶樹2滴＋檸檬4滴＋冷壓芝麻油30ml

(3) 靜脈曲張

當循環負擔變重、循環不良，靜脈容易擴張浮出體表，造成疼痛，妊娠結束後，靜脈曲張的問題可望改善，可穿抗靜脈曲張襪獲得足夠的支持，並以絲柏、檸檬精油搭配金盞花藥草油、小麥胚芽油及甜杏仁油，按摩在腿部，由下往上輕輕按撫。

(4) 痔瘡

懷孕期及產後易生痔瘡，可用山榆精露溼敷，達到收斂之效，也可用天竺葵15滴＋絲柏10滴在50ml的 蘆薈膠中，獲得防治的效果。

(5) 便祕

懷孕的荷爾蒙變化及胎兒對內臟器官的壓迫如大腸，容易使消化道的平滑肌蠕動減緩，造成便祕，因此以順時針按摩腹部的小腸及結腸區，效果最好，孕婦可用甜橙、黑梆椒、橘子、橙花。

(6) 妊娠紋

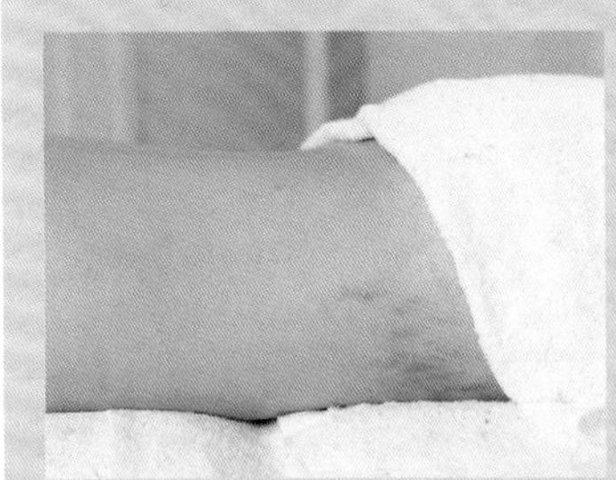

妊娠紋

當體重增加速度超過皮膚的彈力纖維的承受度時，即產生偏咖啡色的粗粗條紋，好發在肚子、臀部、大腿及胸部。若是你像我一樣體重增加很快，一周一公斤，那麼預防妊娠紋應該在懷孕一開始時就做。在前三個月以芝麻油＋酪梨油＋小麥胚芽油。第四個月以後可加入1.25%的精油包括薰衣草、橙花、紅柑、橘子（可順便防治便祕)。橙花價格稍高，可以乳香或花梨木替代。

(7) 皮膚問題

孕婦的皮膚容易因荷爾蒙的變化或整體交互影響，引起孕斑、青春痘、暗沉、皮膚癢，可根據症狀塗抹合宜的配方，詳見芳療的皮膚美容章節。皮膚狠癢甚而抓出血，以德國洋甘菊15滴與50ml 的95蘆薈膠調和，效果最好。

(8) 流產

小產或人工流產，對女性在身體上的傷害及心靈的負面衝擊，特別需要植物精油的照顧，讓身體回復健康，讓心靈獲得安慰與醫治，同時讓身心靈重新回到平衡。運用精油水療，每日自我按摩及一周一次專業按摩，直到身心感覺強壯健康為止。適合的精油有乳香、玫瑰、茉莉、橙花、花梨木、天竺葵、快樂鼠尾草。

(9) 生產

第一胎生產的平均時數是18小時，甚至更長，時數長短根據個人骨盆腔、子宮頸、胎兒大小、胎位及助產醫護人員的經驗等變數而不同。在生產日可用精油按摩腹部以舒緩鎮痛及身體不適及心理壓力，對我而言，茉莉乳液，在第二胎生產時提供很大的幫助，當下依然可與醫生談笑風生。臨床研究指出薰衣草是一般產婦最能接受的香氣，效果也好。若你喜歡快樂鼠尾草的香氣，那麼身心放鬆的效果是可預期的。也有人用辣薄荷，幫助處理噁心的不適。若你不知道自己生產日會遇到什麼情況，就把茉莉＋快樂鼠尾草＋薰衣草調和在乳液中，帶去待產室，在子宮收縮後的空檔，讓你的家人或伴侶為你按摩下腰及尾椎區。會有一個難忘的生產經驗。預防噁心發生，就帶100%純辣薄荷1瓶，準備1滴嗅吸，或數滴在你的病床周圍（不要太多，3-5滴），順便可以讓忙碌的醫護人員精神大振，工作效率更好。

(10) 產程

一般分為三階段，第一階段是子宮頸逐漸張開到五指（通常要12小時，第一胎）；第二階段嬰兒出來，離開母體；第三階段是推出胎盤。在生產日的前一周可按摩會陰部，幫助放鬆外陰部，可以減少外陰切開術的必要。在台灣，醫生以外陰切開術助產及再縫合，似乎是醫院的標準醫療服務，但在日本或其他西方國家，只有在必要時，才做外陰切開術，真正做到100%的自然生產。如果醫院能在衛教上，教導產婦做外陰部的按摩，那麼醫生就不必做外陰切開及麻煩的縫補傷口，產婦也就不用在15天中，忍受傷口的紅腫痛。若是醫生會幫你做外陰切開術，那麼您自己還是值得產前一周按摩會陰部，能盡快幫助術後復原。

配方：玫瑰＋快樂鼠尾草＋金絲桃＋小麥胚芽油。

術後會陰部縫補傷口的紅腫，有些醫生會給藥膏，有些醫院竟然沒有給藥膏（真是匪夷所思），你可以準備一個精油藥膏，每日在小便後，以溫水沖淨會陰部，便抹上精油藥膏。

配方：茶樹10滴＋薰衣草10滴＋德國甘菊5滴＋50ml的蘆薈膠。

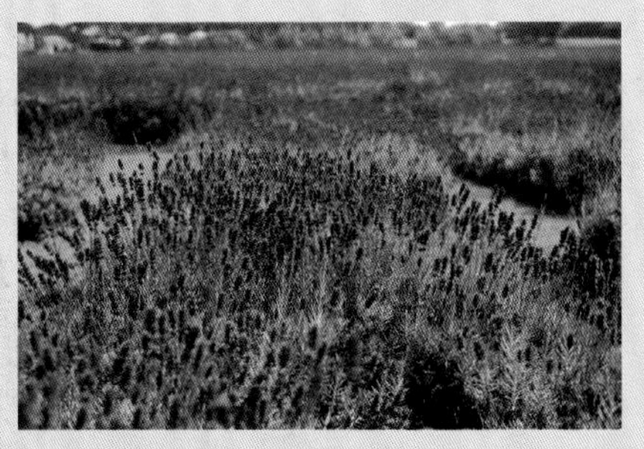

薰衣草

(11) 產後胸部護理：

胸部的熱敷及按摩是一定要的，大部分的產婦都有漲奶的經驗，同時為著哺乳順利，按摩胸部是醫院必教的衛教，可以請教就診的護士。熱敷的器具，自己動手做最好，取一長方密封布袋（似毛巾或絨布），內放1/2～3/4的米或小麥。就成了熱敷袋。要用時，以微波600W～900W 加熱1.5～2分鐘，熱敷袋較熱毛巾溼敷方便，熱度又持久。

配方：金盞花油5ml＋月見草油5ml＋小麥胚芽油5ml＋40ml冷壓芝麻油

花梨木

(12)產後憂鬱症

印度的「阿輸吠陀」(Ayurveda)的生命醫學寶典，最重視婦人產後身心靈的健康。建議每日以回春平衡精油給產婦按摩，因為產婦不僅身體「化學成分」改變，更因為社會角色改變的衝擊，從妻子的身分又增加母親的角色，必須擔負照顧小孩健康責任，同時公婆、親友都給予許多不同哺育的意見，身心靈最是混亂。具回春效果的精油如白檀木、乳香、沒藥、玫瑰、茉莉，最宜身心靈調整。紓壓精油如佛手柑、橙花、甜橙、花梨木、廣藿香、岩蘭草、薰衣草，都可防治產後憂鬱症。

(13)產後去水腫

產後身體的水氣很重，只要一吃鹽，下半身就很容易浮腫，因此這段時間千萬勿吃鹽，同時以利尿、助淋巴循環代謝的精油泡澡、按摩。可選擇杜松子、茴香、絲柏、葡萄柚、迷迭香，請參考淋巴循環之章節。

(14)產後泌尿道感染

產後免疫力弱，泌尿道的分泌物容易增多，而引起感染，茶樹是最棒的好朋友，用在泡澡、坐浴、噴劑或純劑。幫助你度過一直看婦科醫生的尷尬。

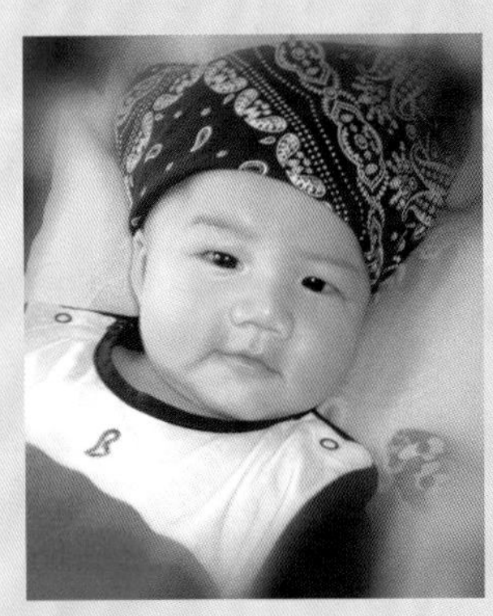

(15)出生嬰兒的好用精油

必備的嬰兒禮物：薰衣草、橘子及洋甘菊（洋甘菊若太貴，可選擇洋甘菊精華油作替代），加上甜杏仁油，及薰衣草精露、薰燈，就可以克服嬰兒的許多不適症，如脹氣、尿布疹、頭皮粗乾、皮膚乾、不好睡、蚊蟲叮咬，擦傷、瘀傷、給予幸福的氣氛在新約聖經中，東方三博士帶來乳香、沒藥、黃金給剛出世的耶穌作祝福的禮物。「黃金」，我們以為是財富的象徵，當時的文化傳統，黃金也代表「好運」、「回春」及「醫治」。乳香及沒藥在當時是尊貴的藥油，其價值在於與神的連結，開發靈性。這東方三博士了解到耶穌是彌賽亞、是救世主，所以取這具有象徵意義的三件禮物，祝福耶穌。

嬰兒的出世，是美好的，一生將遭遇許多的試煉，有快樂，有痛苦，有收獲，有付出，你準備什麼樣的禮物來祝福嬰兒的未來呢？

更年期

45歲左右是更年期症狀出現較明顯的時期，主要有熱潮紅、盜汗、頭痛、心悸、呼吸短促、頭暈、陰部萎縮（乾）、沮喪。有些人受到嚴重的打擊，無法維持正常生活，有些人的不適症可以忍受。當超過自己所負荷的範圍，通常醫生會開立荷爾蒙補充劑來控制症狀，對於熱潮紅、陰道萎縮或骨質疏鬆有很好的效果。但是對於其他症狀則效果不好，或易引起心血管疾病、乳癌、子宮癌，副作用很大。

防治更年期，以整體性的考量最好，應該在未發生時就積極預防，有許多人因積極的態度及照顧，並沒有經歷更年期的感覺，或症狀不甚明顯。運動、飲食的調整是安度更年期的重要因素，也可以幫助自己為退休生活預先做準備。

35歲以後，更要積極地使用回春類的精油，此類精油也與發展靈性有關，用來泡澡水療、薰香、冥想、放鬆、按摩身心合一，搭配合宜運動、均衡膳食，做一個快樂健康又充滿智慧的中年婦女。回春精油有玫瑰、茉莉、白檀木、西澳檀香、乳香、沒藥、蓮花、薑、岩蘭草、馬鬱蘭。

對於更年期的症狀如盜汗、水腫或陰部萎縮、熱潮紅，配方如下：

(1) 盜汗(日、夜汗多)

	絲柏	葡萄柚	迷迭香	植物乳
按摩	10滴	10滴	5滴	50ml
水療	4滴	2滴	2滴	

(2) 水腫：

	杜松子	茴香	檸檬	天竺葵	杏桃仁油
水療	2滴	2滴	2滴	2滴	
按摩	5滴	5滴	10滴	10滴	50ml

(3) 陰部萎縮

	馬丁香	香柏木	薰衣草	玫瑰	小麥胚芽油 酪梨油 月見草油	杏桃仁油
按摩	2滴	2滴	3滴	3滴	各5ml	35ml

(4) 熱潮紅

	快樂鼠尾草	天竺葵	檸檬	辣薄荷	月見草油
按摩	10滴	10滴	5滴	5滴	50ml

月見草

(5) 失眠

	馬鬱蘭	白檀木		乳香	橙花	杏桃仁油
按摩	6滴	5滴	或	4滴	5滴	30ml
水療	4滴	2滴	或	2滴	4滴	30ml
薰香	3滴	2滴	或	2滴	3滴	30ml

馬鬱蘭

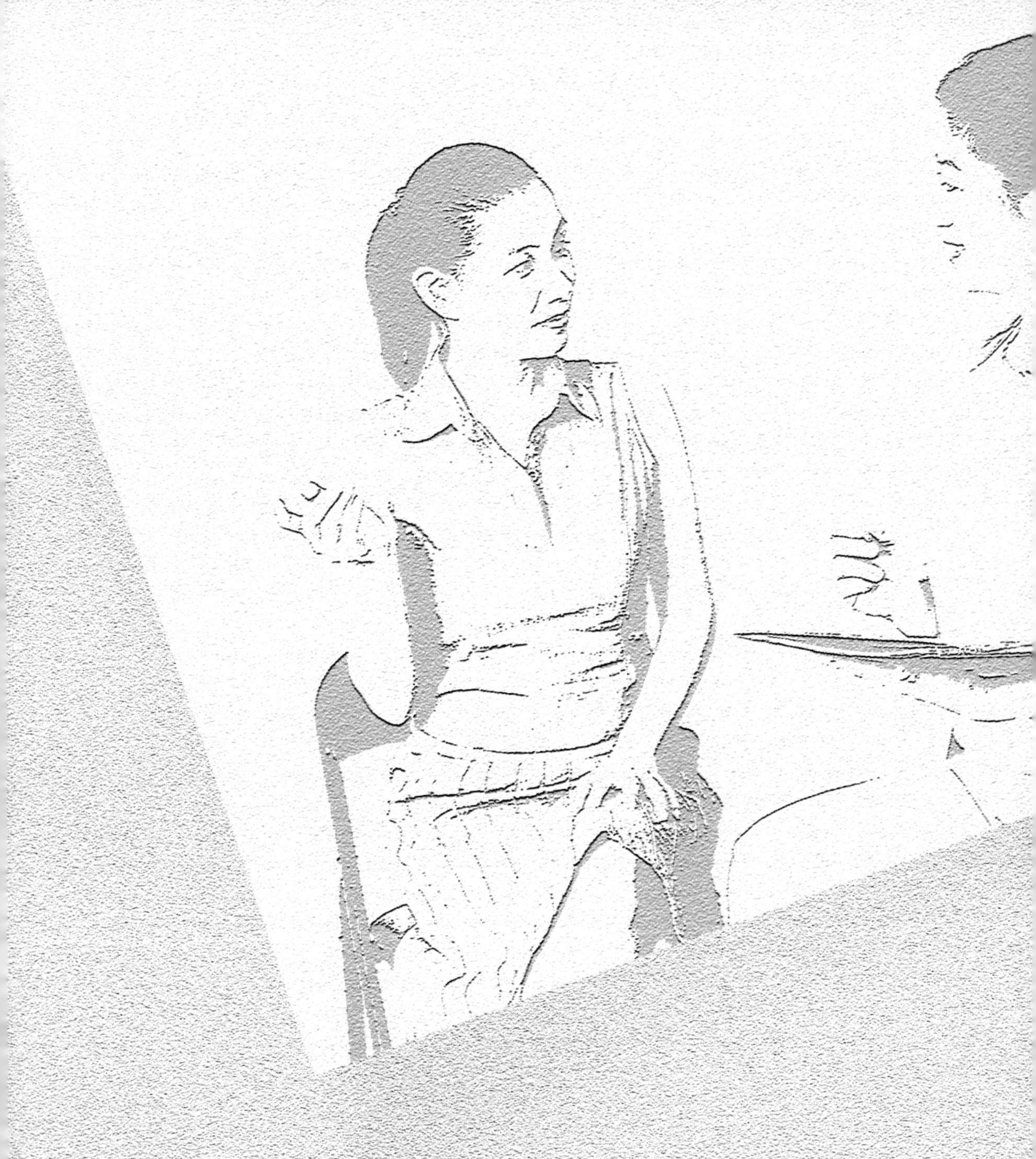

To be Aro

5 芳療師的執業準備

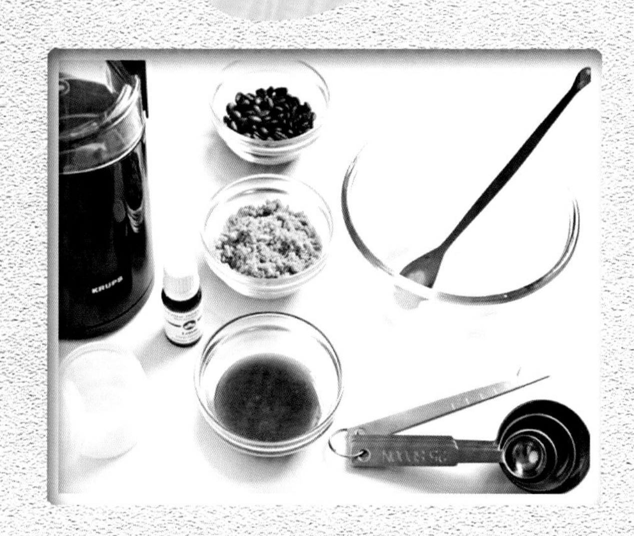

芳療師的職前訓練相當多樣，包括精油學、按摩學、解剖生理學、診斷學、心理諮商學、職業道德……成為芳療師後，必須加入相關協會，並持續不斷的自我教育。

芳療師的執業準備

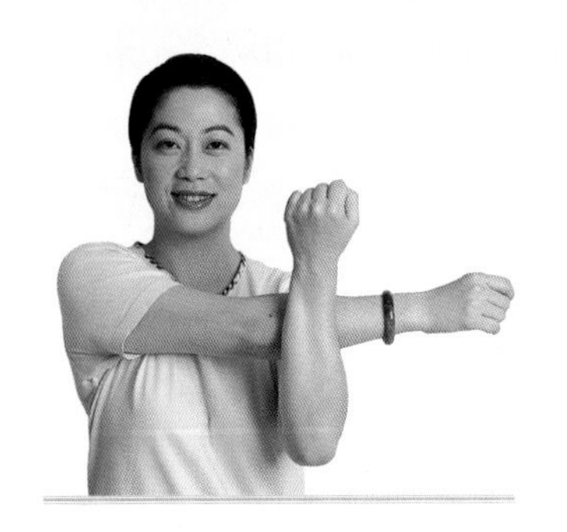

芳療師需提供客戶……

1. 芳療師的受訓資歷。
2. 精油的居家安全使用法、禁忌。
3. 芳香療法的優點及可預期效果。
4. 是否搭配其他自然療法如按摩、整脊、針灸、草藥、能量導引、共振音樂、磁珠療法、采光療法等，一起進行最周延的整體性治療。
5. 提供份內專業服務，包括諮詢、調油、按摩、或其他的輔助治療法，超過能力範圍時，應轉介至其他合適的自然療法專家或專科醫生。
6. 推廣芳香自然療法，讓民眾可積極掌握、照顧自己及全家人的健康，因此與客戶分享正確養生觀念是芳療師的責任。
7. 不給予錯誤的資訊或誤導尋求芳香自然療法的民眾。

芳療師的角色扮演

芳香療法是專業的藝術，整合了諮商的技巧、身心疾病的認識、芳香治療療程的設計，並以豐沛的愛心及關懷來療傷止痛，維護身心健康。芳香療法是自然的醫學，執業者必須具備「基礎理論」及「愛心」。黃帝內經學派 劉憲平大師指出，「基礎理論綜合神學、哲學、人文、社會和生命自然科學等不同角度所能看見，所能了解、所能掌握的自然軌跡與必然規律，根據精確的理論、豐沛的愛心和上帝的祝福，人體自然具備強大的療癒恢復能力」。

劉師爲自然醫學下一個注腳，道出芳療師執業的思想養成教育。

“醫學是文化的結晶”
“醫學是生活的重心”
“醫學是文明的命脈”
“醫學是深沈的精萃”
“醫學是理性的實踐”
“醫學是良心的事業”
“醫學是智慧的光芒”
“醫學是母性的柔軟”
“醫學是眞誠的祝福”
“醫學是無私的奉獻”
“醫學是至善的表徵”
“醫學是上帝的恩典”

芳療師的職前訓練相當多樣化，包括精油學、按摩學、解剖生理學、診斷學、心理諮商學、營養學、管理學、商學、職業道德、法律規範等。成爲芳療師後，必須加入相關協會，時時精進，持續不斷的自我教育，可爲客戶的健康盡最大的能力。

芳療師的職業道德

1. 公平、有禮的接待所有尋求芳香治療的人。
2. 客戶的個人基本資料、疾病史應予保密，並不與外人討論客戶病情等隱私。
3. 爲客戶進行芳香治療，同時培養輔導客戶，自我照顧身心健康的責任。
4. 以「同理心」了解客戶的身心需要。
5. 以淺顯易懂的語言、表達方式，讓客戶了解你爲他設計的芳香療程。
6. 傾聽你的客戶的需要，適時地加以確認你所收到的訊息。達到有效溝通的第一步。
7. 以「視病如親」的態度去看待你的客戶或病人。因此芳療師除了處理已發生的症狀，更應幫助客戶了解個人的身心問題，同時採取「預防勝於治療」的積極作爲。

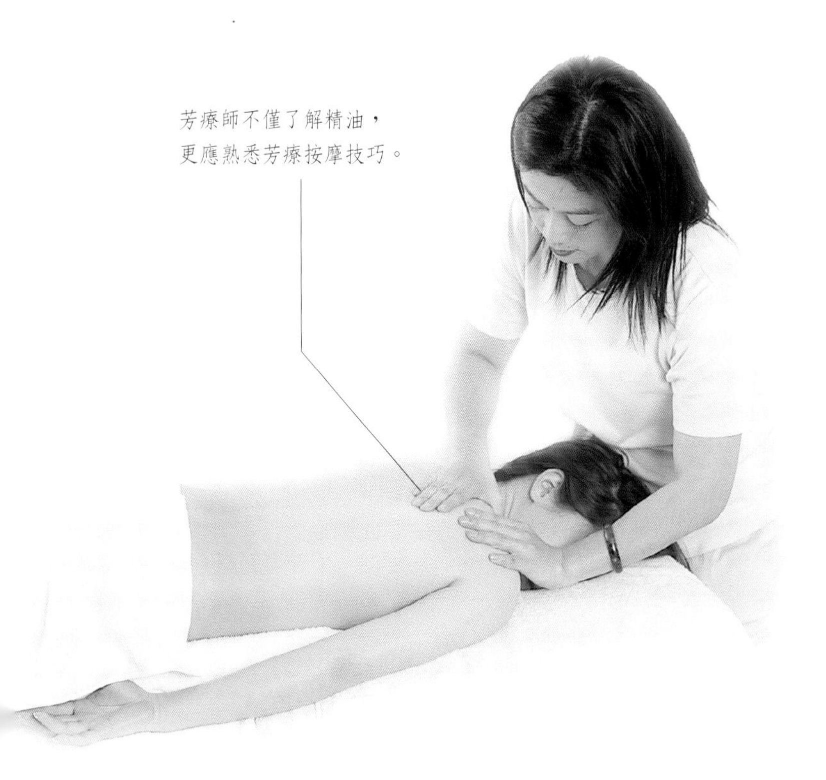

芳療師不僅了解精油，
更應熟悉芳療按摩技巧。

芳療師執業的健康、衛生、安全需知

1. 芳療師提供的「自然療癒」的資訊及服務過程不應造成客户的危害（例如傳播身心疾病）。
2. 芳療師執行業務時，應保持最佳健康狀態，不抽菸、不喝酒，或進行其他危害專業形象之事。
3. 芳療師應保持頭髮乾淨整潔、衣服乾淨、俐落、不留長指甲、不塗顏色不宜的指甲油。
4. 芳療師應具備自然香氣，不塗抹香氣過盛的香水，適度處理個人口臭、體臭或其他令人不悦的氣味。
5. 照顧他人健康前，芳療師更應積極照顧自己的身心。
6. 芳療師尊重其他芳療執業人員或其他的自然醫學家。
7. 芳療師的「坐、臥、立、走」姿態都應符合專業形象，朝氣蓬勃的標準。
8. 經手的設備、工作環境都應符合乾淨。環境的溫度、光線應合宜。最好搭配顏色療法（色彩學）的自然元素作妝點、精油薰香、共振音樂播放。
9. 芳療師應學習CPR或其他急救處理，預防緊急事故發生時，不致手足無措，並給予客户最好的急救處理。
10. 設備保持整齊、乾淨，例如提供清新的毛巾、床單給客户。

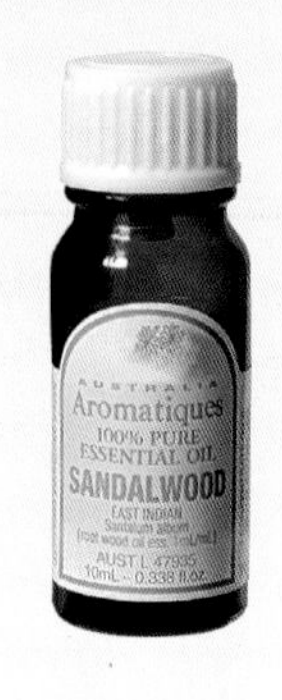

精油
必須是百分之百純精油

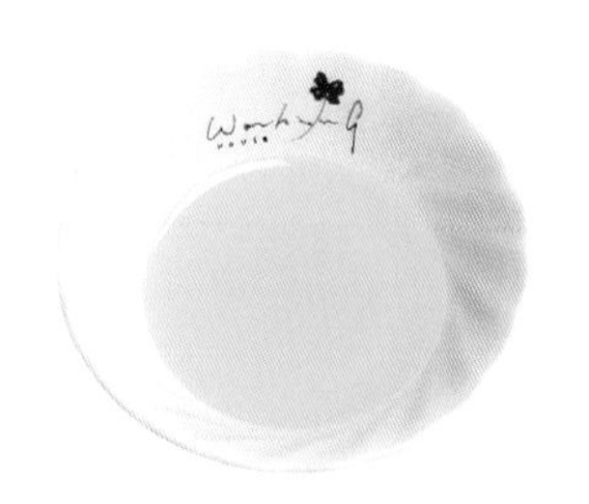

植物油
用來稀釋百分之百純精油，製作按摩油

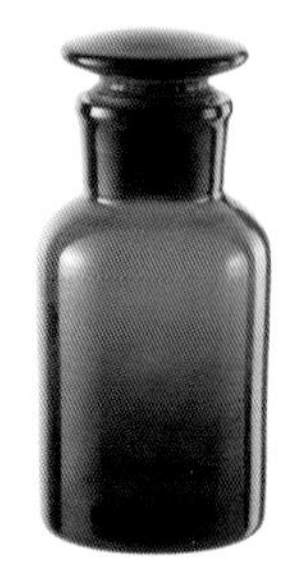

藥用酒精
調配精油香水及製作酊劑使用

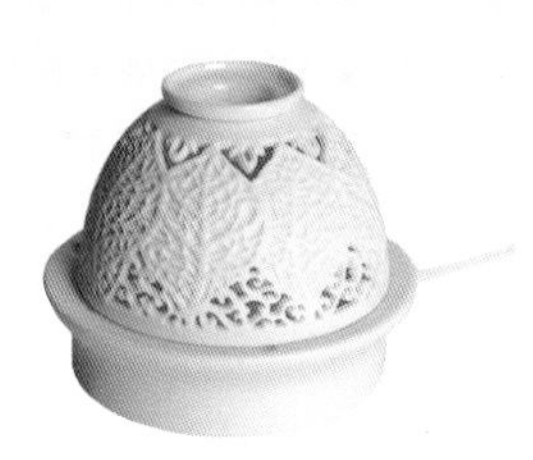

薰香器
可將精油溫熱散發至空氣中

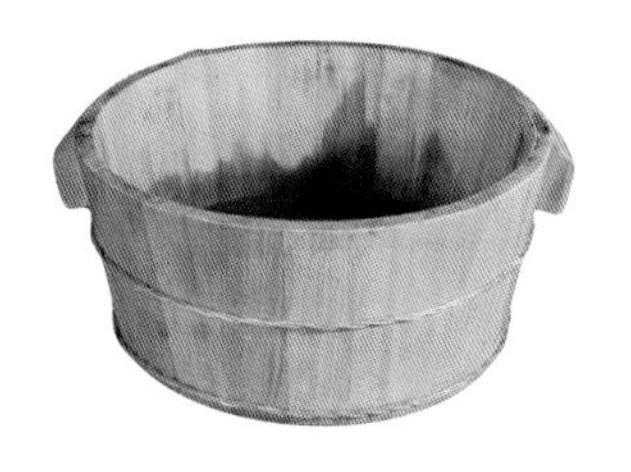

足浴盆
以泡腳方式進行芳香療法的盛水容器

芳療師常用的設備、產品、輔助工具

1. 精油、植物油、藥草油、精露、瀉利鹽、海鹽、酊劑(藥草)、蘆薈膠、植物乳、火山泥岩粉、藥用酒精、保溼劑、蜂蠟、乳果木脂、乳化劑、天然去漬「橘子水」、基礎無香的洗髮精、潤髮乳、洗面乳……。
2. 量杯、量匙、噴瓶、面霜瓶、精油瓶、電動攪拌器、標籤、筆記本、乾淨抹布或紙巾、陶磁的調棒……。
3. 按摩床、枕頭、大小毛巾、衣架、體重計、足浴盆＋玻璃珠、舒適椅子、梳子、化妝棉、毛巾筒、面巾、乾淨拖鞋等等……。
4. 熱敷袋、刮沙棒、牛角棒、沖鼻器（Hydro Floss）、好水、香草茶飲、超音波精油水氧機、手足按摩棒，遠紅外線照射機、吹風機、蒸汽噴出機。
5. 執業證書、協會證書、學經歷證書、植物海報、精油解說海報、專業精油書籍。

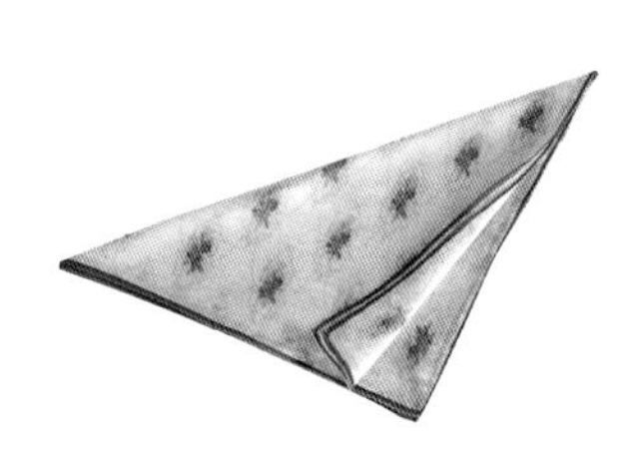

手帕
進行直接嗅吸法

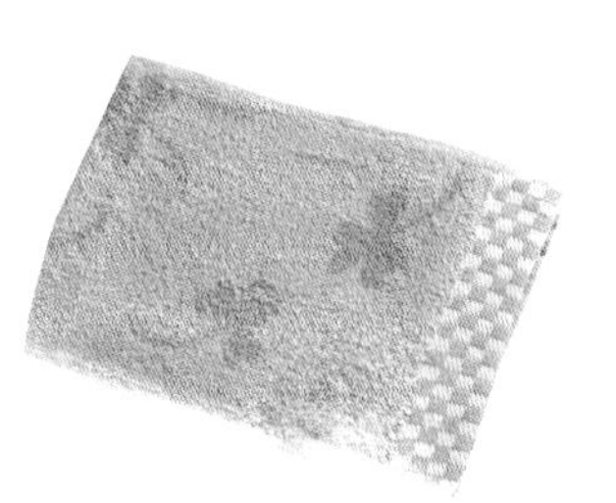

毛巾
進行熱敷或冷敷時敷蓋肌膚的布品

棉布
進行濕布法敷蓋肌膚的布品

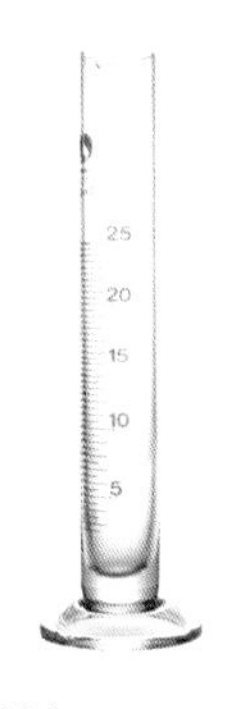

量杯
調配基礎油及精油的計量容器

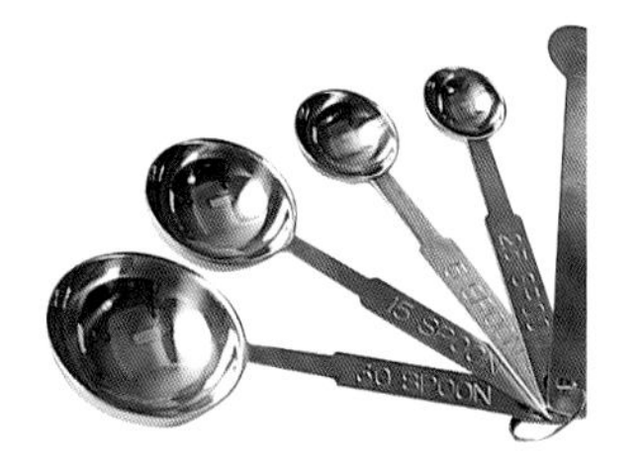

量匙
配基礎油及精油的計量容器

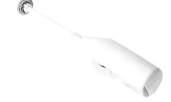

電動攪拌器
調配乳、霜使用的器具

6. 客戶檔案、包括客戶之基本聯絡資料、疾病主訴、生活習慣、就醫紀錄、家族病史、膳食、運動紓壓方法、芳療就診紀錄。
7. 其他自然療法專家檔案，包括聯絡資料、主要服務內容、特長，以備轉介客戶，作「協同式」的自然療法。
8. 其他養生、保健專業書籍、DVD供芳療師及客戶參考，或作溝通、教育用。
9. 客戶的居家芳香療法建議書包括：寫下劑量選擇、使用部位、使用方法、使用次數（頻率）。
10. 芳療師名片及客戶再次回診的預約單。
11. e 化的資訊工作平台，傳眞機、電話或加裝留言機、電視、DVD、工作桌、數位照相機、數位攝影機。
12. 設備及物料庫存清單、記錄、工作日誌等，個案研究記錄。

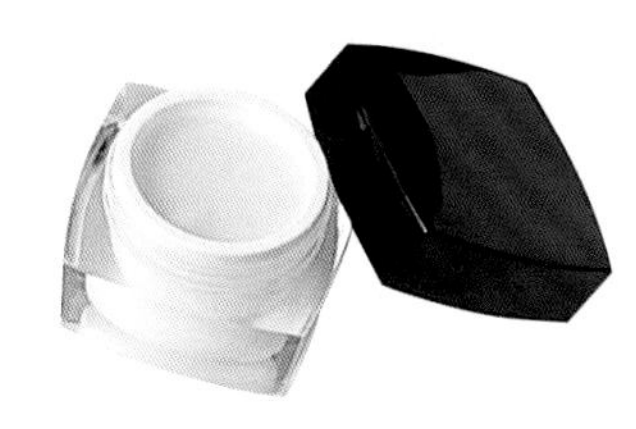

面霜空瓶
調配好的乳霜可裝置其中

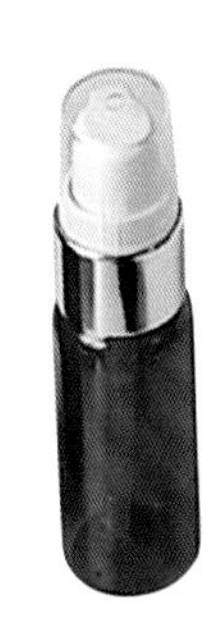

噴瓶
添加精油和蒸餾水即成噴劑

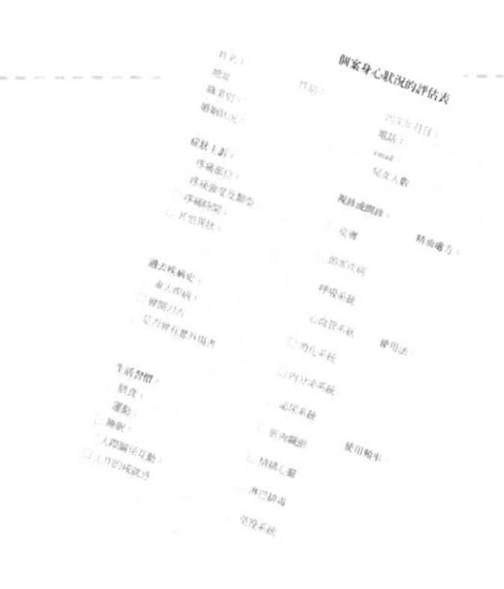

客戶諮詢表
在按摩前後，詢問及了解受按者的身心狀況

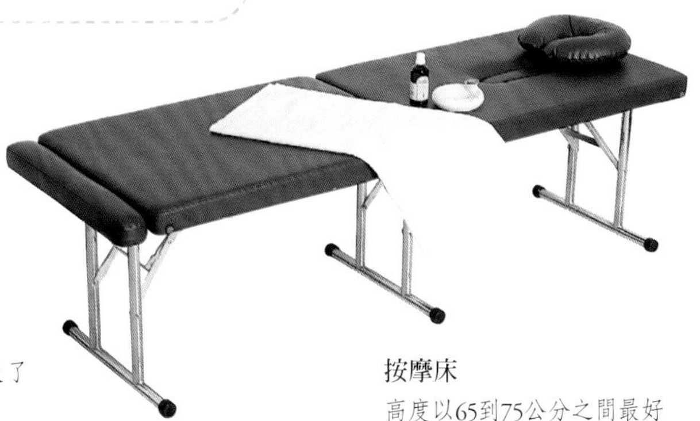

按摩床
高度以65到75公分之間最好

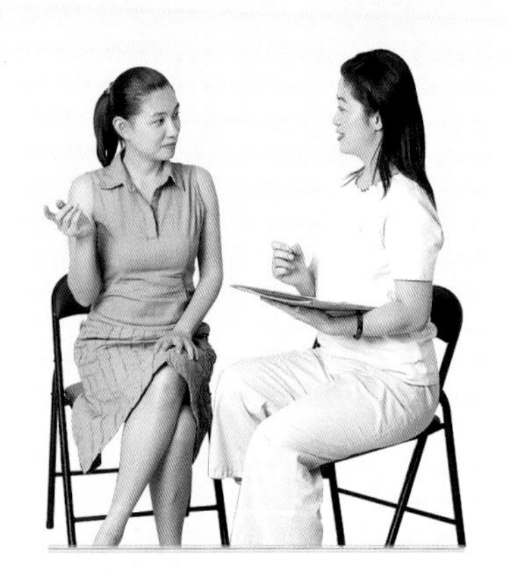

諮詢……

了解客戶的症狀主訴、生活習慣、家族疾病史……，找出疾病形成的可能原因。並與客戶充分溝通。

使客戶明白芳療師及芳香療法可為他／她帶來什麼改變／益處。同時解釋療癒的發生。

需要芳療師、客戶及芳香自然療法三者的共同積極參與配合。

芳療師「精油處方」的決定

以下精油處方可透過：諮詢、評估個案身心狀況、設計可行性的療癒計畫。

1. **諮詢：**了解客戶的症狀主訴、生活習慣、家族疾病史……，找出疾病形成的可能原因。並與客戶充分溝通，使客戶明白芳療師及芳香療法可為他／她帶來什麼改變／益處。同時解釋療癒的發生，需要芳療師、客戶及芳香自然療法三者的共同積極參與配合。
2. **評估個案身心狀況：**
   - 可透過問卷設計。
   - 視診或觸診解讀客戶眼神、皮膚、頭髮、肌肉質地、體態、淋巴機能等訊息。
   - 聽診傾聽客戶的聲音，了解抑揚頓挫的「高興」與咬牙切齒的「憤怒」、或細長顫抖的「害怕」，以了解客戶的情緒。
   - 嗅診感覺客戶的體味，感冒時會有很明顯的「發炎」腐敗味，糖尿病的氣味是去光水，用你的直覺分辨出或個案身心狀況。
3. **設計可行性的療癒計畫：**
   - 療癒計畫的費用，是客戶可負擔的。
   - 療癒計畫的材料，是易購得的。
   - 療癒計畫兼具症狀控制及長期改善效用。
   - 療癒的方式對客戶是舒服，足以轉化不良情緒，不是一種懲罰。
   - 療癒計畫的成功需要客戶親身執行和參與，應獲得客戶中長期的配合意願，而不是只有三分鐘熱度的參與。

範例：問卷設計

個案身心狀況評估表

姓名： 性別： 出生年月日：

地址： 電話：

職業別： email：

婚姻狀況： 兒女人數：

症狀主訴：

- □ 症狀描述：
- □ 疼痛部位：
- □ 疼痛強度及類型：
- □ 疼痛時間：
- □ 其他異狀：

過去疾病史：

- □ 重大疾病：
- □ 曾開刀否：
- □ 是否曾有意外傷害

生活習慣：

- □ 膳食：
- □ 運動：
- □ 睡眠：
- □ 人際關係互動：
- □ 工作的成就感：

視診或問診：

- □ 皮膚
- □ 頭部疾病
- □ 呼吸系統
- □ 心血管系統
- □ 消化系統
- □ 內分泌系統
- □ 泌尿系統
- □ 肌肉關節
- □ 情緒心靈
- □ 淋巴排毒
- □ 免役系統

精油處方：

使用法：

使用頻率：

國家圖書館出版品預行編目資料

芳香療法全書＝The complete guide to Aromatherapy／卓芷聿著.--初版—臺北市：商周出版：城邦文化發行，2003〔民92〕
面 ；公分
ISBN 986-7747-78-X（平裝）
1.芳香療法　3.植物精油療法
418.52　　92005857

芳香療法全書

作　　者 /卓芷聿
總 編 輯 /陳絜吾
版面構成 /李佳芬、楊意雯、林宜倩
封　　面 /雞人視覺工作室
植物繪圖 /林明雪
人物繪圖 /林東翰
攝　　影 /Simon工作室、Richard
校　　對 /卓芷聿、廖秀凌
責任編輯 /廖秀凌

發 行 人 /何飛鵬
法律顧問 /中天國際法律事務所 周奇杉律師
出　　版 /商周出版
台北市民生東路2段141號9樓
電話： (02)2500-7008　傳真：(02)2500-7759
E-mail:bwp.service@cite.com.tw

發　　行 /城邦文化事業股份有限公司
台北市民生東路2段141號2樓
電話：(02)2500-0888
劃撥：1896600-4　城邦文化事業股份有限公司
城邦讀書花園　http://www.cite.com.tw
E-mail: service@cite.com.tw
香港發行所 /城邦(香港)出版集團有限公司
香港北角英皇道310號雲華大廈4/F，504室
電話：25086231　傳真：25789337
馬新發行所 /城邦（馬新）出版集團
Cite (M) Sdn. Bhd. (458372 U)
11, Jalan 30D/146, Desa Tasik, Sungai Besi,
57000 Kuala Lumpur, Malaysia.
電話：603-9056 3833　傳真：603-9056 2833
email：citekl@cite.com.tw

印　　刷 /中原造像股份有限公司
總 經 銷 /農學社
電話：(02)29178022　傳真：(02)29156275
行政院新聞局北市業字第913號

■2003年12月10日初版　printed in Taiwan
2004年03月01日七刷
定價490元

重要聲明

本書並非醫學用藥參考書，所述僅為有科學根據之一般性質，不具醫藥或芳療專業訓練之讀者，請勿單憑本書自行使用精油。若有誤服問題，作者與出版者恕不負責。

植物照片提供：

許茂盛：薰衣草(P19、P54、P84、P161)、茶樹(P174)、綠薄荷(P23)、東印度檀香(P25、P27) 台灣扁柏(P28)、肖楠(P29)、紅檜(P29)、乳香(P49)、月見草(P95)、芝麻(P100)、酪梨(P100)、荷荷芭(P101)、玫瑰果(P102)、金盞花(P104)、金絲桃(P105)

新手父母出版：P128、P129

人物繪圖：

林東翰：希波克拉底(P38)、巴拉塞薩斯(P44)、卡培伯(P45)、李時珍(P47)

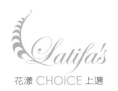

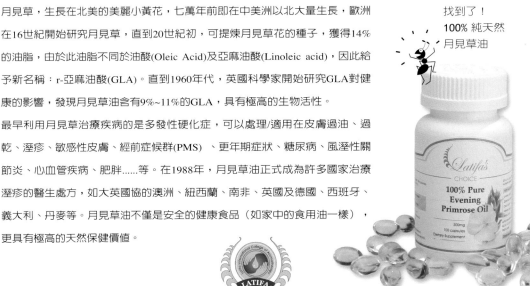

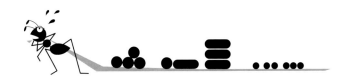